新・社会福祉士シリーズ 1

医学概論

福祉臨床シリーズ編集委員会編

責任編集＝朝元美利・平山陽示

弘文堂

はじめに

　2025 年には団塊の世代がすべて 75 歳以上になり、高齢者の 5 人に 1 人、全国で約 700 万人が認知症高齢者になると推計されている。一人暮らしの高齢者や高齢夫婦のみの世帯も増加している。また、少子化が進む一方で子どもを産み育てる環境の整備が喫緊の課題となっている。2016（平成 28）年には児童福祉法が改正され、子どもを権利の主体と位置づけている。しかし、児童虐待件数も増え、虐待はますます深刻化している。2017（平成 29）年には「新しい社会的養育ビジョン」という国の指針が示されている。近年子どもの貧困率は 13.9％と高く、7 人に 1 人の子どもが貧困状況にある。とりわけひとり親家庭の貧困率が高い。財政支援を含めた家庭支援体制の整備も課題となっている。

　この状況下で新型コロナウイルス感染症（COVID-19）が世界中に大きなダメージをもたらしている。日本国内をみても、特に 70 代以上の高齢者が 25％という高い致死率を有し、高尿酸血症・慢性肺疾患・糖尿病などの持病を有する人びとの重症化リスクが高い。また、非正規労働者などの生活弱者が突然生活困窮に直面することになり、厚生労働省が一時生活支援事業を打ち出した。その中で社会福祉士や精神保健福祉士が人びとの生活相談・支援に重要な役割を担っている。今まで以上に福祉人材の質および量の確保が大切である。

　この養成課程カリキュラムでは、人生のライフステージにおける心身の変化と健康・疾病・障害が中心となっている。教科書のタイトルも前回の「人体の構造と機能及び疾病」から「医学概論」に変更となった。各論から総論へとシフトし、より全体像を俯瞰する傾向にも思える。今回の執筆は総合診療医学分野の平山陽示先生と公衆衛生学分野の井上茂先生に参加してもらい、より充実した内容になっている。コロナ禍の中でもう一度、健康・疾病について考える、今日ほど重要な時期はないと思われる。本教科書が皆様の知識・技術の習得に役立つことを切に願います。

　最後になりますが、執筆してくださった平島奈津子先生、湯淺律子先生、櫻井博文先生、羽生春夫先生、平山陽示先生、沼部博直先生、井上茂先生、福島教照先生、小山内智美先生（執筆順）および初版より編集を担当してくださった世古宏さんに大変お世話になりました。記して感謝の意を述べたいと思います。

2021 年 1 月

責任編者を代表して　朝元美利

目次

第5章　公衆衛生

医学概論 （30 時間）〈2021 年度からのシラバスと本書との対応表〉

シラバスの内容　ねらい
①人のライフステージにおける心身の変化と健康課題について理解する。 ②健康・疾病の捉え方について理解する。 ③人の身体構造と心身機能について理解する。 ④疾病と障害の成り立ち及び回復過程について理解する。 ⑤公衆衛生の観点から、人々の健康に影響を及ぼす要因や健康課題を解決するための対策を理解する。

教育に含むべき事項	想定される教育内容の例		本書との対応
大項目	中項目	小項目 （例示）	
①ライフステージにおける心身の変化と健康課題	1 ライフステージにおける心身の変化と健康課題		第1章1節
	2 心身の加齢・老化		第1章2節
	3 ライフステージ別の健康課題	●乳幼児期、学童期、思春期、青年期、壮年期、前期高齢期、後期高齢期	第1章3節
②健康及び疾病の捉え方	1 健康の概念	●WHO 憲章	第2章1節
	2 疾病の概念	●疾患、疾病、病気の違い	第2章2節
	3 国際生活機能分類 （ICF）	●国際生活機能分類 （ICF） の概要 （コーディング、活用事例を含む）	第2章3節
③身体構造と心身機能	1 人体部位の名称		第3章1節
	2 基幹系と臓器の役割		第3章2節
④疾病と障害の成り立ち及び回復過程	1 疾病の発生原因	●外的要因 ●内的要因	第4章1節
	2 病変の成立機序	●炎症、変性、虚血、発癌、免疫反応 等	第4章2節
	3 障害の概要	●視覚障害、聴覚障害、平衡機能障害、肢体不自由、内部障害、知的障害、精神障害 （DSM を含む）、発達障害、認知症、高次脳機能障害 等	第4章3節
	4 リハビリテーションの概要と範囲	●リハビリテーションの定義、目的、対象、方法	第4章4節
	5 疾病と障害及びその予防・治療・予後・リハビリテーション	●悪性腫瘍、生活習慣病、脳血管疾患、心疾患 ●感染症 ●神経疾患 ●先天性疾患 ●肺疾患 ●腎・泌尿器疾患 ●消化器疾患 ●骨・関節の疾患 ●血液疾患 ●目・耳の疾患 ●精神疾患 ●高齢者に多い疾患	第4章5節

教育に含むべき事項	想定される教育内容の例		本書との対応
大項目	中項目	小項目（例示）	
⑤公衆衛生	1 公衆衛生の概要	●公衆衛生の考え方 ●健康の社会的決定要因（SDH）	第5章1節
	2 健康増進と保健医療対策	●母子保健対策、成人保健対策（生活習慣病予防対策及びがん対策）、高齢者保健対策、精神保健対策、感染症対策 等	第5章2節

注）この対応表は、厚生労働省が発表したシラバスの内容が、本書のどの章・節で扱われているかを示しています。
　　全体に関わる項目については、「本書との対応」欄には挙げていません。
　　「想定される教育内容の例」で挙げられていない重要項目については、独自の視点で盛り込んであります。目次や索引でご確認ください。

第1章 人の成長と老化

　人は生まれたときから、死に向かって歩み始める。人間の一生は一回性であり、2つと同じものはない。しかし、人間はそれぞれ個性を持ちつつ、身体的にも精神的にも多くの普遍性、一般性を共有し合って生きている。本章では、人間の成長の過程において遭遇するさまざまな心身の変化、精神保健、健康課題について、ライフステージ別に理解を深める。また、人生100年時代を迎える現代における、高齢者の健康課題について学ぶ。

1

　乳幼児期、学童期、思春期、青年期、壮年期、前期高齢期、後期高齢期の各ライフステージの発達課題と精神保健上の課題の要点をまとめた。

2

　老化や高齢者の定義、生理的老化と病的老化の違い、身体の加齢性変化の特徴、健康寿命の延伸に重要なフレイル・サルコペニアの概念、前期高齢期と後期高齢期の特徴の違いを理解する。

3

　人間の成長、発達の過程において、各ライフステージで生じるさまざまな健康課題、および健康実現のための対応を呈示し、"健やかな人生"の理解を図る。また、現代における問題点も提起する。

1. ライフステージにおける心身の変化と健康課題

A. 乳幼児・学童期における精神保健

健やか親子 21
母子の健康水準を向上させるための課題に対して、関係者、ならびに関係機関や団体が一丸となって取り組む、2001（平成 13）年から始まった国民運動である。

　乳幼児期の精神機能の発達は、身体機能や行動と相互に影響しあい、また、養育者などの周囲の働きかけによって促進される。「**健やか親子 21（第 2 次）**（2015 ～ 2024 年）」では、この時期に関して「育てにくさを感じる親に寄り添う支援」と「妊娠期からの児童*虐*待防止対策」などを重点課題としている。従来、育てにくさや虐待要因について親側の要因に注意が集まりがちだったが、乳幼児側の要因（気質、発達障害）や親子の相互作用などにも着目し、乳幼児期から学童期、思春期へと連続した視点による支援を目指している。

　学童期は家庭だけでなく、学校生活が心身機能の発達に影響を与える。児童は言語能力が未熟なため、ストレス因に対して不登校などの問題行動や身体化で反応することが多い。不適応の要因として発達障害や精神障害が認められる場合がある。児童の精神保健を維持・増進するための基盤づくり（一次予防）および早期発見・介入（二次予防）には、担任教師、養護教諭、校医、**スクールカウンセラー**、**スクールソーシャルワーカー**などの多職種協働支援が効率的であり、場合によっては地域の精神保健センターや児童相談所との協力体制が必要なこともある。不登校状態の児童には、教育委員会が運営する教育支援センターや民間のフリースクールの利用も有益である。

B. 思春期・青年期における精神保健

思春期・青年期
子ども期と大人期のはざまの時間を表す用語として思春期（puberty）と青年期（adolescence）がある。思春期は身体的成長、青年期は精神発達を中心に置いた心理・社会的適応過程を意味する概念として用いられる。

　思春期とは身体発育上の時期を指し、成長速度の加速と第二次性徴の発現をもってはじまり、長骨骨端線の閉鎖（17 ～ 18 歳）をもって終わる身体的成長を意味する。それに対して、青年期とは主として精神発達上の時期を意味し、学童期と壮年期の中間に当たる。

　身体と精神の発達は連動するものであるから、両者を区別せずほぼ同義語に用いたり並列に連結させる概念として捉えられたりする場合もある。

　しかし、近年身体的な性の目覚めや成熟は、かつてと同様もしくは早期化しているにもかかわらず、精神的な発達、特に自立への過程は遅く、両

者を1つのまとまった段階と捉えるのが難しくなってきた。このため、思春期と青年期を別々の発達段階と位置づけ、それぞれの心身変化と健康課題について述べる。

　思春期は12歳から18歳の時期を指し、**第二次性徴**という身体的な大変化から始まる。第二次性徴とは、性ホルモンの増加のことで性および生殖器に関する臓器が著しい発達をみせる現象のことをいう。発達課題としては、この身体面の大きな変化により、身体像が揺さぶられ、その結果体重や身長、さらには性的成熟の度合いや体型上の美醜への不安や悩みを訴えることが多くなる。また、性ホルモン中枢である視床下部は自律神経の中枢でもあり、性ホルモンの大きな変動期である思春期には、頭痛、めまい、動悸などの自律神経失調症も起こりやすく、身体への不安を増す一因となる。

　一方精神的には、**親子分離**と孤独感という大きな変化を受け入れなければならず、親への反抗、乱暴、家庭内暴力なども出現する。また、自己に目覚め、自己中心性が強まり、自意識過剰、思い上がり、劣等感などが交錯する中で学校に行かれなくなったり（不登校）、強迫神経症、不安神経症、対人恐怖症などがしばしば出現したりする。さらに、孤独感の高まりで死が見え隠れするように近づくことも少なくない。

　青年期は思春期と壮年期の間の時期と定義される。心身ともに大きな変動を経験し、心理的な意味における親からの自立や**アイデンティティ**の構築などが発達課題となる。また、この時期は**統合失調症**や**摂食障害**などが好発し、それまで見逃されてきた発達障害が診断されることがある。

　近年、20代の**ニート**や自宅へのひきこもりが増えている。また、低給与で身分が不安定な労働者も増えており、貧困のために定住場所をもてずにインターネットカフェなどで寝泊まりする若者が社会問題となっている。

C. 壮年期における精神保健

　壮年期は30代から65歳までの長期間に及ぶ。前半はいわゆる働き盛り・再生産世代であり、それに伴い、就労や結婚、出産、育児にまつわるメンタルヘルスの維持・増進が課題となる。近年は晩婚化、非婚化が進んでおり、その中には本人が必ずしもそう望んでいるわけではなく、貧困や孤立などが障壁となっている場合がある。

　妊娠期は精神障害の発病や再発が多いことが知られている。また、**産後うつ病**は他の時期のうつ病に比して種々の理由で早期発見が難しく、時に母子心中や虐待などに発展することがある。就労を続ける女性が増える中で、「保育園の待機児童」問題は**少子化対策**にとっても重要である。

第二次性徴
第二次性徴の主なものは、男性では陰茎の発達、骨格筋の発達、声変わり、陰毛・脇毛・ひげの出現、初回射精などである。女性では、乳房の発達、皮下脂肪の沈着、陰毛・脇毛の出現、初経などである。第二次性徴は女子のほうが男子より早い。

親子分離
思春期の到来は、心理的な親子分離の第一歩である。動物のように、性的成熟＝発情期＝親離れ、という内的な性衝動と外的な親子分離が同時進行形で進むのとは異なり、人間の思春期は矛盾をはらんでいる。見かけ上は父母と同じ家の中で一緒に暮らしながら、心の中ではそれまで抱いていた父母像を失っていく。つまり、乳幼児期に形成された愛着・依存の対象としての父母のイメージに関する内的な対象喪失であり、それにより思春期独特のモーニングという過程が起こってくる。

ニート
NEET: not in education, employment or training
学校にも行かず仕事にも就かず、職業訓練も受けていないこと。

後半はいわゆる**中年期**で、人生の折り返し地点である。この時期には、職業・社会・家庭・自己の身体面など、さまざまな側面で変化（喪失）を経験し、それまでの自己像や家庭のあり方の見直しを迫られるようになる。女性ではまず、明瞭に閉経という現象が起こる。これは女性ホルモン環境の変化による自然の生理的変化であるが同様にさまざまな身体症状（不定愁訴）や、抑うつ、不安、焦燥などの精神症状も現れ、**更年期**という言葉が用いられる。男性は、女性ほど明瞭な身体的変化はないが、50代になると身体諸器官の衰えを自覚し始めることが多く身体への自信が揺らぎ始める。さらに、定年退職による生活環境の変化が、ストレスを増強させる要因になる。この年代は男女ともにうつ病が好発するが、自殺者はこの年代の、特に男性に多い。

D. 高齢期における精神保健

日本を含む多くの国で高齢者は65歳以上と定義されている。このうち、日本では65歳から74歳までを前期高齢者、75歳以降を後期高齢者と定義している。日本の総人口は2019（令和元）年10月1日現在、約1億2,616万7千人で、前年に比べ27万6千人ほどの減少となったが、65歳以上の人口は、3万5,885人の増加で、総人口の28.4％（**高齢化率**）である。

前期高齢者は、外見上の老化や生理機能の老化の徴候が少しずつ明らかになる時期であるが、個人差も大きく、年齢より若々しく活発に生活を謳歌する人も少なくない。

後期高齢者は、骨粗鬆症、フレイル、サルコペニア、認知症などの老年疾患を有する割合が増加し、さらに生活習慣病の合併も増え、相対的に疾病の有病率が上がる。日常生活動作（ADL）の低下や認知症のため、要介護状態になる高齢者も増加する。

現在、65歳以上の独居が増えており、2020（令和2）年には約736万9千人と発表されている。また、東京23区内に在住し自宅で死亡した独居の高齢者は2017（平成29）年に3,333人で、2003（平成15）年の約2倍である。また、都市再生機構が運営管理する賃貸住宅に独居し、孤立死した高齢者は2015（平成27）年に136人であった。

このような状況下で高齢者の精神保健はますます重要課題となっている。高齢者を孤立させないように援助し、また、適切な心身のケアを受けられるような公的サービスの情報を提供していく試みが必要である。特に、高齢者に多いうつ病と認知症については一次・二次予防を推進することが重要である。

更年期
更年期の諸症状は、ホルモンの変動に基づくものと理解されるが、それまでの生活環境や価値観の転換が心身の動揺を引き起こす要因にもなる。月経停止という現象が、女性であるという肉体保証の喪失という象徴的意味合いを感じさせる危険性を抱合する。また、自立し始めた子どもが親元を離れるときにも一致するため、母親としての存在感の変容も迫られる。さらに夫との関係が希薄になりつつあり、このように、更年期の女性は、女であること、母であること、妻であることのいずれもが大きく変化することで、危機的状況を生み出しやすい（空の巣症候群）。

高齢化率
高齢者人口が総人口に占める割合を一般に高齢化率と呼ぶが、高齢化率が7％（高齢化社会）から14％（高齢社会）に倍増するのにかかった年数は24年で、高齢化が進んでいる西欧諸国と比べて非常に短い。急速に進んだ高齢化が日本の特徴である。

65歳以上の独居
「令和元年国民生活基礎調査」によると、日本の世帯数は5,178万5千世帯で、65歳以上の者のいる世帯は2,558万4千世帯（全世帯の49.4％）である。世帯構造別で、最も多いのは夫婦のみの世帯で、65歳以上の者のいる世帯総数の32.3％で、単独世帯の28.8％と合わせると、高齢者がいる世帯の約6割が夫婦二人または一人暮らしという状況である。

2. 心身の加齢・老化

A. 高齢者の定義

　一般的に、65歳以上の人を**高齢者**と呼ぶ。老年者、老人という呼び方もあるが、本来はよい意味の「老」という文字が高齢者の悪いイメージを想起させるとして、最近では高齢者と呼ぶことが多い[1]。65〜74歳までの前期高齢者と75歳以上の後期高齢者に分けられる。さらに90歳以上を超高齢者、100歳以上は百寿者と呼ばれることもある。

高齢者の定義
65歳以上。

B. 老化の定義と特徴

　老化とは、成熟期以降、加齢とともに各臓器の機能あるいはそれらを統合する機能が低下し、個体の恒常性を維持することが不可能となり、ついには死に至る過程を指す[1]。老化の特徴として、普遍性、進行性、内在性、有害性が挙げられる。すなわち、老化は誰にでも例外なく起こり、進行性で、個体の機能低下をもたらすことにより個体の生存に対して有害に働き、その原因は主として個体に内在する。

　一方、加齢とは、生後から時間経過とともに個体に起こる、よいことも悪いことも含めたすべての過程を指す[1]。

C. 老化のメカニズム

　いくつか提唱されている老化学説[1]のうち、主な2つを挙げる。これらは相反するものではなく、遺伝因子と環境因子が互いに影響し合うと考えられている。

(1) フリーラジカル説（**酸化ストレス説**）

　フリーラジカルによる非特異的な酸化反応が細胞機能を低下させる。活性酸素による細胞障害から臓器障害へ。

(2) プログラム説

　寿命制御遺伝子により老化や寿命が規定される。固有の遺伝子をもつ動物種はそれぞれ個体寿命が決まっている。

D. 生理的老化と病的老化

　老化の過程は、**生理的老化**と**病的老化**に大別される。**表1-2-1**に示すように、生理的老化は加齢に伴う生理的な機能低下を指し、病的老化とは老化の過程が著しく加速され、病的状態を引き起こすものをいう[1]。生理的老化は程度の差はあるもののすべてのヒトに不可逆的に起こるが、病的老化は一部のヒトにしか起こらず、また治療によりある程度は可逆的である。

　生理的老化と病的老化は異なる（**図1-2-1**）が、その境界は曖昧で、どちらともいえない病態が存在することも事実である。そこで、臨床的には、顕著な臨床症状を呈さない場合を生理的老化、病的な臨床症状を呈するものを病的老化とするのが現実的な対応である。

表1-2-1　生理的老化と病的老化の特徴

	生理的老化	病的老化
発生頻度	すべての人に	一部の人に
進行	ゆるやか 不可逆的	早い 治療により可逆的
臨床的分類	健常高齢者	患者
対応	予防（生活習慣改善など）	疾患の治療

図1-2-1　加齢に伴う生理機能の低下

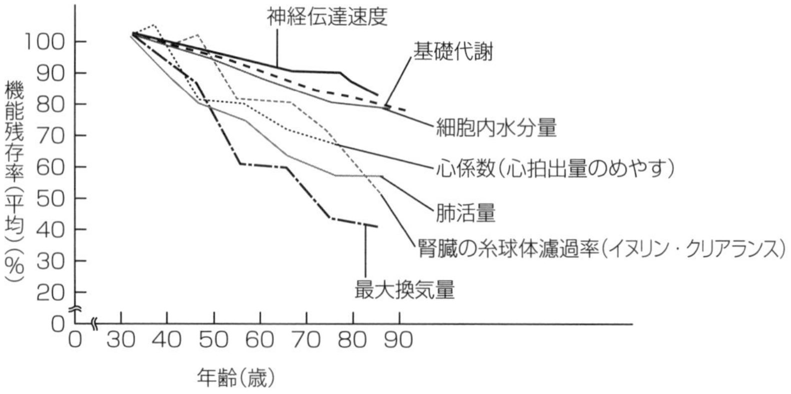

E. 身体諸臓器の加齢性変化

（1）各臓器の萎縮（細胞数の減少）

量的変化→臓器の機能低下（心臓、前立腺は例外的に肥大する）、筋萎縮→筋力低下→歩行障害、転倒。

（2）間質組織（膠原線維など）の増加

質的変化→臓器の機能低下、動脈硬化→収縮期高血圧→臓器循環障害。

（3）精神・心理の加齢性変化

- 神経細胞の減数、脳機能の低下→記銘力低下。
- **流動性知能**の低下：問題解決や情報処理など新しい場面や変化に対応する能力は、加齢で低下しやすい[1]。
- **結晶性知能**は保たれる：語彙、一般常識などが含まれ、経験が増すことで、加齢に伴ってむしろ上昇する。
- 環境の変化からうつ状態となりやすい：健康感・体力の喪失、疾患・障害の発症、配偶者・親友の死、経済基盤の喪失（生きる見通しの暗さ、生きがいの喪失）。

F. 老年症候群とは

老年症候群は高齢者に多くみられ、医療だけでなく介護、看護が必要な症状や徴候の総称と定義される。症候群という名称が誤解を生みやすいため、高齢者に特有な病的状態という名称に変わりつつある。

- **3つの老年症候群**

①急性疾患関連：めまい、息切れ、頭痛、不眠、下痢、下血。

②慢性疾患関連：脱水、しびれ、浮腫、転倒、便秘、認知症、視力低下。

③廃用症候群関連：骨粗鬆症、嚥下障害、褥瘡、尿失禁。

G. 廃用症候群

身体の不活動状態によって引き起こされる病的状態の総称。**表1-2-2**に示すように、筋萎縮、筋力低下、関節拘縮、起立性低血圧など、全身にさまざまな病状を呈する。

脱水
高齢者は、体内水分量（特に細胞内液量）が減少、口渇感（のどの渇き）の低下、尿の濃縮機能の低下などから、脱水を起こしやすい。

表 1-2-2　廃用性変化、廃用症候群

臓器	認められる変化	合併する症状・障害
運動器	骨格筋の萎縮	疼痛、運動障害
	関節の拘縮	ADL 低下
	骨粗鬆症	骨折
	口腔機能低下	齲歯、歯周疾患
	咽喉頭機能低下	誤嚥、誤嚥性肺炎
神経系	起立性調節障害	めまい、失神
	知的活動低下	認知症
	心理的荒廃	意欲低下、うつ
循環器	心肺機能低下	息切れ、動悸
	静脈血栓症	肺梗塞
消化器	蠕動低下	食欲低下、便秘
泌尿器	括約筋障害	尿便失禁

H. 健康寿命と平均寿命

　健康寿命とは、日常的に介護を必要としないで自立した生活ができる期間を指す。2016（平成 28）年の厚生労働省の調査によると、日本人の平均寿命は男性 80.98 歳、女性 87.14 歳、健康寿命は男性で 72.14 歳、女性 74.79 歳である。**図1-2-2** に示すように、平均寿命と健康寿命の間には、女性で 12.35 年、男性で 8.84 年の差があるため、健康寿命を延ばすことが重視されるようになってきた。65 歳以上の人の介護が必要となった原因（2016 年厚生労働省調査）（**図1-2-3**）では、認知症（24.8％）、脳血管疾患（18.4％）、高齢による衰弱（フレイル）（12.1％）、骨折・転倒（10.8％）、関節疾患（7.0％）の順に多い。

図 1-2-2　平均寿命と健康寿命

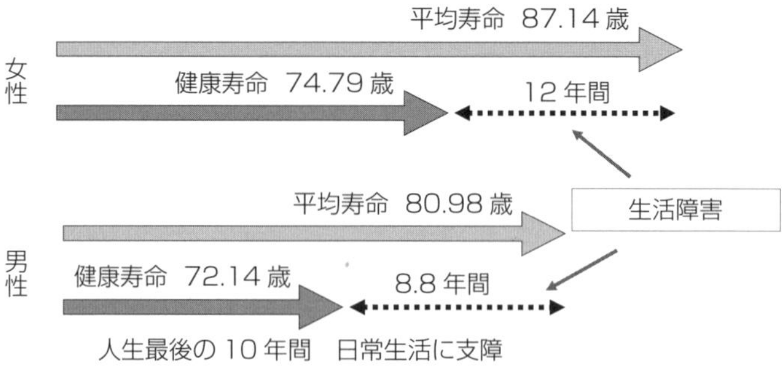

女性　平均寿命　87.14 歳
　　　健康寿命　74.79 歳　　　12 年間

男性　平均寿命　80.98 歳
　　　健康寿命　72.14 歳　　　8.8 年間

生活障害

人生最後の 10 年間　日常生活に支障

出典）　厚生労働省「平成 28 年国民生活基礎調査、人口動態統計」.

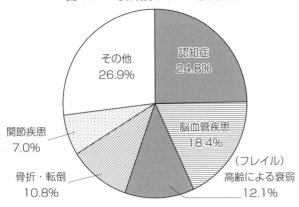

図1-2-3 要介護となった原因疾患

認知症
24.8%

その他
26.9%

脳血管疾患
18.4%

関節疾患
7.0%

（フレイル）
高齢による衰弱
12.1%

骨折・転倒
10.8%

出典）厚生労働省「平成28年国民生活基礎調査の概況」.

　平均寿命は0歳児の平均余命なので、実際には高齢者は平均寿命より長生きする。平均余命（2017〔平成29〕年厚生労働省）を足すと、75歳男性の平均寿命は87.18歳、75歳女性の平均寿命は90.79歳という驚くべき数字になる。

I. フレイル、サルコペニア

　フレイル（虚弱）とは、加齢とともに、心身の活力（たとえば筋力や認知機能等）が低下し、生活機能障害、要介護状態、そして死亡などの危険性が高くなった状態である。80歳以上の20～30%にみられる。フレイルは自立と要介護状態の中間に位置する状態で、適切な介入・支援により生活機能の維持向上が可能とされる（**図1-2-4**）。**図1-2-5**に示すように、フレイルは身体的側面だけでなく、精神・心理的側面、社会的側面を含む。

フレイル（**虚弱**）
frailty

図1-2-4 フレイルは可逆的である

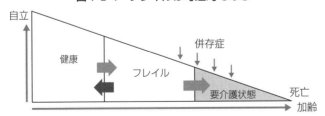

自立

健康

併存症

フレイル

要介護状態

死亡

加齢

適切な介入・支援により、生活機能の維持向上が可能.

9

図1-2-5　フレイルの多面性

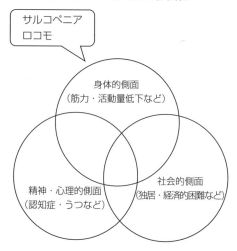

身体的側面については、サルコペニア、ロコモティブシンドロームも提唱されており、フレイルの重要な要素と考えられる。**サルコペニア**は、加齢に伴う筋量・筋力・身体機能の低下である。**ロコモティブシンドローム**は運動器症候群ともいわれ、運動器の障害（加齢、廃用、疾患など）により要介護になるリスクの高い状態のことをいう。

サルコペニア
sarcopenia

ロコモティブシンドローム
locomotive syndrome
「ロコモ」と略して用いることが多い。

フレイルの診断では、Fried（2001）らの方法が世界的に使われている。高齢期に起こりやすい５つの特徴（体重減少、筋力低下、疲労感、歩行速度低下、低活動性）のうち３項目以上該当する場合をフレイル、1、2項目該当する場合をプレフレイルと診断する[2]。

注）
(1)　日本老年医学会編『老年医学系統講義テキスト』西村書店，2013.
(2)　荒井秀典ほか編『フレイル診療ガイド　2018年版』日本老年医学会，2018.

3. ライフステージ別の健康課題

ライフステージとは、人間が誕生してから死に至るまでのさまざまな過程における生活史上の各段階のことをいい、①乳幼児期、②学童期、③思春期、④青年期、⑤壮年期、⑥高齢期等に分けられる。健康実現のためには人生の各段階の健康課題や健康観等に応じた対応が必要である。

A. 乳幼児期

［1］ 特徴

乳幼児期とは、出生直後から小学校入学前までの時期を指す。生理的機能が次第に自立する時期であり、心と身体には次のような特徴がある。

①形態・機能的、心理・社会的なあらゆる面の発達が急速に進んでいる。

②あらゆる面が発達途上にあるため、内的・外的刺激に対する耐性が弱い。

③乳幼児期の形態・機能的、心理・社会的発達は、子どもの将来における健康状態の基盤となり、人格や習慣を形成する時期として重要である。

乳幼児期の正常な発達を維持促進するためには、適切で愛情に充ちた生育環境が必要不可欠である。

乳幼児期を含む年齢層、0歳、1歳から4歳、5歳から9歳の死亡原因は、先天奇形・奇形および染色体異常、不慮の事故、悪性新生物、心疾患などが上位を占める。乳幼児期の死亡順位の特徴は、先天奇形・奇形および染色体異常、肺炎、周産期に特異的な呼吸障害、不慮の事故である。このうち**不慮の事故**は、過去10年以上、1歳から4歳と5歳から9歳の死亡順位の第1位もしくは第2位を占めており、乳幼児の健全な発達支援という観点から、着目すべき問題である。この時期の子どもの移動能力は日々拡大していくが、危険を察知する認知面の発達が未熟であるために事故が起こり、死に至らないまでも、障害が残る場合もある。乳幼児期の子どもの正常な発達を促進するためには、周囲の大人の安全への配慮が常に必要である。

障害は他の期に比べて知的障害が多く、原因は、先天性ならびに周産期に起因していることが多い。疾病罹患は、外来・入院とも比較的多く、外来では**呼吸器系の感染症**、入院では**喘息**が第1位である。健康観の形成に対する影響は、家庭すなわち両親または養育者からが最も大きい。

「健やか親子21」の4
つの主要課題
①思春期の保健対策の強
化と健康教育の推進
②妊娠・出産に対する安
全性と快適さの確保と不
妊への支援
③小児保健医療水準を維
持、向上させるための環
境整備
④子どもの心安らかな発
達の促進と育児不安の軽
減

ふさわしいサービス
先天性代謝異常、先天性
甲状腺機能低下症などの
マス・スクリーニング、
乳幼児健診、1歳6ヵ月
児健診、3歳児健診など。

身体的虐待
外傷の残る暴行、生命の
危機のある暴行で、非偶
発的、反射的、継続的で
あるという要件を満たす
ものである。

保護の怠慢または拒否
遺棄や衣食住・清潔につ
いて健康状態を損なう放
置、医療的ケアの不足、
欠落の結果として、子ど
もに栄養不良、低身長、
発達障害などの症状が出
現した状態。

性的虐待
親による近親相姦、親に
代わる保護者、同胞によ
る性的暴行をいう。

心理的虐待
親や親に変わる保護者の
振る舞いや言葉によって
極端な心理的外傷を受
け、子どもが不安・おび
え、うつ状態、無感動や
無反応、強い攻撃性、習
癖異常を生じた状態をい
う。

［2］ 健康課題

　乳幼児期の正常な発達を促進するために、健全な家族の育成は必要不可欠な要素である。厚生労働省は健全な家族の育成と子育て支援に向けさまざまな法律や施策を策定している。また、母子保健対策は母と子の両者に着眼して、一貫した体系の下に総合的に進めることを目指している。それぞれの時期にもっとふさわしいサービスが受けられるよう体系化が図られており、親などの子どもの成育に関わる成人は、これらのサービスを十分に活用し、順調な発達と異常の早期発見につとめる必要がある。

　健康課題としては、①親の不規則な生活習慣や生活リズムなどの影響を受けやすい、②運動機能・感覚機能を含む健全な心身の発達をはぐくむ生活習慣と環境が必要である、③喫煙や飲酒が及ぼす健康被害から、子どもを守る必要がある、④乳歯のう歯が発生しやすいため予防が必要である、などが挙げられる。健康作りの指針として、栄養・食生活では、規則正しく、家族そろって楽しく食べる食生活を身につけさせる、おやつも食事の一部と考えその質と量と時間に注意する、食べ物の好き嫌いを少なくし、うす味で、何でもよくかんで食べる習慣を身につけることが挙げられる。

　身体活動・運動では、親子のスキンシップを通して、小さい頃から身体を動かす習慣を身につけさせる、日常生活の中で工夫をして、親子で一緒に身体を動かすようにする、子どもの成長に合わせて、日常生活の中でなるべく歩く事を習慣づける。

［3］ 今日的課題—児童虐待

　児童虐待とは、親または親に変わる保護者による、非偶発的な行為、すなわち**身体的虐待、保護の怠慢または拒否、性的虐待、心理的虐待**を指す。児童虐待は近年、増加傾向にある問題の1つであり、児童相談所における虐待相談件数は増加している。相談件数から見た虐待の様態は、心理的虐待が最も多く、身体的虐待、保護の怠慢または拒否（ネグレクト）へと続く。こうした児童虐待が急増している事態を受け、2000（平成12）年、**児童虐待防止法**が成立し、その後数回見直され現在に至っているが、その深刻さは年々増している。児童虐待の増加の根底には、社会の変化に伴う家庭の孤立化と、それによる家族の相互援助・養育機能の低下があり、現在の日本には社会変化に伴う育児不安も広く存在するといわれている。社会生活の変化に伴う家族の変化に対し、健全な家族関係育成のための援助施策が必要になる。乳児健診や乳児の保育や教育に関わる機関や児童相談所など、地域住民による子どもの虐待防止に向けた密接な連携が求められる。

B. 学童期

[1] 特徴

　学童期とは、子どもが小学校に通学する時期を指し、年齢としては6歳から12歳までを含む。これまでの乳幼児期には養育者から多くの庇護を受け、庇護の元でさまざまな発達上の問題に対応してきたが、学童期に入ると、友人や学校の教師など、これまでと異なる人びとと多く時間を過ごすようになる。通学することにより、新たな問題に遭遇し、それを乗り越えて行かなければならない。この時期は、社会参加への準備および精神神経機能の発達の時期である。

　学童期の心と身体の特徴としては、

①形態・機能的にも心理・社会的にも比較的安定した時期であり、子どもは自制心を身につけてくる。

②外に向かう傾向にあり、学校や同年代の仲間のグループが大切になってくる。

③自己についての健全な概念（自己概念）を確立する時期で、自尊心を持ち始める。

　この時期を含む年齢層、5歳から9歳、10歳から14歳の死亡原因上位は、悪性新生物、不慮の事故、心疾患などである。不慮の事故は、乳幼児期同様、学童期の子どもの命を奪う大きな原因であり、事故防止対策が重要である。しかし、この時期は乳幼児期と異なり子どもの**行動範囲は拡大**し、常に養育者や大人の目の届く状況ではない。また、学童期の子どもは**具体的操作思考段階**にあり、ある程度論理的な思考ができる。学童期の子どもの事故防止対策は、子ども自身が安全に生活するための技術を習得することも重要である。**受療率**は、死亡、障害ともに、あまり増加はせず、受療は少ない時期であるが、歯科では**う歯**の急増期にあたっている。また、死亡は絶対数は少ないが、その最大の原因は不慮の事故である。

[2] 健康課題

　この時期は家族の保護下で、基本的な健康観を受容、形成するとともに、生活習慣の基礎が形づくられる重要な時期であり、家庭や学校を通しての影響が大きい。健康課題としては、①家族を通して、健康的な生活習慣を獲得し、人間性を育成する、②正常な発達や適正体重維持のための正しい食生活、運動習慣の獲得する、③喫煙や飲酒について正しい知識の獲得、④永久歯のう歯を予防する、等が挙げられる。健康作りの指針として、栄養・食生活では、**食生活指針**に基づいた食生活を、食事提供者である家族

健やか親子21（第2次）
10年後の目指す姿を、すべての子どもが健やかに育つ社会とし、その実現に向け3つの基盤課題と2つの重要課題（育てにくさを感じる親に寄り添う支援、妊娠期からの児童虐待防止対策）を設定。

受療率
入院による受療は、神経系の疾患、呼吸器の疾患、損傷・骨折および中毒などが多い。外来への受診は、呼吸器や消化器の疾患などが多い。

う歯
1本以上う歯がある小学生は50％前後に達している。また、裸眼視力が1.0未満の小学生は30％以上である。学童期の子どもの視力調整力は不安定であり、仮性近視になりやすい。遠くが見えにくいなどの症状には、受診が必要である。

食生活指針（平成28年6月一部改正）
①食事を楽しむ、②一日の食事のリズムから健やかな生活リズムを、③適度な運動とバランスの良い食事で、適正体重の維持を、④主食、主菜、副菜を基本に食事のバランスを、⑤ご飯などの穀類をしっかりと、⑥野菜、果物、牛乳、乳製品、豆類、魚なども組み合わせて、⑦食塩は控えめに、脂肪は質と量を考えて、⑧郷土料理の味の継承を、⑨食材資源を大切に、無駄や廃棄のない食生活を、⑩食に対する理解を深め食生活を見直しましょう

13

が心がける。この時期の食事を見直すことにより、学童の健康維持と同時に、青年期、壮年期の家族の健康維持にもつながる。特に、この時期から朝食をしっかり食べる習慣を作ることが、その後の健康生活、生活習慣病の予防に大切である。働きかけは、学校や家庭を通したものが重要で、早世や障害予防の観点からも、事故予防が重要な課題である。

［3］今日的課題

（1）肥満・やせ

　肥満とやせ、そのいずれもが学童期を含むすべての段階の正常な発達を阻害する。特に、学童期の体型は成人期に移行しやすいことが指摘されており、学童期の子どもの支援に向け、重要な視点の1つである。**肥満**は、高血圧、コレステロールや中性脂肪の増加から、糖尿病や動脈硬化の発病という身体面の影響に加え、運動ができない、友人から冷やかされ劣等感を抱くといった心理・社会的側面にも影響を及ぼす。**やせ**も、全身倦怠感、疲労しやすい等とともに身体的な発達にも影響を与える。肥満とやせは両者とも多様な原因によって生じ、食生活との関係を見逃すことはできない。

（2）過密な生活スケジュールと疲労

　現代社会に生きる子どもは、学校以外にも学習塾、スポーツクラブ、ピアノ教室などに通っており、その生活は成人と同様に多忙である。その結果、学童期の子どもにも疲労やストレスに関連すると思われる**多様な症状**が出現している。子どもが健全な発達を遂げられるよう、調和のとれた食事、適切な運動、十分な休養・睡眠という**健康の3原則**を踏まえた基本的な生活習慣を身につけられるよう検討する必要がある。

（3）子どもの貧困

　厚生労働省の「国民生活基礎調査」（2016）によると、日本の子ども（1歳〜17歳）の貧困率は13.9％で、7人に1人が貧困である。これは、先進7ヵ国（G7）中、アメリカに次いで2番目に高い。この、「貧困」は、社会全体の中で相対的に貧困層に属するという、**相対的貧困**である。日本の子どもの貧困の大きな特徴の1つは、構成員に大人が1人しかいない世帯での貧困率が極めて高いことで、その典型が**母子世帯**である。日本の母子世帯の場合、母親（**シングルマザー**）の就労率は高く、81.8％であるが、日本の女性労働者には非正規雇用が多く、低賃金になりやすい。このような貧困の中で、子どもの発達が大きく損なわれる可能性が高いのは、経験、健康、教育の側面においてである。また、食事や運動のバランスが悪く、肥満ややせ、健康面のリスクを抱える、疾病罹患しても適切な医療が受けられないなど健康上の配慮が欠ける可能性が高い。子どもの貧困は、現在

多様な症状
文部科学省「平成26年度　家庭教育の総合的推進に関する調査研究」では、「身体がだるい」「気分が落ち込む」「午前中に調子が悪い」と感じる子どもが全体の約7割存在することが明らかになった。これらは、短い睡眠、不規則な食事、これらをもたらす過密スケジュールに起因する可能性が高い。

相対的貧困
社会全体の中で相対的に貧困層に属する「相対的貧困率」が高い状態。相対的貧困率とは、収入から税金や、社会保険料などを引いた所得（等価可処分所得）が、貧困基準以下の世帯に属する個人の割合をいう。

大きな社会問題になっており、2013（平成25）年に「**子どもの貧困対策の推進に関する法律**」が制定され、政府・自治体が対策に着手した。表面からみえにくい子どもの貧困問題は、子どもの健やかな発達を考える上で大きな意味をもつ今日的課題であり、真剣に向きあって対応していく必要がある。

C. 思春期

[1] 特徴

　思春期とは、学童期から青年期への移行過程であり、**第2反抗期**とも言う。第二次性徴を迎え身体的には生殖機能は完成し、子どもから大人へ移行する時期である。思春期の心と身体の特徴には以下のものがある。

①内分泌の変化により、身体が形態・機能的に大きく変化する。性ホルモンの分泌が急激に増加し、それに伴い身長・体重・胸囲などが急激に増加する。それに引き続き、性的成熟現象（**第二次性徴**）が出現する。

②子どもから大人への過渡期であり、社会的地位も学童期とは異なる。

③心の構造が急に変化し、それまで意識されなかった自分自身に目を向けるようになり、自分は固有の存在であるという自覚をもつようになる。

　この時期の死亡は極めて少なく、障害や疾病罹患も比較的少ない。思春期を含む、10歳から19歳の年齢層の**死亡原因**上位は、自殺、不慮の事故、悪性新生物、心疾患である。一方、乳幼児期、学童期に続き不慮の事故が死亡順位の上位を占めることに加え、**自殺**が上位を占めることがこの時期の健康問題の特徴である。

　10歳から19歳の年齢層は、受療者総数が最も低い時期で、他の年齢層と比べ健康状態が最も安定した時期である。しかし、身体・心理・社会的側面にそれまでとは違う変化が生じており、医師の診断治療を要さないレベルで、多様な問題を持ちやすい。受療率を入院と外来に分けてみると、入院による受療は精神および行動の障害、神経系の疾患、損傷・骨折および中毒などが多く、外来では呼吸器系や消化器系の疾患が多い。

[2] 健康課題

　成長とともに、家族の影響が薄れ、学校教育や友人関係、メディアの影響が強く現れるようになる。この時期は**反抗期**でもあり、生活習慣が乱れやすく、問題のある生活を送っている青年も多い。壮年期以降の危険な生活習慣の出発点として、重要な時期であると考えられるため、これらを改善することは大きな課題であるが、家族・社会からの働きかけに対して反

反抗期
第1反抗期とは、幼児期の発達段階で現れる特徴で、自主性が順調に発達していれば、2歳～3歳で現れる。母親を中心とした周囲に対しての反抗（いやいや）が著しくなる時期で、幼児期における自我の芽生えでもあり、自立への第一歩でもある。

思春期の死亡原因
全年齢層の死因順位の第1位は悪性新生物、第2位は心疾患であるが、思春期に入り、悪性新生物や、心疾患が死因の上位を占めるようになり、死因順位からみた思春期の健康問題は、全年齢層に徐々に近づきつつある。

思春期の自殺
小学生から大学生までの自殺者は、2011（平成23）年を境に減少傾向にある。その総数に占める割合は、大学生が最も多く、次いで高校生である。上位に占める自殺の原因は、中学男子が「家族からのしつけ・叱責」「学業不振」、中学女子が「その他学友との不和」「親子関係の不和」「学業不振」である。高校生や大学生の原因は、「学業不振」「その他進路に関する悩み」「うつ病」である。

思春期やせ症
神経性思不振症が思春期に生じたものを指す。思春期は、独立と依存の相反する感情が混在し、自己同一性を獲得し始める時期であるが、つまずきが生じて、心身のずれが生じやすく、神経性食思不振症が発生しやすい。主に女性に発症し、高度なやせ（標準体重換算法による標準体重より－20％以上のやせを診断基準とする）、無月経、無食欲（摂食拒否）、活発な活動性などを呈する。共通して、やせ願望、成熟拒否があり、性格特性として、完全主義的傾向、高い知的レベルが挙げられる。

いじめ
2019（令和元）年度の文部科学省の調査結果によるといじめは全国で前年度比6万8,589件増の、61万2,496件で過去最多となった。調査は毎年、国公立のすべての小中学校・高校と特別支援学校を対象に実施され、いじめの認知件数は、小学校48万4,545件（前年度比5万8,701件増）、中学校10万6,524件（同8,820件増）、高校1万8,352件（同643件増）だった。

重大事態
被害者の安全が脅かされたり、学校へ通えなくなったりする「重大事態」は、小学校259件、中学校334件、高校124件、特別支援学校6件で、このうち被害者が不登校になったのは517件。19年度に自殺した児童生徒317人中10人がいじめの問題を抱えていた。小中学校の不登校は18万1,272人（前年度比1万6,744人増）で過去最多だった。特に中学校での不登校の割合は3.9％に達し、1学級に1〜2人いる計算となる（2019年度文科省の調査結果より）。

発しやすい時期でもあることから、友人などのネットワークを介した働きかけなど、改善のための具体的方法論に工夫が必要である。健康課題としては、①生活習慣が固まるとともに、不規則になりやすい時期、②適正体重維持のための正しい食生活や運動習慣への取組みが必要、③基礎体力作りの時期であり、運動不足への対応が必要、④喫煙や飲酒についての正しい知識が必要、⑥永久歯のう歯が放置され、さらに歯肉炎や歯周病が進行する時期である等が挙げられる。これらの健康課題に対し、規則正しい生活習慣の確立と維持、**生活習慣病**に対する正しい知識の習得と生活習慣病を防ぐ能力を身につける、この時期特有な、**誤ったボディイメージ**を持たないよう、自分の適正体重を知り、無理なダイエットや不必要なダイエットはしない、喫煙、飲酒は避ける、歯・口腔内の健康を心がける、心の悩み（いじめなど）を感じたら、1人で悩まずに必ず誰か適正な人に相談する等が、目標として定められる。支援は、**学校や職場**を通じたものに重点を置き、さらに**メディアや企業**を通じて働きかける必要がある。

[3] 今日的課題

(1) いじめ

　いじめという用語は、「いじめること。特に学校で弱い立場の生徒を肉体的、精神的に痛めつけること」（広辞苑）と記述され、一般的な用語になっている。また、子ども同士の凄惨ないじめによる被害は後を絶たず、2013（平成25）年、「**いじめ防止対策推進法**」が制定された。しかし、状況が大きく変化することはなく、全校種で増加傾向が続いている。小学校と中学校でいじめの様態は「冷やかしやからかい、悪口を言われる」「遊ぶふりをして叩く、蹴る」「仲間はずれ、集団による無視」の順で多く、高等学校は「冷やかしやからかい、悪口や脅し文句、いやなことを言われる」「パソコンや携帯電話などで誹謗中傷やいやなことをされる」「仲間はずれ、集団による無視」の順に多い。近年、いじめはその数の増加のみならず、いじめに苦しみ自殺に至る深刻な事例も増えている。また、スマートフォンの所有率が学童期・思春期ともに高くなることにより、直接的ないじめ行為とともに。SNSによる、間接的な主として**言葉によるいじめ**が増大しているのも、今日的特徴である。

(2) 不登校

　不登校とは、「何らかの心理的、情緒的、身体的、あるいは社会的要因・背景により、児童生徒が登校しないあるいはしたくともできない状況にあること（病気や経済的な理由によるものは除く）」と定義されている。文部科学省は、30日以上欠席した不登校の子どもの数を毎年調査してい

るが、近年、小学校で0.8％、中学校で3.9％前後である。

（3）ゲーム障害

　子どもや若者の**インターネット依存**（ネット依存）が急速に拡がっている。厚生労働省研究班の調査（2018）により、ネット依存が疑われる中高生は5年間で約40万人を超え全国で93万人に上るとの推計が発表された。これは、中高生人口約650万人の14.3％にあたり、7人に1人の割合である。日常的にゲームに依存することにより、朝起きられない、遅刻、欠席する、引きこもる、物に当たる、壊す、家族に暴力を振るうなどの問題行動が現れることが多い。早期に受診しカウンセリングやデイケア、入院などの治療を受けることが望ましい。

D. 青年期

［1］特徴

　青年期は社会的側面に多様な変化が起こる時期である。多くは高校を卒業し、進学や就職をする。また、結婚し妊娠、出産、産褥を経験する女性もいる。それまでは、家族と同居し家庭から毎日学校へ進学するという類似した生活パターンを送る者が多かったが、青年期に入ると、個々の進路選択やそれまでに培ってきた能力の相違などにより、個別性が明瞭になる。

　青年期の心と体の特徴には以下の点が挙げられる。

①体力的には男女とも頂点に達し、ほとんどの器官が最大限に機能する。

②アイデンティティを確立し、それに基づき自分の人生についてかなり永続的な選択を行う。

③両親から独立し、責任感、適度な衝動抑制力の維持、現実的な目標を計画し、実行する能力、親密な関係を築く能力を獲得しつつある。

　20歳から29歳の死亡原因上位は、自殺、不慮の事故、悪性新生物、心疾患などである。不慮の事故、悪性新生物が死亡順位の上位を占める状況は、学童期、思春期とほぼ同様だが、思春期後半から自殺が死因として上昇し、自殺は青年期の死因の1位を占める。この時期の心理的・社会的側面の特徴は、徐々に経済的な諸問題に対応することを余儀なくされる時期であり、また、失恋などの異性問題が深刻になりやすい。職業的社会化の過程でさまざまな対応不可能な問題に遭遇する。**青年期の自殺**を考えるとき、**群発自殺**の存在も忘れてはならない。

　受療率は、思春期を境とし、年齢とともに徐々に増加する。青年期の受療率を入院と外来に分けると、入院も外来も増加の傾向にある。外来は呼吸器感染症が多く、また、歯周病等の歯科疾患が増加している。入院は外

ゲーム障害
ネット依存は、日本のみならず世界中で問題になっており、WHOは2019年に国際疾病分類（ICD-11）の中に新たな依存症として「ゲーム障害」を入れた。「ビデオゲームやオンラインゲームなどを継続的または繰り返しプレイするゲーム行動のパターン」と定義しており、依存症としてアルコールやドラッグとならび治療が必要な疾病とされた。

青年期の自殺
青年期の自殺の動機は、健康問題が第1位であり、次いで勤務問題、経済・生活問題、家庭問題などの順である。思春期の自殺の原因として高い比率を占めていた、学校問題は当然ながら減少し、成人期の自殺の原因として高い比率を占める、経済・生活問題が青年期に入り少しずつ増加傾向になる。男女問題による自殺の比率は、どの時期よりも高い。

群発自殺
自殺が連鎖的に起こることであり、「既遂自殺あるいは自殺未遂、またはその双方が、ある地域において通常の頻度以上に、時間的・空間的に近接して多発すること」と定義される。アイドル歌手や、有名俳優の自殺を契機に、その後の後追い自殺者の増加や、いじめによる報道後に、中学生や高校生の自殺が増加する現象は、群発自殺の例である。また、インターネットによる影響も着目されており、ネット上の「自殺サイト」の掲示板で知り合い、グループで自殺する事件も発生している。

傷や骨折そしてがんが目立ち始めている。

［2］健康課題

　家庭を持ち、子育てをする時期にあたる。働くことが健康であると考える時期であるが、子どもの健康を通してもう一度健康とは何かを学びなおすよいチャンスである時期といえる。また、ここで形成される生活のネットワークが次のライフステージで重要な生活資源となる。健康課題としては、①仕事、育児などに多忙で、自らの健康への意識が低下する、②他のライフステージより、朝食欠食および野菜をほぼ食べない割合が高くなる、③女性にやせ、男性に肥満が多くなる、④運動をする人としない人がはっきり分かれる、⑤ストレスを感じている人が多くなる、⑥喫煙や飲酒の習慣をもつ人が多くなる、⑦う歯が多く、歯周病が急増する（女性では、出産前後の歯・口腔内のケアが不十分になる場合がある）等が挙げられる。これらの健康課題に対して、**生活習慣病**を防ぐために、より具体的な生活習慣の取組みに関心を高め、実践するようにする。身体活動・運動面では、健康のために身体を動かす気持ちを持ち、自分に合った運動に取り組む、心の健康を保つために、心身の疲労をためない、仕事・家事・育児だけでなく、生きがいをもつようにする、心の悩みを感じたら、1人で悩まずに相談したり、専門医を受診したりする等が目標点として掲げられる。また、かかりつけ医を持ち必要に応じて、受診・相談することに加え、定期的に健康診査、がん検診を行い、自らの健康状態を把握する事が、大切になってくる。支援は、職場や家庭に重点を置き、マスコミや企業を通じて働きかける必要がある。

［3］今日的課題

（1）若年無業者（ニート）

　家事も通学もしていない15歳から34歳の者のうち、収入を伴う仕事をしていないにもかかわらず、就職活動をしていない者を、**若年無業者**という。2002（平成14）年に若年無業者に該当する人数は増加したが、その後大きな変動はなく、15歳から34歳の人口の約2％が、該当する。

（2）ひきこもり

　「社会的ひきこもり」とも呼ばれ、「自宅にひきこもって社会参加をしない状態が6ヵ月以上持続している」「精神障害がその第1の原因とは考えにくいもの」と定義される。社会参加とは、就学や就労をしている、家族以外に親密な知人関係がある状況を指す。ひきこもりは、1970年代の後半から、徐々に増加し、精神保健センター、児童相談所が主に相談支援を

ニート
若年無業者の範疇に含まれる人のうち、就職を希望しているにもかかわらず、就職活動をしない理由は、病気やけが、学校以外で進学や資格取得などの勉強をしている、探したが見つからない、知識・能力に自信がない、急いで仕事に就く必要がない、希望する仕事がありそうにないなどであり、この状態に陥った理由を個別に把握して対処、支援する必要がある。

ひきこもり
2015（平成27）年に内閣府が実施した調査（全国15歳以上39歳以下の者、5,000人を無作為抽出）では、20〜24歳の間にひきこもり状態になった者が最も多く、次いで15〜19歳が多いことが明らかになった。また、成人期になってからひきこもり状態になった者が多いことも明らかにされた。原因は、職場になじめなかった、不登校が上位を占め、次いで就職活動がうまくいかなかった、人間関係がうまくいかなかった等であった。性差は男性が約6割を占める。その理由は、男性のほうが社会的プレッシャーを感じやすいためと、考えられている。

実施している。2009（平成 21）年度から、厚生労働省は専門の窓口として、「ひきこもり地域支援センター」を設置し、2019（平成 31）年 4 月 1 日現在全国 75 ヵ所に設置されている。

（3）晩婚化と非婚化

　青年期を含む 18 歳以上 35 歳未満の未婚者のうち、すべての年齢層の男女いずれもの 8 割から 9 割以上が結婚への意思を持っている。一方、**初婚年齢**の平均は上昇傾向にある。**晩婚化**は、平均初婚年齢の上昇を根拠とし、初婚年齢の平均の上昇は、晩婚化が進んでいることを示す。**非婚化**は、生涯未婚率を根拠とし、**生涯未婚率**とは「45 歳から 49 歳」と「50 歳から 54 歳」未婚率の平均である。男性の生涯未婚率は 1980（昭和 55）年頃より上昇し、現在は女性の約 1.7 倍となっている。

E. 壮年期

［1］特徴

　壮年期とは、社会的には高齢期への準備期であり、身体機能が徐々に低下していく時期である。壮年期の心と体の特徴としては、

① 自分の生活を真剣かつ現実的に見つめ、青年期に気づいた暫定的な生活構造を直視し、その欠陥と限界を理解し、より満足のいく生活を送るための土台を築く。

② さまざまな生活上の変化によりストレスの高い時期であり、ストレスに関連した健康上の問題が起こりやすい時期である。

③ 年齢の増加に従い、徐々にさまざまな体の生理学的な変化が起こる。

④ 役割の変化により、それに伴う喪失を体験する。

　65 歳未満の死亡者数の中でこの期の占める割合が最も大きく、45 歳から 64 歳までの区間死亡確率は男性が 13.1％、女性が 6.3％に上っている。障害は、身体障害の増加が著しい。疾病罹患については、入院回数も新患外来回数も増加している。外来は、呼吸器感染症や外傷が上位であるが、腰痛や目の疾患も増加してくる。入院は、**がん**が最も多く、次いで骨折、心疾患が続いている。この時期の健康観は、疾病と関係が深く、健康が気になり始める時期である。

［2］健康課題

　続く高齢期への準備としてこの時期は重要で、趣味、健康問題あるいは親の介護を通した生活ネットワークが形成される可能性が高い。高齢期における障害や生活の質を視野に入れて、自らの健康を設計することが重要

初婚年齢
1990（平成 2）年では、男性 28.4 歳、女性 25.9 歳だった平均初婚年齢であるが、徐々に上昇し 2018（平成 30）年では男性 31.1 歳、女性 29.4 歳である。

生涯未婚率
1930（昭和 5）年では、男性 1.68％、女性 1.48％であったが、2015（平成 27）年では男性 23.37％、女性では 14.06％であった。

喪失
その人にとって大切なものがなくなり、もはや生きていく価値がなくなるような状態に変化した状況である。壮年期に体験するさまざまな出来事として、両親の死、配偶者の死、離婚、親としての役割の終了、定年で仕事を失うことなどがある。喪失の対象は、個人の仕事や地位、家庭、理想、身体の部分なども含まれる。喪失体験の例として、乳がん患者の乳房切除がある。これは単に乳房を失うという身体部分の喪失だけでなく、それに関連する女性性の喪失感など、複雑な感情がある

生活習慣病
食生活、運動習慣、休養、喫煙、飲酒などの生活習慣がその発症・進行に関与する症候群。

成人期のストレス
成人期の心身健康を保つために、健康づくりのための睡眠指針2014、健康づくりのための休養指針などが提唱されている（健康日本21〔第2次〕）。

口腔機能の維持向上
歯の喪失を防ぎ、美味しく安全に食事が続けられる口腔内環境を保つため、60歳で24本（6024運動）、80歳で20本（8020運動）の歯が残せるよう意識する。

ひきこもり
➡ p.18 本節 D.〔3〕（2）参照。

である。また、定年に向けて老後の生活設計を行っていく必要がある。健康課題としては、①疾病の指摘を受ける割合が多くなる、②体力低下、筋肉量低下、栄養過多、運動不足などから、**生活習慣病**になりやすい、③最もストレスがたまりやすい、④歯の喪失が始まり、咀嚼機能の低下が始まる、⑤健康診査やがん検診の受診率が低い時期である、⑥壮年後期からは、疾病の重症化もみられてくる等が挙げられる。これらの健康課題に対して、健康の維持増進のために、これまで以上に、食事、運動に留意し、健康的な生活習慣を保持するとともに、定期的な特定健康診査を受診する、喫煙しない（禁煙する）、適度な飲酒を心がける、**口腔機能の維持向上**に努める、などを目標として定め、取り組んでいく。特に、疾病の早期発見早期治療のための、がん検診、健康診査の励行が望ましい。支援は、職場や家庭に加え、地域を通したものに重点を置き、マスメディア、企業がそれを支える必要がある。

〔3〕 今日的課題—壮年期のひきこもり

社会的ひきこもりについては青年期で取り上げたが、現在は壮年期後期の問題としても注目されている。数値で見ると、15〜39歳のひきこもりが約54万人（2015年内閣府調査）に対し、40〜64歳では61万人と推計され（2019年内閣府調査）、壮年期後期の方が若年より多い。

壮年期後期のひきこもり調査は2019（令和元）年に初めて行われた。この調査では通常のひきこもりの定義に加え、趣味の用事や近所のコンビニ以外に外出しない状態が6ヵ月以上続く人、過去の同種の調査では含めなかった家族以外との接触が少ない専業主婦・主夫もひきこもりの対象とした。

ひきこもりの期間は、3〜5年が21%で、7年以上が全体の約5割を占め、そのうち20年以上が20%弱、30年以上が6%あり、長期のひきこもりが多いという実態がみえてくる。ひきこもりの長期化、高齢化は家族、特に親の負担を重くする。50歳代になった子どもを80歳代の親が支えることになり、誰にも相談できずに社会的に孤立し困窮する状態（8050問題）に陥っているケースが増えつつある。

引用参考文献
●舟島なをみ・望月美知代『看護のための人間発達学』第5版，医学書院，2020.
●服部祥子『生涯人間発達論—人間への深い理解と愛情を育むために』第3版，医学書院，2020.
●厚生労働統計協会編『国民衛生の動向 2020/2021』第67巻第9号，一般財団法人 厚生労働統計協会，2020.

F. 前期高齢期／後期高齢期

　日本の総人口（2019年）が減少する中で、65歳以上の高齢者人口は3,588万人と過去最多、総人口に占める割合も28.4％と過去最高となり、今後も上昇を続けることが見込まれる。日本の高齢者人口の割合は世界で最高である。また、75歳以上人口（後期高齢者）は14.7％と65〜74歳人口（前期高齢者）を超えた（総務省統計局2019年）。

　日本を含む多くの国で、高齢者は65歳以上と定義されている。現在のような高齢社会になると、65歳以上を高齢者としてひと括りにして扱うことに問題が生じてくる。そこで、65〜74歳までを**前期高齢者**、75歳以上を**後期高齢者**と高齢者を区分することが提唱され、人口統計や社会学研究、医学研究で用いられるようになった。医学的にも、前期高齢者と後期高齢者を分ける意義は十分にあり、以下のような特徴の違いがある（**表1-3-1**）。

表1-3-1　前期高齢者と後期高齢者

前期高齢者（65〜74歳）	後期高齢者（75歳〜）
老化（外見・生理的）の徴候	生理機能低下が病的状態につながる
老年疾患（骨粗鬆症など）の増加	老年疾患の重複
老年症候群は一部 概して元気で活動的	老年症候群（認知症、フレイル、転倒、失禁、誤嚥など）が増加
日常生活機能は保持	日常生活機能の障害
疾病・生活習慣病予防が大事	介護予防が大事

　前期高齢者は、外見の老化や生理機能の老化の徴候が明らかになり、骨粗鬆症や動脈硬化性疾患を有する割合も増加する。しかし、概して元気で活動的であり、重篤な疾患がなければ日常生活機能は保たれている。生活習慣病（高血圧症、糖尿病、脂質異常症など）に対しても、壮年期と同様に厳密な管理を行うことを推奨するエビデンスは十分にあり、実行することも可能である。

　つまり、前期高齢者は壮年期の延長線上に位置し、後期高齢者への切り替え時期にいると考えられる。

　後期高齢者では、老年疾患を有する割合が増加し、老年疾患の重複も多く、生活習慣病も有するため多病となる。認知症、転倒、失禁、誤嚥などの老年症候群も後期高齢者で増加する。免疫機能の低下が感染しやすい状態をもたらし、薬物を排泄する臓器である肝・腎機能の低下が薬物有害作用につながる。日常生活動作（ADL）の低下や認知症のため、介護を要

する後期高齢者が増加する。疾患の治療については、有害作用を生じる場合も多いため、慎重に治療の適応を判断しなければならない。このように、おおむね元気な前期高齢者と比較すると、後期高齢者ではさまざまな障害や制限を有する頻度が高くなる。高齢者は個体差が大きいため、後期高齢者にも元気で特別な疾患もない人が多いことは勿論である。

［1］前期高齢者と後期高齢者における生活機能障害の違い

　著者らは、高齢者の生活機能障害を評価する高齢者総合機能評価（CGA）の比較的簡便なスクリーニングテスト（Dr. SUPERMAN）[1]を用いて、2013（平成25）年7月から当院の入院高齢者を評価した。全診療科における65歳以上の入院患者（3,969人）に対するCGAの結果によれば、視覚・聴覚障害、ADL低下、下肢機能障害などの生活機能障害は年齢とともに増加し，前期高齢者と後期高齢者で有意な差がみられた[2]（図1-3-1）。入院高齢者におけるCGAの導入は、高齢者それぞれが抱える生活機能障害を抽出し、退院後の在宅支援にも利用できた。すなわち、在宅へ退院する高齢者の介護保険導入、ケアプラン作成や他職種（かかりつけ医、看護師、介護スタッフ）による適切なケアの実践にも寄与できる。

図1-3-1　高齢入院患者（3,969人）の生活機能障害

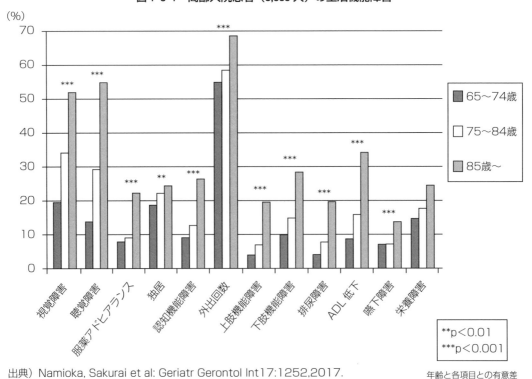

**p＜0.01
***p＜0.001

出典）Namioka, Sakurai et al: Geriatr Gerontol Int17:1252,2017.

年齢と各項目との有意差

健康寿命と平均寿命の差が約10年間みられる日本の現状を改善し、健康長寿を延長させるために必須の評価法である。

[2] 精神機能の"若返り現象"

　国立長寿医療研究センター・老化に関する長期縦断疫学研究の精神心理的老化の経時的データでは、WAIS-R下位尺度（言語知識、2つの言葉に共通する類似、数字の順唱・逆唱、絵画完成、符号）のいくつかの調査内容が含まれ、40歳代、50歳代、60歳代、70歳代の男女を2000（平成12）年と2010（平成22）年で比較している（**図1-3-2～図1-3-6**）[3]。

精神機能の"若返り現象"
知的機能は、この10年間で上昇傾向にあり、2010年の平均得点は、10年前の5～10歳程度若い年代の平均得点に接近していた。すなわち、精神機能の"若返り現象"がみられた。

図1-3-2　NILS-LSA: WAIS-Rの「知識」平均得点

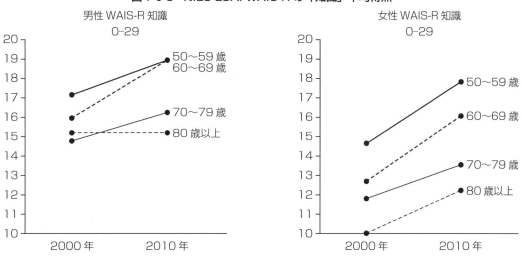

図1-3-3　NILS-LSA: WAIS-Rの「類似」平均得点

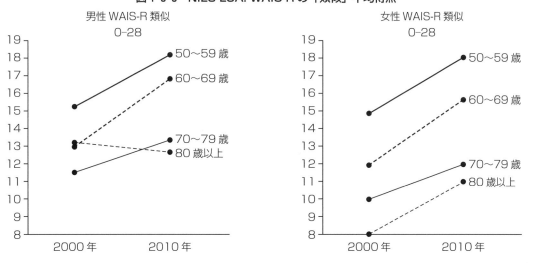

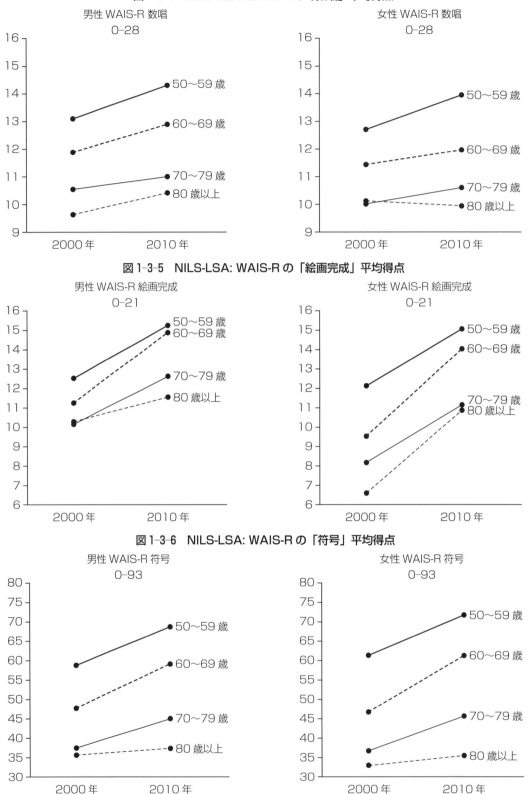

図1-3-4　NILS-LSA: WAIS-R の「数唱」平均得点

男性 WAIS-R 数唱
0−28

50〜59 歳
60〜69 歳
70〜79 歳
80 歳以上

女性 WAIS-R 数唱
0−28

50〜59 歳
60〜69 歳
70〜79 歳
80 歳以上

図1-3-5　NILS-LSA: WAIS-R の「絵画完成」平均得点

男性 WAIS-R 絵画完成
0−21

50〜59 歳
60〜69 歳
70〜79 歳
80 歳以上

女性 WAIS-R 絵画完成
0−21

50〜59 歳
60〜69 歳
70〜79 歳
80 歳以上

図1-3-6　NILS-LSA: WAIS-R の「符号」平均得点

男性 WAIS-R 符号
0−93

50〜59 歳
60〜69 歳
70〜79 歳
80 歳以上

女性 WAIS-R 符号
0−93

50〜59 歳
60〜69 歳
70〜79 歳
80 歳以上

その結果、知的機能の平均得点は、この 10 年程度の間で上昇傾向にあり、2010 年の平均得点は、10 年前の 5 〜 10 歳程度若い年代の平均得点に接近していた。60 歳代では 50 歳代に接近しており、60 歳代と 70 歳代の間で相対的に大きな差がみられた。

　一方、生活全般に対する心理的評価（生きがい、生活への満足感、介護が必要となることへの不安感など）の経時的変化は、年齢によって一定していなかった[4]。

注)
　　ネット検索によるデータの取得日は，いずれも 2020 年 9 月 8 日.
(1)　Iwamoto T, et al: Newly developed comprehensive geriatric assessment initiative "Dr. SUPERMAN" as a convenient screening test. Geriatr Gerontol Int13: 811–812, 2013.
(2)　Namioka N, et al: Geriatric problems correlated with cognitive decline using a screening test named "Dr. SUPERMAN" for comprehensive geriatric assessment in elderly inpatients. Geriatr Gerontol int 17: 1252–1256, 2017.
(3)　日本老年学会・日本老年医学会ウェブサイト「高齢者に関する定義検討ワーキンググループ報告書」2017.
(4)　内藤佳津雄・北村世都「精神心理的老化の経時的データ」日本老年学会・日本老年医学会ウェブサイト「高齢者に関する定義検討ワーキンググループ報告書」2017，pp.48–55.

コラム　人間の発育について

発育には、以下のような一般的原則が見られる。

①**時間的方向性**：発育はその大部分が一定の順序で進む。

②**連続性と段階性**：発育は連続的であるが、速度は一定ではない。また、諸器官の発育は、臓器別に異なる発育曲線をもつ。体組織を、4つの型に分類し、20歳（成熟期）の発育を100として、各年齢の値をその100分比で示しグラフにしたものがスキャモンの臓器別発育曲線である（図1）。

図1　スキャモンの臓器別発育曲線

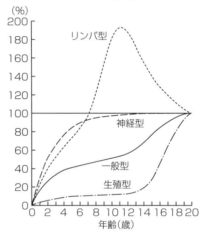

③**部位および機能の方向性**：発育には規則的な方向性があり、主に3つのパターンがある（図2）。

④**臨界期の存在**：器官や機能の成長と発達には、決定的に重要な時期（臨界期、または感受性期）があり、その時期に正常な発達が妨げられると、永続的な欠陥や機能障害を残すことがある（妊娠初期の風疹感染により、先天異常が生じるなど）。

⑤**個体差**：発育が進むほど、環境などの影響を受け、個体差がはっきりしてくる（同じ年齢の老年期の人間でも、年齢相応にみえる人と非常に若くみえる人がいる。また、同じ小学6年生の学童でも、すでにひげが生え、大人の容貌になりつつある児と、小学生そのものといった児がいるなど）。

臓器別発育曲線

一般型：全身の外形計測値（頭径を除く）、呼吸器、消化器、腎臓、心・大動脈などは、生後から成人まで緩やかなS字カーブを描く。

神経型：脳・脊髄・視覚器・頭径は、最も早く発育し、比較的早い時期にプラトーに達する。

生殖型：精巣・卵巣・子宮・前立腺などは思春期まではほとんど発育が見られず、思春期になって、急速に発達する。

リンパ型：リンパ系組織（リンパ節、胸腺、扁桃など）は小児期には成人以上の組織の増大があり、20歳頃に成人のレベルに縮小する。

図2　身体・運動発達における方向性

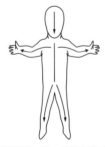

①頭部に近い部位が身体下部より先に発育する（頭尾方向）、②身体の中心部が末梢部よりも先に成熟する（近遠方向）、③粗大な運動から微細な運動に発達していく（単純から複雑）。

出典）Goodenough, F. L., et al.: Developmental psychology. 3rd ed., 1959 より転載.

第2章 健康および疾病

健康や病気や障害という言葉は日常的に使用されている。健康と病気は相反する言葉のように思われるが、それらの言葉を定義することは容易ではない。また、障害も身体機能の障害のみを考えてしまいがちである。本章では、健康の定義、病気を意味する言葉の使い分けと疾病の分類、さらには障害による生活機能分類を理解することにより、健康、病気および障害の概念を学ぶ。

1

健康とは何か。どのような状態を指すのか。WHO憲章による健康の定義や、日本の健康増進法およびそれに基づく健康日本21を通して健康の概念に対する理解を深める。

2

病気とは何か。似た用語に疾患、疾病、病いがある。これらの意味の違いと国際疾病分類（ICD）を理解し、疾病の概念に対する理解を深める。

3

人間の生活機能は身体機能の障害により低下する。しかし、それだけではなく、「心身機能・身体構造」「活動」「参加」および「環境因子」の観点を加えた国際生活機能分類（ICF）の理解を通して、人間の生活機能に対する理解を深める。

1. 健康の概念

A. 健康の定義

　健康という言葉は日常生活において頻繁に使用される用語であり、病気と相反する用語として使われている。つまり、健康とは病気でない状態であり、病気とは健康でない状態といえる。しかし、これでは健康も病気も定義されておらず健康の本質がわからない。「あなたは健康ですか？」と問われたときに、単に治療中の疾病がないというだけで健康と答えてよいのだろうか。などと考えると、**健康の定義**は意外に難しいことがわかる。**WHO 憲章**では健康を以下のように定義している。

　「Health is a state of complete physical, mental and social well-being and not merely the absence of disease or infirmity.（健康とは、肉体的、精神的及び社会的に完全に良好な状態であり、単に疾病または病弱の存在しないことではない。）」

　つまり、人間の健康を肉体的・精神的・社会的な面から総合的に捉えて定義しているのである。1998 年に WHO の執行理事会において、上記の健康の定義に spiritual（霊的あるいは心的）を加える改定案が提出されたが、1999 年 WHO 総会は、現行の憲章は適切に機能しており、早急に審議する必要性は低いとして審議を見送りにした。その後も健康の定義は改訂されないままである。spiritual は日本人には理解されにくい点もあるかもしれないが、必ずしも宗教的な意味だけではなく、人生観や価値観も含まれており、東洋における「気」も含まれるとも考えられている。

WHO
World Health
Organization
世界保健機関。

B. 健康であることの権利

　WHO 憲章にはこんなことも謳われている。

　「到達しうる最高基準の健康を享有することは、人種、宗教、政治的信念または経済的もしくは社会的条件の差別なしに万人の有する基本的権利の一つである。」

　「すべての人民の健康は、平和と安全を達成する基礎であり、個人と国家の完全な協力に依存する。」

　「ある国が健康の増進と保護を達成することは、すべての国に対して価

値を有する。」

　このように、健康は個人にとって、また国家にとっても極めて大切なものであり、その達成に向けて個人と国家が協力していくことが必要なのである。日本国憲法 25 条においても「すべての国民は、健康で文化的な最低限度の生活を営む権利を有する。国はすべての生活部面について、社会福祉、社会保障及び公衆衛生の向上及び増進に努めなければならない。」として、健康を権利としても保障している。

C. 健康増進

　健康であることを基本的人権として認め、すべての人が健康になること、そのために地域住民を主体とし、人びとの最も重要なニーズに応え、問題を住民自らの力で総合的かつ平等に解決していくアプローチをプライマリ・ヘルス・ケアという。

　日本においては、2003（平成 15）年に「国民の健康の増進の総合的な推進に関し基本的な事項を定めるとともに、国民の健康の増進を図るための措置を講じ、国民保健の向上を図る。」ことを目的とした**健康増進法**が施行された。この法律は受動喫煙の防止努力が初めて記載されたことでも有名である。この法律に基づき、2008（平成 20）年に**健康日本 21** が策定され、21 世紀において日本に住む一人ひとりの健康を実現するための、新しい考え方による国民健康づくり運動が始まった。健康日本 21 では日本のこれまでの健康づくりの実績や世界の公衆衛生活動の成果を踏まえて、高齢に達せずに死亡する早世と生涯を減らし、人生の中で健康で障害のない期間、いわゆる**健康寿命**を延伸するための具体的な方策についての提言がまとめられている。

D. 健康教育

　健康増進や病気の予防については、どれほど医療関係者が努力しても、国民が病気に対する知識を持ち、協力する姿勢でなければ、公衆衛生の良い効果は上がらない。国民の一人ひとりが、どのような年齢期にどのような病気が多いかをよく知り、みずからその病気にかかることを予防し、さらには早期発見のために積極的に受診することになれば、効果が上がるであろう。

　最近では小・中学校に医師や看護師が出向いてがんの教育をしたり、喫煙の害の授業をしたりする活動が増えているが、すべての医療従事者が健康教育者となり、民間人による指導者を作っていくことも重要と思われる。

2. 疾病の概念

A. 疾患、疾病、病い、病気

医療人類学や看護学では、私たちが一般に「病気」と呼んでいるものを、しばしば「**疾患**（disease）」と「**病い**（illness）」とに区別する。この区別はもともと、アメリカの精神科医で医療人類学者でもある**クラインマン**が『病いの語り』[1]で用いて一躍知られるところとなった。

クラインマン
Kleinman, Arthur
1941～

疾患と**疾病**はどちらも英語では disease と訳されるが、日本語では個々の病気に対して疾患を使用することが多いのに対して、疾病は病気の集合体を意味して使用されることが多い。たとえば、「父親が心臓疾患で入院していた」とは言うが、この際に心臓疾病とは言わない。また、「成人の3大疾病」「疾病分類」などのように個々の病気を意味するのではなく、病気の集合を表すときに疾病を使用していることが多い。

[1] 疾患と病いの関係

同じ「疾患」にかかったとしても、かかった人にとっては個別の体験であることは容易に理解可能である。たとえば、同じ右腕の骨折であっても、右利きのテニス・プレーヤーと一般人とでは「病い」の体験としては大きな違いがある。プロ・スポーツ選手の外傷は「疾患」そのものが治癒できる病気であっても、患者の「病い」としての体験は重いことが多い。同様に、同じ「がん」という「疾患」にかかっても、若年者と高齢者とでは受けとめ方は異なり、それぞれの「病い」の体験は異なる。つまり、同じがんという「疾患」にかかったとしても、それによる「病い」の経験は、その人が人生のどの段階にいるのか、どのような家庭的・社会的状況に置かれているのか、さらにその人がこれまでどのような経験を経て、今何を大事にしているのかなどによって個々に異なりうる。

言い換えるならば、**図2-2-1**に示すように「疾患・疾病」は Science から見た生物医学モデルであるのに対し、「病い」とは Art から見た患者固有の経験と言える。しかし、「病い」がその人にとって意味する経験であるからと言って、それを単なる心理的なものと捉えることもできない。先のテニス・プレーヤーは、「右手の感覚が鈍って、自分本来のテニスが思うようにできず、とても辛い」病いの経験をしていたとする。それは、た

図 2-2-1　疾患・疾病と病いの関係

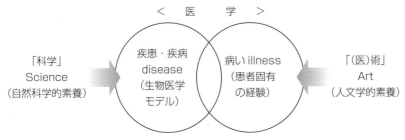

出典）「医学概論」（医学書院）より作図.

んなる心理的経験ではなく、まさに身体と心の両面にわたるトータルな人間的経験なのである。

[2]「病い」の経験を受けとめる

患者をトータルにみて、ケアするためには、患者の病いの経験を受けとめ、理解することが重要となる。**オスラー**は"Medicine is an art based on Science"と表したが、検査によって得られた身体に関する数量的データをもとに「疾患」を特定して診断を下し、完治を目指して治療を行うだけでなく、患者の「病い」の経験をも受けとめることが重要なのである。

オスラー
Osler, William
1849〜1919

B. 疾病分類

1990年、WHOは各国際学会の意見を取り入れて、国際的に統一した基準で定められた死因および疾病の分類、**国際疾病分類（ICD）**を定めた。日本では、統計法に基づく統計基準として「疾病、傷害及び死因の統計分類」を告示し、公的統計（人口動態統計等）において適用している。また、医学的分類として医療機関における診療録の管理等においても広く活用されている。現在は第10版（ICD-10）が用いられてるが、2018年に約30年ぶりの改訂がなされ、ICD-11が公表された。現在、日本においてもICD-11への変更が検討されている。

注）
(1)　Kleinman, Arthur 著／江口重幸・五木田紳・上野豪志訳『病いの語り―慢性の病いをめぐる臨床人類学』誠信書房，1988.

3. 国際生活機能分類（ICF）

A. 国際生活機能分類（ICF）の概要

国際生活機能分類
ICF: International Classification of Functioning, Disability and Health
人間の生活機能と障害に関して、アルファベットと数字を組み合わせた方式で分類するもので、約1,500項目に分類されている。

国際生活機能分類（ICF）は、2001年に世界保健機関（WHO）に承認された健康状態に関する生活機能の分類である。これは、1990年に提唱された国際疾病分類（ICD）と対をなす存在で、生活機能と障害を記述するための科学的ツールである。生活機能とは、心身機能、身体構造、活動、参加を含む包括的用語であり、健康状態（病気〈疾病〉、変調、傷害を含む）と関連するが、健康状態と直接結びつくものとしてではなく、背景因子〈環境因子と個人因子〉の相互作用の結果として概念化されている。この構成要素の間の相互作用は、ダイナミックであり双方向性をもっている。1つの構成要素が変わると、1つ以上の他の構成要素が影響される可能性がある（図2-3-1）。

図2-3-1　生活機能と障害と健康の生物・心理・社会的統合モデル

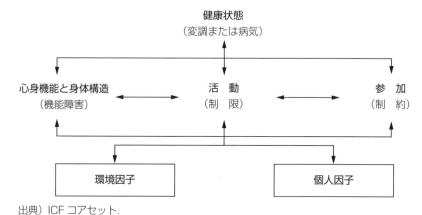

出典）ICF コアセット.

B. 国際生活機能分類のコーディング

［1］ICF 分類のコードと構造

ICF 分類は階層的な構造をとっている（図2-3-2）。全体的に ICF 分類には2つの部門、①生活機能と障害、②背景因子がある。その2つの部門にはそれぞれの2つの構成要素がある。第1部門が"心身機能と身体構

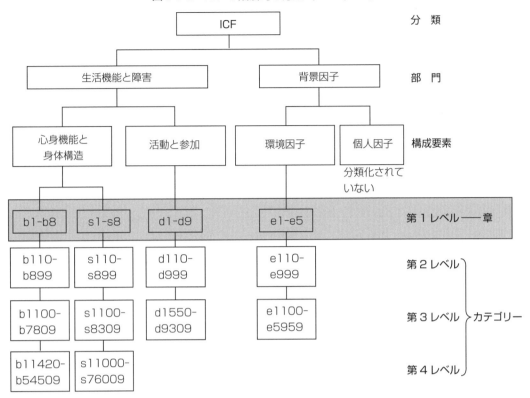

図2-3-2 ICF の階層的な分類（WHO,2001）

身体機能第1レベル

b1 精神機能
b2 感覚機能と痛み
b3 音声と発語の機能
b4 心血管系・血液系・呼吸器系の機能
b5 消化器・代謝・内分泌の機能
b6 尿路・性生殖機能
b7 神経・筋・骨格と運動に関する機能
b8 皮膚及び関連する構造の機能

身体機能第1レベル

s1 神経系の構造
s2 目・耳および関連部位の構造
s3 音声と発話に関わる構造
s4 心血管系・血液系・免疫系・呼吸系の機能
s5 消化器系・代謝系・内分泌系の機能
s6 尿路性器および生殖器系に関連した構造
s7 運動に関連した構造
s8 皮膚および関連部位の構造

活動と参加第1レベル

d1 学習と知識の応用
d2 一般的な課題と要求
d3 コミュニケーション
d4 運動・移動
d5 セルフケア
d6 家庭生活
d7 対人関係
d8 主要な生活領域（教育・仕事・経済）
d9 コミュニティライフ・社会生活・市民生活

環境因子第1レベル

e1 生産品と用具
e2 自然環境と人間がもたらした環境変化
e3 支援と関係
e4 態度
e5 サービス・制度・政策

出典）ICF コアセット.

造"および"活動と参加"、第2部門が"環境因子"と"個人因子"である。生活機能と障害と健康の統合モデルには個人因子が含まれるが、ICFではまだ分類化されていない。

　分類されているすべての構成要素においては、章が第1レベルとなる。コード化するために、それぞれの章はカテゴリーと呼ばれる基本要素に細分化されている。そのカテゴリーには、第2、第3、第4レベルがある。ICFのコードにはアルファベットが付与されている（bは**心身機能**〔body functions〕、sは**身体構造**〔body structures〕、dは**活動と参加**〔activity & participation〕、eは**環境因子**〔environmental factors〕）。それらの文字の後には、数字のコードが続く。その数字のコードは第1レベル（章）の場合は1桁、第2レベルでは3桁、第3レベルでは4桁、第4レベルでは5桁となる。

　第1レベルで、心身機能（b）は、8分類（b1-b8）、身体構造（s）も、8分類（s1-s8）、活動と参加（d）は、9分類（d1-d9）、環境因子（e）は5分類（e1-e5）に分類される。個人因子は、分類化されていない。

例）b2	感覚機能と痛み	第1レベル（章）
b280	痛みの感覚	第2レベルのカテゴリー
b2801	身体の局所的な痛み	第3レベルのカテゴリー
b28010	頭頸部の痛み	
b28011	胸部の痛み	
b28012	腹部の痛み	
b28013	背部の痛み	第4レベルのカテゴリー
b28014	上肢の痛み	
b28015	下肢の痛み	
b28016	関節の痛み	

　分類の階層的な構造によって、第1レベル（章）および第2レベルのカテゴリーを使用して、幅広い評価をすることも、第3レベルと第4レベルを使用してより細かい評価をすることも可能である。レベルが上がると、特異性が増大するため、ICFの使用者は自分のニーズに合わせて、特異性のニーズを選択することが可能である。

　また、身体構造以外のすべてのカテゴリーには、定義と「含まれるもの」と「除かれるもの」がある。たとえば、d510は自分の身体を洗うことで、清潔や乾燥のための適切な用具や手段を使い、水を使って、全身や身体の一部を洗って拭き乾かすこと（入浴、シャワー、手や足、顔、髪を洗うこと。タオルで拭き乾かすこと）と定義されており、含まれるものとして、身体の一部や全身を洗うこと、自分の身体を拭き乾かすこと、除かれるものとして、身体各部位の手入れ（d520）、排泄（d530）となっている。

レベルの見方
第1レベル（章）は、1桁の数字で表す。
第2レベルは、3桁の数字で表すが、第1レベルの数字の後に、2桁の数字を足して記述する。
第3レベルは、4桁の数字で表す。第2レベルに、1桁の数字を足して記述する。
第4レベルは、5桁の数字で表す。第3レベルに、1桁の数字を足して記述する。

d5（第1レベル）セルフケア→第2レベル（3桁）
d510　自分の身体を洗う
d520　身体各部位の手入れ
d530　排泄
d540　更衣
d550　食べること
d560　飲むこと
d570　健康に注意すること
d580　その他のセルフケア
d590　詳細不明のセルフケア

「含まれるもの」
カテゴリーの意味を細かく記述し、従事者によるICFの利用を支援する。

「除かれるもの」
関連するICFのカテゴリーを区別するのに役立つ。

［2］ICF の評価点

生活機能のすべての構成要素（心身機能、身体構造、活動と参加）においては、第1評価点が生活機能における問題の程度を表す。完全に機能する状態（問題なし）から完全に機能しない状態（完全な問題）までの間を、軽度、中等度、重度で表す（**表2-3-1**）。環境因子の場合における第1評価点は、環境因子が生活機能にもたらす肯定的影響（促進因子）、あるいは否定的影響（阻害因子）の程度を表している。環境因子は生活機能に及ぼす悪い影響によって、（たとえば、悪質な空気が呼吸器にもたらす影響）、あるいは欠落していることによる影響（たとえば、家事の手伝いの欠如からの影響）によっては、阻害因子の1つとして評価される。ICF のカテゴリーの不適切さ、情報不足の影響などにより、生活機能の記述や、障害の程度と環境からの影響を評価することが不可能になる場合は、.8（詳細不明）.9（非該当）のコードを使用する。生活機能の障害のレベルを表すために、すべての構成要素に対して、同じスケールが使われる（**表2-3-2**）。

ICF のコードが意味を持つためには、評価点が必要となる。つまり、ICF のコードの後に、小数点を書き評価点を記載する。たとえば、**b28016.3**（関節の痛みに対する重度の障害）と記載する。環境因子の場合は、小数点のみを記載すると阻害因子になるが、小数点の代わりに＋を記載すると促進因子となる。**e310＋4**（家族における完全な促進因子）と記載する。

e3（支援と関係）第2レベル

e310	家族
e315	親族
e320	友人
e325	知人、仲間・同僚等
e330	権限を持つ立場にある人々
e340	対人サービス提供者
e345	よく知らない人
e350	家畜・家禽など
e355	保険の専門職
e360	その他の専門職

表2-3-1 ICF 評価点の共通スケール

心身機能，身体構造，参加と活動における第1評価点

xxx.0	問題なし	（なし，存在しない，無視できる……）	0-4%
xxx.1	軽度の問題	（わずかな，低い……）	5-24%
xxx.2	中等度の問題	（中程度の，かなりの……）	25-49%
xxx.3	重度の問題	（高度の，極度の……）	50-95%
xxx.4	完全な問題	（全くの……）	96-100%
xxx.8	詳細不明（問題の程度を示すのに十分な情報がないときに使う）		
xxx.9	非該当（カテゴリーが適用しないときに使う。たとえば，男性を対象に「b650 月経の機能」）		

環境因子の評価点

xxx.0	阻害因子なし	xxx＋0	促進因子なし
xxx.1	軽度の阻害因子	xxx＋1	軽度の促進因子
xxx.2	中等度の阻害因子	xxx＋2	中等度の促進因子
xxx.3	重度の阻害因子	xxx＋3	高度の促進因子
xxx.4	完全な阻害因子	xxx＋4	完全な促進因子
xxx.8	詳細不明の阻害因子	xxx＋8	詳細不明の促進因子
xxx.9	非該当	xxx.9	非該当

出典）ICF コアセット.

表2-3-2　環境因子と生活機能の構成要素における評価点の概要

構成要素	第1評価点	第2評価点	第3評価点
心身機能	機能障害の程度 0＝機能障害なし 1＝軽度の機能障害 2＝中等度の機能障害 3＝重度の機能障害 4＝完全な機能障害 8＝詳細不明 9＝非該当	—	—
身体構造	構造障害の程度 0＝構造障害なし 1＝軽度の構造障害 2＝中等度の構造障害 3＝重度の構造障害 4＝完全な構造障害 8＝詳細不明 9＝非該当	構造障害の性質 0＝構造に変化なし 1＝全欠損 2＝部分的欠損 3＝付加的な部分 4＝異常な大きさ 5＝不連続 6＝位置の変異 7＝構造上の質的変化（液の貯留を含む） 8＝詳細不明 9＝非該当	構造障害の部位 0＝2部位以上 1＝右 2＝左 3＝両側 4＝前面 5＝後面 6＝近位 7＝遠位 8＝詳細不明 9＝非該当
活動と参加	実行状況における困難の程度 0＝困難なし 1＝軽度の困難 2＝中等度の困難 3＝重度の困難 4＝完全な困難 8＝詳細不明 9＝非該当	能力における困難の程度 0＝困難なし 1＝軽度の困難 2＝中等度の困難 3＝重度の困難 4＝完全な困難 8＝詳細不明 9＝非該当	
環境因子	環境からの影響の程度 0＝阻害因子なし 1＝軽度の阻害因子 2＝中等度の阻害因子 3＝重度の阻害因子 4＝完全な阻害因子 8＝詳細不明の阻害因子 9＝非該当 または +0＝促進因子なし +1＝軽度の促進因子 +2＝中等度の促進因子 +3＝高度の促進因子 +4＝完全な促進因子 +8＝詳細不明の促進因子 9＝非該当	—	—

出典）ICF コアセット.

s7（運動に関連した構造）第2レベル
s710　頭頸部の構造
s720　肩部の構造
s730　上肢の構造
s740　骨盤部の構造
s750　下肢の構造
s760　体幹の構造

　心身機能以外のすべての構成要素には、複数の評価点をつけることができる（**表2-3-2**）。身体構造では、3つの評価点を使うことができる（第1評価点は構造障害の程度、第2評価点は構造障害の性質、第3評価点は構造障害の部位となる）。たとえば、**s7501.412** の ICF コードは、左（2）の下腿構造（s7501）の全欠損（1）による完全な構造障害（4）を示す。

活動と参加は、実行状況と個人の能力という、2つの評価点で評価する。実行状況とは、環境因子の否定的と肯定的な側面を踏まえ、個人が現在の環境のもとで行っている活動と参加を示す。一方、能力とは課題や行為を遂行する個人の内在能力を示す。個人の真の能力を評価するため、支援なしの状態（福祉用具や、人的支援など）で評価する。

d450.13のICFコードは、歩行の能力が大きく制限されていること（3＝重度の困難）を示しているが、1（＝実行状況において"軽度の困難"がある）ことを表している。評価点はICFコードを完成させ、個人の生活機能と障害レベルに関する全体像を提供する。

ICFの活用により、①障害や疾病をもった人やその家族、保健・医療・福祉などの幅広い分野の従事者が、障害や疾病の状態についての共通理解を持つことができる。②さまざまな障害者に向けたサービスを提供できる施設や機関などで行われるサービスの計画や、評価、記録などのために実際的な手段を提供することができる。③障害者に対するさまざまな調査や統計について比較検討する標準的な枠組みを提供することができることが期待される。一方で、ICFは生活機能の経験を形成する医療と、健康関連の領域をもれなくカバーしている点で網羅的である。約1,500のカテゴリーを用いることでICFは遺漏のない網羅的な分類であるが、煩雑で複雑すぎるため、日常臨床で使用するのが困難という一般的な批判があった。そこで、ICFの実践的な普及を図るために特定の健康問題、対象者、医療状況に応じた項目を抜粋したICFコアセットが、開発された。ICFコアセットには、**包括版、短縮版、一般版**の3種類があり、評価者は目的に応じてコアセットを選択することが可能である。ICFコアセットは、現在もまだ開発中であるが、保健・医療・福祉の多職種間で使用できる共通の評価ツールとして活用されることが期待されている。

包括版コアセット
特定の健康問題または特定の医療分野の患者が直面しているメインとなる問題点を反映する。このコアセットは広い範囲のカテゴリーを含むため、医療従事者が患者にとっての問題となる機能を見落とさないためのチェックリストとしても利用され、機能評価の際有用である。

短縮版コアセット
機能と障害に対する項目を簡便に評価できる。このため疫学臨床研究などで機能と障害を効率的に評価するのに有用である。

一般版コアセット
健康と機能に関する項目を横断的に評価するために作成され、公衆衛生や保健統計などに有用となる。

引用参考文献

第1-2節
● 日野原重明『医学概論』医学書院，2003，pp50-51，pp52-53.
● 柳澤信夫『現代医学概論（第2版）』医歯薬出版，2015，pp15-23.
● Kleinman, Arthur 著／江口重幸・五木田紳・上野豪志訳『病いの語り―慢性の病いをめぐる臨床人類学』誠信書房，1988.

第3節
● Bickenbach, Jerome E. ほか原著編集／公益社団法人日本リハビリテーション医学会監訳『ICFコアセット―臨床実践のためのマニュアル』医歯薬出版株式会社，2015，pp.1-9.
● 公益社団法人日本リハビリテーション医学会監修／久保俊一総編集／加藤真介・角田亘編『リハビリテーション医学・医療コアテキスト』医学書院，2018，pp.294-295.

第3章 身体構造と機能

疾病や障害を正しく理解するためには、正常な身体の状態に対する知識が必要である。また、人体の状態を記述するための共通言語としての、解剖学・生理学的知識の習得は、欠かせない。本章では、基礎知識としての身体構造と機能の概要を学ぶ。

1

人体とは、一人ひとりの存在を支える生命体であり、複雑な機能を有する。さまざまな細胞、組織、器官で構成されておりそれぞれが特定の役割を果たしながら安定して生命を維持するよう働いている。

2

身体の構造と機能を学ぶ学問を、解剖学・生理学という。内容は膨大かつ緻密であるが、これは、たとえて言うなら、地図と、取扱説明書のようなものである。

3

健康が維持できなくなる原因として、遺伝子異常等の内部からの病因（内因）や、感染症・悪い生活習慣などの外部からの病因（外因）が挙げられる。

4

人体の正常な解剖・生理機能を学ぶことは、健康な状態と病的な状態を理解するために必要不可欠である。また、身体の構造と機能を理解することにより、さまざまな疾病予防、健康増進が見込まれ、さらに質の高い生活が送れるようになることが、期待される。

1. 人体部位の名称

　人体は、頭部・頸部・**体幹**・体肢に大きく分けられる。また、頭部は、頭と顔、体幹は胸部・腹部・背部・臀部・会陰部に区分され、体肢は、上肢（上腕・前腕・手）と下肢（大腿・下腿・足）からなる（図3-1-1）。

　頭部と体幹には、骨と筋肉に囲まれた**体腔**（図3-1-2）という空間があり、その中に臓器がおさまっている。身体には、背側腔と腹側腔の2つの体腔がある。背側腔はからだの後方側にあり、頭蓋腔と脊柱管から構成されるが、これらは連続した腔である。頭蓋腔は頭蓋骨の中にあって脳をおさめる。脊柱管は頭蓋腔の下方から延びていて脊椎骨で囲まれ、中に脊髄をおさめる。腹側腔は、体の前方に位置し、背側腔よりひろく、胸腔・腹骨盤腔の2つの腔がある。胸腔は、胸郭に囲まれ、**横隔膜**（呼吸の際に使われる筋板）によって腹骨盤腔と隔てられている。

　胸腔は縦隔によって2つの区画に分けられる。右と左の肺は、縦隔の両側の胸腔内に位置している。縦隔には、心臓、食道、気管、胸腺と心臓に

横隔膜
起始部は腰椎部・胸骨部・肋骨部の3部からなり、円蓋状に胸腔に盛集する。停止部は、横隔膜中央部の腱膜（腱中心）。横隔膜は、自分の意志で動かせる骨格筋で、呼吸の際、横隔膜が収縮することにより、胸郭が拡大し吸期がはじまる。支配神経は、第4頸神経からの、横隔神経である。横隔膜には、血管、食道が横隔膜を貫くための3孔（大動脈裂孔・食道裂孔・大静脈孔）があり、食道裂孔が広いことにより、食道裂孔ヘルニア、逆流性食道炎などが起こる。横隔膜の痙攣によって、しゃっくりが起こる。

図3-1-1　人体各部の名称

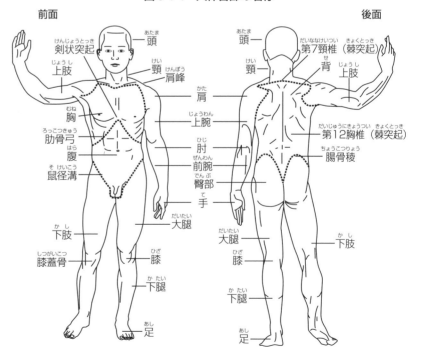

図 3-1-2　人体の体腔

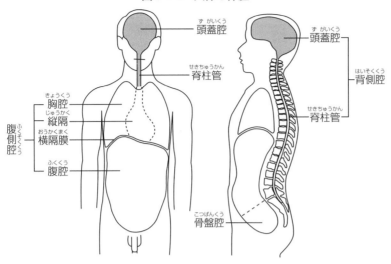

付随する大血管が含まれる。

　腹骨盤腔は横隔膜の下に位置する。この腔の上部は腹腔と呼ばれ、胃・腸の大部分、肝臓・胆嚢・膵臓・脾臓・腎臓が含まれる。腹骨盤腔の下部は骨盤腔と呼ばれ、膀胱・直腸・生殖器官の体内にある部分が存在する。

　人体にはさまざまな器官があり、それぞれ固有の機能を営んでいる。それぞれの器官は、その機能ごとに連携して器官系を作り、生命維持に必要な働きを分業している。人体は 12 の器官系から構成され、それぞれ特定の機能をもつ。

　人体の機能は植物性機能と動物性機能に大別され、植物性機能は、生命を維持するのに必要な機能で、意識とは無関係に営まれる。動物性機能は、生命を活用する能動的な機能で、意識して営まれる。12 の器官系は、それぞれ植物性機能を営むものと、動物性機能を営むものとに大別できる。

　植物性機能の器官系としては、消化器系、呼吸器系、泌尿器系、循環器系、生殖器系、内分泌系、免疫系がある。植物性機能を営む器官は、主に胸腔と腹腔の中におさまっていて、内臓と呼ばれる。内臓は自律神経によって支配されており、意識的な運動は行わない。

　動物性機能の器官系としては、骨格系、筋系、外皮系、神経系、感覚器系がある。動物性機能を営む器官は、主に体幹の壁および上肢・下肢を構成し体壁と呼ばれる。体壁は体性神経によって支配され、意識的な運動を行う。

12 の器官系
①外皮系、②骨格系、③筋系、④神経系、⑤内分泌系、⑥循環器系、⑦リンパ系、⑧呼吸器系、⑨消化器系、⑩泌尿器系、⑪生殖器系、⑫感覚器系。それぞれの機能については、次節 A～L で詳述する。

2. 基幹系と臓器の役割

A. 外皮系

　皮膚、毛髪や爪などの付属器官からなる。皮膚は、体の表面を覆い、体内の組織を保護している。また、汗をかいたり毛穴を閉じたりして、体温の調節をしている。

B. 骨格系

　骨格とは骨組みのことであり、人間の骨格は普通 206 個の骨で構成されている（図3-2-1）。部分的には、頭蓋骨 29 個、脊柱 26 個、肋骨および胸骨 25 個、肩・腕・手 64 個、骨盤・脚・足 62 個に分類できる。骨格は

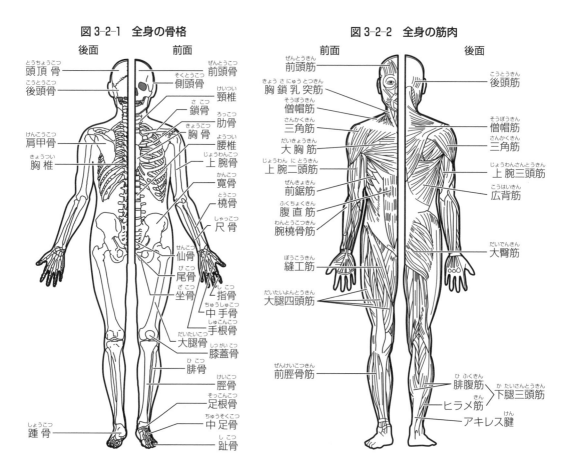

図 3-2-1　全身の骨格

後面　　　　　前面

頭頂骨（とうちょうこつ）
後頭骨（こうとうこつ）
前頭骨（ぜんとうこつ）
側頭骨（そくとうこつ）
頸椎（けいつい）
鎖骨（さこつ）
肋骨（ろっこつ）
胸骨（きょうこつ）
腰椎（ようつい）
上腕骨（じょうわんこつ）
寛骨（かんこつ）
橈骨（とうこつ）
尺骨（しゃっこつ）
肩甲骨（けんこうこつ）
胸椎（きょうつい）
仙骨（せんこつ）
尾骨（びこつ）
坐骨（ざこつ）
指骨（しこつ）
中手骨（ちゅうしゅこつ）
手根骨（しゅこんこつ）
大腿骨（だいたいこつ）
膝蓋骨（しつがいこつ）
腓骨（ひこつ）
脛骨（けいこつ）
足根骨（そっこんこつ）
踵骨（しょうこつ）
中足骨（ちゅうそくこつ）
趾骨（しこつ）

図 3-2-2　全身の筋肉

前面　　　　　後面

前頭筋（ぜんとうきん）
胸鎖乳突筋（きょうさにゅうとつきん）
僧帽筋（そうぼうきん）
三角筋（さんかくきん）
大胸筋（だいきょうきん）
上腕二頭筋（じょうわんにとうきん）
前鋸筋（ぜんきょきん）
腹直筋（ふくちょくきん）
腕橈骨筋（わんとうこつきん）
縫工筋（ほうこうきん）
大腿四頭筋（だいたいよんとうきん）
前脛骨筋（ぜんけいこつきん）
後頭筋（こうとうきん）
僧帽筋（そうぼうきん）
三角筋（さんかくきん）
上腕三頭筋（じょうわんさんとうきん）
広背筋（こうはいきん）
大臀筋（だいでんきん）
腓腹筋（ひふくきん）
下腿三頭筋（かたいさんとうきん）
ヒラメ筋（きん）
アキレス腱（けん）

42

骨・軟骨・関節からなり、働きは、体を支える、臓器を保護する、血球をつくる、無機塩類を蓄えるなどである。

C. 筋系

筋肉には、骨格筋（横紋筋）・平滑筋・心筋の３つがある。また、筋肉は、自分の意志で動かせる**随意筋**と、意志で動かすことができない**不随意筋**に分けられる。骨格筋は骨についている筋肉で、これが収縮したり弛緩したりすることによって、骨が動き、体の運動が生じる（図3-2-2）。骨格筋は随意筋である。平滑筋は、消化器や血管などの内部器官をつくり、不随意筋である。この不随意筋の動きはホルモンや自律神経によってコントロールされており、ゆっくりした持続的な収縮である。心臓をつくる心筋も、意志とは無関係に休みなく律動的な収縮運動を行う不随意筋である。

D. 神経系

神経系の構造は中枢神経系と末梢神経系の２つに分けられる。

［1］中枢神経

脳（大脳・小脳・脳幹）、脊髄を中枢神経という。

脳（図3-2-3）は、大脳と小脳、脳幹からなり、全重量の約８割を大脳が占めている。

（1）大脳

大脳の重さは男性で約1350 g、女性で約1250 gである。大脳はその表面を**大脳皮質（灰白質）**が覆い、内部に**大脳髄質（白質）**がある。主な働きとしては、①全身の器官のコントロール、②言語機能のコントロール、③運動機能のコントロール、④本能や感情を司る、⑤記憶するなどがあり、体の隅々から送られる情報を受け取り、判断し、体の各部に命令を与える、人体の総司令室のような役割を果たす。大脳の表面である大脳皮質は、いくつもの隆起に折りたたまれている。これらの隆起を**脳回**という。大脳皮質には、人類が進化するにつれて発達してきた新皮質と、それ以前からある古皮質・旧皮質がある。

古皮質・旧皮質は、新皮質の内側にある大脳基底核（神経細胞の塊）とともに大脳辺縁系という機能単位を形成する。この古皮質・旧皮質は、食欲や性欲などの本能的な活動や、怒り、恐怖といった感情を支配する場所である（本能と情動の座）。

脳を保護するシステム
脳は、硬い頭蓋骨の下で、硬膜、くも膜、軟膜の三重の保護膜によって守られている。くも膜の内側は髄液で満たされ、これが衝撃を吸収する役割を果たす。

大脳の重さ
脳・神経系は、臓器の中でも最も早く発達する。脳の重量は４〜６歳で成人の約90％を超え、8歳でプラトーに達する。
➡ p.26 第１章コラム「臓器別発育曲線」参照。

大脳皮質の隆起
厚さ２〜５mmの大脳皮質のしわを伸ばした広さは、新聞紙ほぼ１枚分である。しわを作ることによって、より多くの表面積を有することとなり、膨大な量の情報を処理できる。

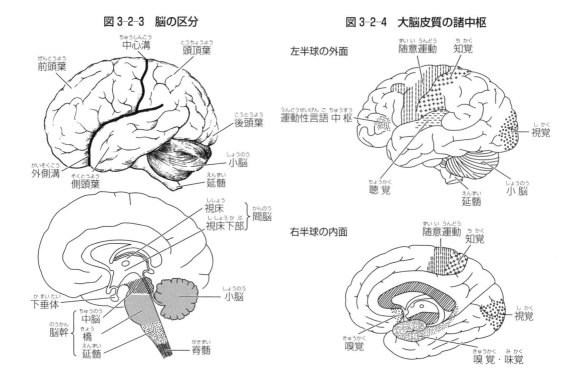

図 3-2-3　脳の区分

中心溝
頭頂葉
前頭葉
後頭葉
小脳
外側溝
側頭葉
延髄
視床
視床下部
間脳
下垂体
小脳
中脳
脳幹
橋
延髄
脊髄

図 3-2-4　大脳皮質の諸中枢

左半球の外面
随意運動
知覚
運動性言語中枢
視覚
聴覚
延髄
小脳
右半球の内面
随意運動
知覚
視覚
嗅覚
嗅覚・味覚

古皮質・旧皮質を包み込むようにしている新皮質は、論理的な思考や、判断、言語など、高度な知的活動を営む重要な場所である（知・情・意の座）。

大脳皮質は、前頭葉・頭頂葉・側頭葉・後頭葉の4つの葉に大きく分けられ、部位によってそれぞれ特定の機能をもつ（**図 3-2-4**）。

(2) 脳幹

大脳半球と脊髄を結ぶ部分を脳幹といい、頭側から間脳・中脳・橋・延髄の4つの部分からなる。脳幹の重さは約200 gである。脳と全身をつなぐ神経線維が通っている。脳幹には、呼吸、心拍、体温調節など、基本的な生命現象を司る役目がある。また、脳幹には、意識を覚醒させる役割を果たす脳幹網様体がある。

脳幹の一部である間脳は視床と視床下部に分けられる。視床は嗅覚以外のすべての感覚を大脳に伝える神経の中継点である。視床下部は、自律神経系やホルモン系の働きを司るとともに、体温、睡眠、食欲、性機能などの中枢でもある。

そのほか、中脳は視覚、聴覚の伝導路の中継点があり、橋は顔や目を動かす神経が出るところ、延髄は発語や咀嚼、嚥下、唾液分泌の中枢である

脳幹の役目
何らかの理由で脳幹の機能が損なわれると、呼吸、心臓の動き、体温の調節などができなくなり、人は生命を維持することが困難になる。この、脳幹の死の状態を「脳死」という。

視床下部の体内時計
人は夜寝て昼間活動するというように、1日を周期とした活動を送っている。人間の本来もっている1日の単位は25時間であるが、間脳の視床下部が外界の光などをもとに、1日24時間の周期を感知する体内時計をもっているため、1日のリズムを微妙にコントロールできる。体温も、午前中は低く、午後から夕方にかけて高くなるように調節するのもこの体内時計の働きである。

など、重要な働きを担っている。

（3）小脳

大脳の下方、橋と延髄の背側に位置する小脳は、脳全体の10%程度の重さしかない。大脳とは、小脳テントといわれる硬膜が二重に折り返った固い膜で境されている。小脳は、体を動かすための情報を処理し、なめらかで協調のとれた運動をつくりだしたり、生命維持に欠かせない運動指令をだしたりと、人体の基本的な活動を支配している。

小脳は新小脳と古小脳に分けられる。古小脳は体の平衡感覚を保ち、人間の直立、二足歩行を可能にする。新小脳は大脳から送られてきた大まかな運動指令を細かく調整して、体の各部分に伝達している。

（4）脊髄

脊髄とは首の部分にある頸椎から腰の部分にある腰椎にかけて伸びる神経線維の束のことである。全身の皮膚や筋肉からの情報は、この脊髄を経て脳へ送られ、脳からの指令も、脊髄を経由して体の各部分へと伝達される。脊髄は、脳と全身を結ぶ神経の連絡路である。脊髄は31個の髄節に分かれ、それぞれの髄節から体の左右に向かって一対の脊髄神経がでる。この神経が、頭部・顔面以外の全身の運動・感覚・機能を司っている。

脳からの運動指令は脊髄の前方（腹側）を通り全身へ、全身からの感覚の情報は後方（背側）を通って脳へ送られる。脊髄は、情報の上り専用ライン（上行性＝感覚）と下り専用ライン（下行性＝運動）を備えている。

[2] 末梢神経

末梢神経は、出入りする部位によって、脳神経と脊髄神経に分類される（図3-2-5）。大脳、脳幹に出入りする神経を脳神経（左右12対）、脊髄に出入りする神経を脊髄神経（左右31対）という。

末梢神経には、自分の意志で機能を支配できる体性感覚と、無意識に器官を支配する自律神経があり、体性感覚には感覚神経と運動神経がある。感覚神経は痛み、温度感覚、さわった感覚（触覚）、関節の位置感覚、振動感覚などを、脳の中枢に伝える（求心路）。運動神経は、大脳皮質の運動野から出た指令を体の各部に送り、そこで初めて、筋肉・関節が動く（遠心路）。この大脳皮質から脊髄までの遠心路を錐体路という。錐体路は延髄下部で交差しており（錐体交叉）、このため、右脳から出た指令は左半身、左脳から出た指令は右半身の運動を司ることになる。

自律神経とはすべての内臓、内分泌腺、外分泌腺、血管、汗腺など、生命維持に欠かせない器官をコントロールする神経である。自律神経には交感神経と副交感神経がある。これら2つの神経は、必要に応じてどちらか

小脳
小脳が障害されると運動がぎこちなく、歩行がふらふらし（酩酊様歩行）、姿勢や体の平衡感覚が保てなくなる。

脊髄
脊髄は背骨の脊柱管の中におさまっている。脊髄も脳と同様に、硬膜、くも膜、軟膜という三層の膜に包まれている。くも膜の内側は髄液で満たされており、外界からの衝撃を和らげる役目を果たす。脊髄の長さは脊柱管より短く、第1〜2腰椎あたりで終わり、その下は腰神経や仙骨神経、尾骨神経などが下に向かって走っており、これを馬尾神経という。

脳神経
厳密に言えば、第1脳神経と第2脳神経は発生学的には大脳の一部（中枢神経）とされ、末梢神経ではない。

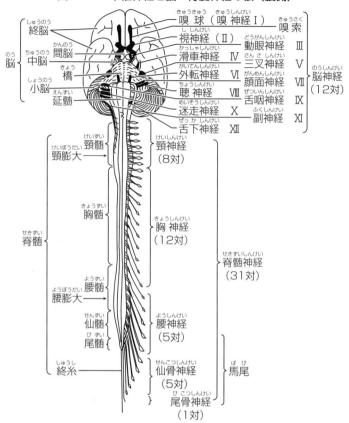

図 3-2-5　中枢神経と脳・脊髄神経の根（腹側）

嗅球（嗅神経Ⅰ）
嗅索
視神経（Ⅱ）
動眼神経　Ⅲ
滑車神経　Ⅳ
三叉神経　Ⅴ
外転神経　Ⅵ
顔面神経　Ⅶ
聴神経　Ⅷ
舌咽神経　Ⅸ
迷走神経　Ⅹ
副神経　Ⅺ
舌下神経　Ⅻ

脳神経（12対）

終脳
中脳　間脳
橋
小脳
延髄

脳

頸髄
頸膨大
胸髄
脊髄
腰髄
腰膨大
仙髄
尾髄
終糸

頸神経（8対）
胸神経（12対）
腰神経（5対）
仙骨神経（5対）
尾骨神経（1対）

脊髄神経（31対）

馬尾

自律神経失調症
交感神経と副交感神経のバランスがうまくとれなくなると、眩暈、動悸、耳鳴り、頭痛、倦怠感、冷え性、下痢や便秘、不眠などさまざまな症状が現れる。このような、原因がはっきりしない身体の不調を自律神経失調症という。

の働きを強め、臓器や器官を自動的に調整し、バランスを保つ。たとえば、交感神経が血管を収縮させたり、発汗を促進させたりするのに対して、副交感神経は、血管を拡張させたり、発汗を抑制させるというように1つの器官に関してお互いに相反する働きをもつ。交感神経はアドレナリン作動性で、神経伝達物質としてはノルアドレナリンを分泌し、ストレス時において"闘争－逃走"反応を起こすように作用する。副交感神経はコリン作動性で、神経伝達物質としてはアセチルコリンを分泌し、"摂食－生殖"行動に関与する。

（1）脳神経

脳神経は左右12対ある。働きは主に頭部、顔面（迷走神経はのぞく）の運動、感覚（温痛覚・触覚・固有知覚）の他に、嗅覚・視覚・聴覚・味覚といった特殊感覚を司る（**表 3-2-1**）。また、脳神経には、副交感神経の働きをもつ神経もある。

副交感神経の働きをもつ神経
動眼神経、顔面神経、迷走神経、舌下神経が、副交感神経の働きをもつ。

（2）脊髄神経

31対の脊髄神経が脊髄から出ている。個々の神経は脊髄から出る高さ

表 3-2-1　脳神経の種類と働き

	神経	種　類	機　　能
第1脳神経	嗅神経	感覚神経	嗅覚
第2脳神経	視神経	感覚神経	視覚
第3脳神経	動眼神経	混合（ほとんど運動）神経	眼球運動、眼瞼挙上、瞳孔収縮
第4脳神経	滑車神経	運動神経	眼球運動
第5脳神経	三叉神経	混合（ほとんど感覚）神経	顔面、頭部、歯の感覚、咀嚼運動
第6脳神経	外転神経	運動神経	眼球運動
第7脳神経	顔面神経	混合神経	表情筋、唾液と涙の分泌、味覚
第8脳神経	聴神経	感覚神経	聴覚と平衡感覚
第9脳神経	舌咽神経	混合神経	嚥下、唾液の分泌、味覚、血圧調節反射の感覚
第10脳神経	迷走神経	混合神経	内臓運動と内臓感覚
第11脳神経	副神経	運動神経	頸部と肩の運動
第12脳神経	舌下神経	運動神経	会話と嚥下

に応じて番号がふられている。頭側から頸神経8対（C1 ～ 8）、胸神経12対（T1 ～ 12）、腰神経5対（L1 ～ 5）、仙骨神経5対（S1 ～ 5）、尾骨神経1対（CO1）。脊柱を出た脊髄神経は、いくつかに分枝し、これらの分枝は数ヵ所で再び合流し、神経叢を作る。**頸神経叢**（C1 ～ 4）・**腕神経叢**（C5 ～ C8、T1）・**腰仙骨神経叢**（T12、L1 ～ L5、S1）が3大神経叢である。

末梢神経は神経叢を離れたのち、全身へ分布する。この神経の分布は皮節という。

E. 内分泌系

　内分泌系と神経系は身体における情報伝達と調整を行い、ほぼすべての器官系を制御している（図3-2-6）。内分泌系と神経系はともに密接な関係をもって機能しているが、いくつかの相違点がある。一般に神経系では電気信号の神経インパルスがすばやく情報を伝達し、短期間の効果を及ぼす。これに対し、内分泌系は化学的信号のホルモンによって情報を伝え、ゆっくり反応して効果を長時間持続させる。

[1] 腺とホルモン

　内分泌系は、**内分泌腺**からなる。内分泌腺は身体中に広く存在し、化学

頸神経叢
この神経叢からの神経線維は頸部の筋や皮膚に分布する。横隔神経もこの神経叢からの運動線維である。横隔神経は主要な呼吸筋である横隔膜の収縮を司る。

腕神経叢
この神経叢から出る神経線維は、肩、上腕、前腕、手首、手の皮膚や筋肉に分泌し、その部分の動きや感覚を司る。肩における腋窩神経は損傷を受けやすい（たとえば、松葉杖を使用するときに脇の下で体重を支えると、体重によって腋窩神経が障害され麻痺を起こすことがある）。橈骨神経、尺骨神経もこの神経叢から出る。橈骨神経が障害されると、下垂手になる。尺骨神経は肘の内側（尺骨神経管）を通っている。肘をぶつけて前腕の小指側にしびれが走るのは尺骨神経のしびれである。尺骨神経が障害されると、鷲手をおこし、指を広げることができなくなる。

腰仙骨神経叢
この神経叢から出る神経線維には、下腹壁、外陰部、臀部、下肢の皮膚や筋が分布する。体の中で最も長い坐骨神経はこの神経叢から起こる。坐骨神経はしばしば炎症を起こし、臀部や大腿後面に痛みを起こす。坐骨神経痛の典型的な原因は、椎間板の破損、ヘルニアである。

図 3-2-6　内分泌腺の位置

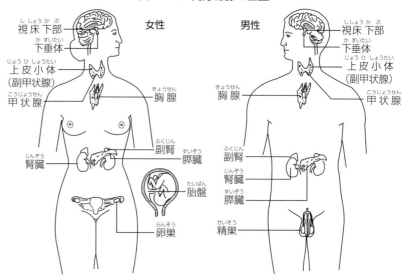

外分泌腺と内分泌腺

汗、唾液、消化液はこれらを分泌する臓器や組織から導管という管が出ていて、ここから分泌される。こういった分泌を外分泌という。それに対し、ホルモンは臓器や組織を通らずに血液中や体液中に分泌される。このような分泌を内分泌といい、これを行う組織を内分泌腺という。内分泌腺で生産されたホルモンは循環器系に分泌され、血液で運ばれて標的器官に達し、ホルモンの作用を及ぼす。

物質のホルモンを分泌する。内分泌腺は導管を持たない腺でホルモンを直接毛細血管に分泌する。たとえば、インスリンは膵臓から血液中へ分泌され、血液はインスリンを全身に運ぶ。

　一般に、内分泌系から分泌されるホルモンは炭水化物、タンパク質、脂肪の代謝過程を調節する。また、ホルモンは成長、生殖、水と電解質のバランスの調節に重要な役割を果たす。空腹、のどの渇き、寒さや暑さに対して身体は反応し、ホルモンが分泌される。さらにホルモンは、感染、外傷、ストレスに対して体が対応するのを助ける。

（1）ホルモン

　内分泌系は、ホルモンの分泌によってその作用を成し遂げる。ホルモンは化学的メッセンジャーで、組織または器官の活動をコントロールしたり、影響を及ぼしたりする。少数のホルモンはホルモン分泌細胞の周辺の細胞間隙へ分泌され、その近くの細胞に局所的に作用する。しかし、大部分のホルモンは血液で運ばれて、より離れたところの組織に効果を発揮する。

（2）ホルモンの分類

　ホルモンは化学的にタンパク質ホルモン（あるいはタンパク関連ホルモン）とステロイドホルモンに分けられる。副腎皮質と性腺（卵巣と精巣）から分泌されるステロイドホルモンを除き、すべてのホルモンはタンパク質ホルモンである。

（3）ホルモンの標的

　それぞれのホルモンは特定の組織に特異的に結合する。この組織を標的

組織という。標的組織は内分泌腺の近くに、または離れて存在する。

（4）ホルモン受容体

ホルモンは標的組織において細胞の受容体と結合する。受容体には細胞膜の外表面にあるもの（**膜受容体**）と細胞内にあるもの（**細胞内受容体**）があり、標的細胞はどちらかを備える。ホルモンと受容体の関係は「鍵と鍵穴」に似ている。鍵であるホルモンの一部が鍵穴である標的の受容体に合致する。完全に合致しないホルモンは鍵を開けられず、つまり細胞を刺激できない。たとえばインスリンは血液を介して全体を循環しているので、全身の細胞に運ばれている。しかし、インスリンはインスリン受容体をもっている細胞だけを刺激する。鍵と鍵穴の関係によって、特定のホルモンは特定の細胞にだけ影響を与えるようにしている。

（5）ホルモン分泌の調節

ホルモンの分泌は負のフィードバック、バイオリズム、中枢神経系の3つのメカニズムによって調整されている（**表3-2-2**）。

①負のフィードバック

内分泌の正常な機能はホルモンの正常な血中濃度に依存する。内分泌腺の分泌の過多あるいは不足によって、生命を脅かすような症状（合併症）が起こる。たとえば、インスリンが過剰に分泌されると血糖値が危険なレベルまで減少する。一方、分泌不足では血糖値が上昇して深刻な問題を引き起こす。多くの分泌腺は負のフィードバックのメカニズムによって、それぞれのホルモンの正常値を保っている。ホルモンあるいはその効果に関する情報は、負のフィードバックを介してそのホルモンを分泌する腺にフィードバックされる。

②バイオリズム

ある種のホルモンの血中濃度はバイオリズムによってコントロールされている。バイオリズムはホルモン分泌の周期的変動である。コルチゾールは**サーカディアン・リズム**（日内変動）に従って分泌される。女性の性ホルモンは約1ヵ月のパターンで分泌される（月経周期）。

③中枢神経系による調節

中枢神経系は視床下部を活性化し、交感神経系を刺激して、内分泌系に強い影響を及ぼす。たとえばストレスを受けたとき、中枢神経系は内分泌腺を刺激し影響を及ぼす。

（6）主な内分泌腺とその働き

①視床下部

間脳にある自律神経系、内分泌系の中枢となる器官で脳下垂体に働きかけるホルモンを分泌する。間脳は体の変化を感じる器官なので、スト

膜受容体
タンパク質ホルモンは細胞膜にある受容体と結合する。ホルモンと受容体の相互関係がセカンドメッセンジャーのcAMPの生産を刺激する。cAMPは細胞内の酵素を活性化する。

負のフィードバック
インスリンの分泌パターンは負のフィードバックの一例である。食事の後でグルコースの血中濃度が増加するとインスリンが膵臓から分泌される（グルコースがインスリンの分泌を刺激）。インスリンはグルコースを細胞外液から細胞内液へ移動させ、グルコースの血中濃度が下がる。血中のグルコース濃度が下がるとインスリン分泌の刺激が減少し、インスリンの分泌量が減少する。

バイオリズム
バイオリズムは旅行や睡眠パターンの変化によって乱される。たとえば、時差や夜勤の人が経験する疲労感はバイオリズムの変化によって引き起こされると考えられている。

サーカディアン・リズム
サーカディアン・リズムは24時間リズムで、そのパターンは24時間ごとに繰り返される。コルチゾールの分泌は、朝8時頃に最も高く、夕方にかけて下がり、深夜に最低になる。

内分泌腺の働き
ホルモン分泌が過剰の場合、機能亢進症を起こし、分泌が不足の場合、機能低下症となる。

表 3-2-2 主なホルモンの働き

内分泌腺・分泌されるホルモン			ホルモンの働き
視床下部	副腎皮質刺激ホルモン放出ホルモン		脳下垂体から副腎皮質刺激ホルモンを分泌させる
	成長ホルモン放出ホルモン		脳下垂体から成長ホルモンを放出させる
	甲状腺刺激ホルモン放出ホルモン		脳下垂体から甲状腺刺激ホルモンを放出させる
	黄体形成ホルモン放出ホルモン		脳下垂体から性腺刺激ホルモンを放出させる
脳下垂体前葉	成長ホルモン（GH）		骨と軟部組織の成長を促進させる 空腹時にグルコースの合成を促進する
	乳汁分泌ホルモン（PRL）		乳汁を分泌させる
	甲状腺刺激ホルモン（TSH）		甲状腺から甲状腺ホルモンを分泌させる
	副腎皮質刺激ホルモン（ACTH）		副腎皮質から副腎皮質ホルモンを分泌させる
	卵胞刺激ホルモン（FSH） 黄体形成ホルモン（LH）		卵胞の発育と精子形成の刺激 卵巣から女性ホルモン、精巣から男性ホルモンを分泌させる
脳下垂体後葉	抗利尿ホルモン（ADH） オキシトシン		腎臓での水再吸収を促進 出産時の子宮の収縮
甲状腺	サイロキシン（T3，T4）		代謝を正常に保つ
副甲状腺	副甲状腺ホルモン		カルシウム代謝を調節する
副腎	副腎皮質	アルドステロン コルチゾール	水と電解質のバランスを保つ 糖、脂肪、タンパク質の代謝を調節する
	副腎髄質	カテコールアミン	血圧、心拍数、血糖値を上げるなど
膵臓	インスリン		血糖値を下げる
	グルカゴン		血糖値を上げる
消化管	グレリン ガストリン コレシストキニン セクレチン インクレチン		摂食促進、GH 分泌促進 胃運動亢進、胃酸分泌促進 胆汁排出促進、膵液分泌促進 膵液分泌調節 インスリン分泌促進
脂肪細胞	レプチン アディポネクチン		摂食抑制、エネルギー消費増大 インスリン感受性を上げる、抗炎症作用
腎臓	エリスロポエチン レニン		赤血球を成熟させる 血圧を上昇させる
心臓	心房性ナトリウム利尿ペプチド		ナトリウムを尿中に排出し、血圧を調節
肝臓	アンギオテンシノーゲン		血圧を上昇させる
睾丸	アンドロゲン		男性性器の発育、二次性徴の発来、精子の形成
卵巣	エストロゲン		子宮内膜の増殖、子宮筋の発育、乳腺発育など
	プロゲステロン		妊娠維持、体温上昇、排卵抑制、乳腺発達など

レスによる影響を受けやすい。

②脳下垂体

視床下部の真下にある、小指の頭ほどの器官である。前葉と後葉から
なり、それぞれ異なるホルモンを分泌する。脳下垂体から分泌されるホ
ルモンが、体内のあちこちにある内分泌腺に刺激を与え、体に直接働き
かけるホルモンの分泌を促したり、抑制したりしている。

③甲状腺と副甲状腺

甲状腺は気管の前、甲状軟骨の下に位置し、甲状腺ホルモン（サイロキ
シン T3、T4）を分泌する。副甲状腺は、米粒大で上下2対、計4個あ
り、甲状腺の左右の葉の後縁に密着する。

④副腎

副腎は腎臓の上側にある内分泌腺で、外側の副腎皮質と内側の副腎髄
質に分かれる。副腎皮質からは、糖や塩類を調整するステロイドホルモ
ン、副腎髄質からは血圧を上昇させるカテコルアミンが分泌される。

⑤膵臓

膵臓のランゲルハンス島のα細胞（A細胞）は、グルカゴン、β細
胞（B細胞）はインスリンを分泌する。インスリンは血糖値を下げる作
用がありグルカゴンは、血糖値を上げる作用がある。

⑥消化管

20世紀初頭に、セクレチンやガストリンが発見されて以来、多くの
消化管ホルモンが発見され、生理機能が研究されている。グレリンは、
胃底腺の内分泌細胞から分泌され、摂食促進作用を有している。グレリ
ンは絶食で分泌促進、レプチンの作用を抑制することから、エネルギー
バランスの調節に関与する可能性がある。インクレチンは、消化管由来
のインスリン分泌促進因子であり、**GIP**（上部小腸のK細胞から分泌）
と、**GLP-1**（下部小腸のL細胞から分泌）がある。インクレチンは、
DPP-4（酵素）によって分解され不活性化される。

⑦脂肪細胞

従来、脂肪細胞は単なるエネルギー貯蔵臓器と考えられていたが、近
年ホルモンやサイトカインなどの多数の生理活性物質を分泌する内分泌
器官としてエネルギー代謝に重要な役割を果たすことが明らかになって
きた。脂肪細胞から分泌される生理活性物質を総称して、アディポサイ
トカインといい、その中の**レプチン**は、肥満の原因遺伝子として単離同
定されたペプチドホルモンで、視床下部に直接作用して、強力な摂食抑
制とエネルギー消費亢進をもたらす。アディポネクチンはインスリン感
受性作用、抗動脈硬化作用、抗炎症作用を有し、内臓脂肪量の増加に伴

甲状腺ホルモン
甲状腺ホルモンの作用に
は2つのタイプがある。
①成長を調節する作用
で、特定の時期に中枢神
経および全身に作用す
る。先天性甲状腺機能低
下症ではこの作用低下に
より、骨や肺の成熟、脳
の発達が障害される。
②代謝を調節する作用。
甲状線機能亢進症では、
動悸、発汗過多、体重減
少、微熱、易疲労感など
の症状が出現する。

副甲状腺
副甲状腺ホルモン（ガラ
サイロイドホルモン、
PTH）は、骨では破骨
細胞による骨吸収を促進
し、腎臓ではカルシウム
の再吸収を促進すること
により、血中のカルシウ
ム濃度を増加させる。

GIP
gastric inhibitory poly-
peptide

GLP-1
glucagons-like-peptide-1

DPP-4阻害薬
DPP-4を不活性化する
ことにより、インクレチ
ンを介した内因性インス
リンの分泌を促し、血糖
値をコントロールする糖
尿病治療薬。

レプチン
先天的にレプチンが欠損
した家系が存在し、著し
い肥満を発症することが
報告されている。

51

い血中濃度が減少する。メタボリック症候群を含む生活習慣病の病態生理に、アディポサイトカインの産生調節の破綻が重要な役割を果たすと想定されている。

⑧性腺

男性は睾丸からアンドロゲンが、女性は卵巣からエストロゲン、プロゲステロンが分泌される。どちらも思春期になると視床下部から分泌される黄体形成ホルモン放出ホルモンが、脳下垂体を刺激し、その結果分泌された性腺刺激ホルモン（黄体形成ホルモン、卵胞刺激ホルモン）に促される。

F. 循環器系

循環器は、心臓と血管で構成される。

［1］心臓

心臓は、筋肉（心筋）からなる、袋状の臓器である。主な機能は全身の血管に血液を送り出し、生きるために必要な酸素（O_2）や栄養を全身の細胞に行き渡らせることである。心臓の大きさは 250 ～ 350 g ほどで、握り拳くらいの大きさである（図 3-2-7）。

心臓は、体の中心より少し左側に位置し、内部は 2 つの心房と 2 つの心室の 4 つの部屋に分かれており、右側は右心房・右心室、左側が左心房と左心室である。全身を巡ってきた血液は、大静脈→右心房→右心室→肺動脈→肺→肺静脈→左心房→左心室→大動脈という順序で流れる。こ

肺動脈
動脈には動脈血、静脈には静脈血が流れるのが原則であるが肺動脈には静脈血、肺静脈には動脈血が流れている。

図 3-2-7　心臓の内腔

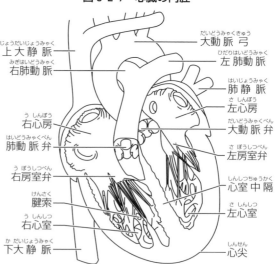

上大静脈
右肺動脈
右心房
肺動脈弁
右房室弁
腱索
右心室
下大静脈

大動脈弓
左肺動脈
肺静脈
左心房
大動脈弁
左房室弁
心室中隔
左心室
心尖

のとき、血液が逆流しないために、**右房室弁**・肺動脈弁・**左房室弁**・大動脈弁という4つの弁がついている。

　血液を全身に送り出す左心室の壁は、特に大きな力を要するため、右心室の壁の3倍も厚さがある。

　血液を送り出す拍動は心筋の収縮と拡張によって生み出される。心筋が収縮するとともに左右の房室弁が閉じ、大動脈弁と肺動脈弁が開いて、右心室にある血液が肺へ、左心室の血液は大動脈へと押し出される。次に、心筋は弛緩し、大動脈弁と肺動脈弁が閉じて左右の房室弁が開き、大静脈からの血液が右心房から右心室へ、肺静脈からの血液は左心房から左心室へと流れる。こうした心臓の動きをペーシングするのが右心房の洞房結節で、ここから電気的信号を発生し、この信号が心筋に伝わることにより心臓は拍動する。

[2] 血管

　血管には、**栄養血管**と**機能血管**がある。栄養血管とは、組織に酸素と栄養を送り届ける血管を指し、体循環系の動脈は栄養血管である。機能血管とは、臓器の機能に関する血管で、たとえば肺循環の肺動脈は肺に酸素を送り届けているのではなく、肺でガス交換を行うための機能血管である。

　肺の栄養血管は、気管支動脈である。心臓の栄養血管は冠動脈であり、大動脈起始部の大動脈洞（Valsalva洞）から左右に分岐する（左冠動脈、右冠動脈）。心臓の静脈の多くは、冠静脈洞から右房に流入するが、直接右房や右心室に流入する静脈も存在する（図3-2-8）。

（1）血液循環の仕組み

　血管は、心臓に始まり、心臓に戻る一連の管状構造である。心臓は大き

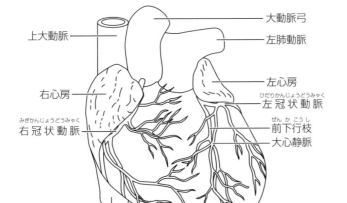

図3-2-8　心臓の栄養血管

右房室弁
右心房と右心室の間の弁で、3つの弁尖があるため三尖弁とも呼ばれる。

左房室弁
左心房と左心室の間の弁で、2つの弁尖がある。僧の帽子の形に似ていることより、僧帽弁とも呼ばれる。

弁
心臓は左右の心房・心室に分かれ、房室間は弁を隔てて交通している。

電気的信号
ペースメーカー電位。心房結節は、ペースメーカー電位を60から100回／分（平均約72回／分）に設定する。心拍数は洞房結節で設定される。

図3-2-9　全身の動脈系・静脈系

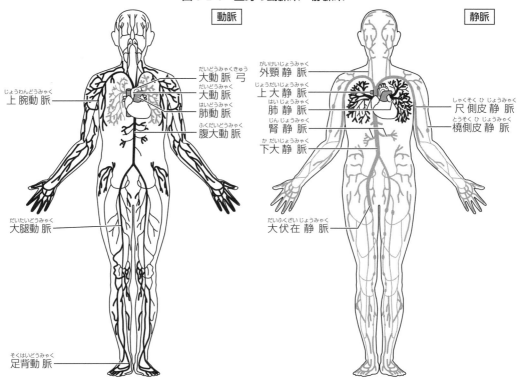

動脈

上腕動脈（じょうわんどうみゃく）

大動脈弓（だいどうみゃくきゅう）
大動脈（だいどうみゃく）
肺動脈（はいどうみゃく）
腹大動脈（ふくだいどうみゃく）

大腿動脈（だいたいどうみゃく）

足背動脈（そくはいどうみゃく）

静脈

外頸静脈（がいけいじょうみゃく）
上大静脈（じょうだいじょうみゃく）
肺静脈（はいじょうみゃく）
腎静脈（じんじょうみゃく）
下大静脈（かだいじょうみゃく）

尺側皮静脈（しゃくそくひじょうみゃく）
橈側皮静脈（とうそくひじょうみゃく）

大伏在静脈（だいふくざいじょうみゃく）

出典）伊藤善也監修『図解からだのしくみ大全―健康・病気予防に役立つ人体の構造とはたらき』永岡書店，2006.

ガス交換

呼吸によって取り込まれた空気中のO$_2$（酸素）は、肺で血液中に入り、全身へと送られる。このときO$_2$を運搬するのは赤血球中のHb（ヘモグロビン）である。Hbは酸素濃度が高いところでO$_2$と結合し、低いと酸素を放出する。反対に、CO$_2$（二酸化炭素）の濃度が高いところでCO$_2$と結合し、低いとCO$_2$を放出する。HbはO$_2$と結合すると鮮やかな赤に、CO$_2$と結合すると赤黒くなるので、動脈血は鮮紅色、静脈血は赤黒くなる。このHbの性質を利用して、体内を回ってきたCO$_2$を多く含む赤血球は、肺でCO$_2$を放出し、代わりにO$_2$と結びついて酸素を全身に運ぶ。

な血管に血液を送り出す。血液は一連の血管網を流れ、心臓に戻る。血液は**体循環**（たいじゅんかん）と**肺循環**を交互に繰り返しながら全身を巡る（**図3-2-9**）。

体循環とは心臓（左心室）から全身を巡り再び心臓（右心房）に戻ってくる経路、肺循環とは右心室から肺を回り左心房に戻る経路である。

体循環では、血液は左心室を出発して、大動脈→動脈→小動脈→毛細血管（もうさいけっかん）という経路をたどり、臓器や筋肉をはじめとした全身のあらゆる部分に酸素や栄養分を運ぶ。体の各部分に酸素と栄養分を供給した血液は、代わりに二酸化炭素や老廃物を受け取り、小静脈→静脈→大静脈というルートを経て心臓に戻る。脳のある上半身と、下半身への動脈は途中で分かれ、心臓へ戻る大静脈も上半身からは上大静脈、下半身からは下大静脈と別々のルートを経由するが、2本の静脈はともに右心房に流れ込み合流する。

肺循環では、二酸化炭素をたっぷり含んだ血液（静脈血）（じょうみゃくけつ）が、心臓に戻ったあと、右心房、右心室、肺動脈を経由していったん肺へ回り、二酸化炭素と酸素を取り替える「**ガス交換**」が行われる。ガス交換によって酸素を受け取った血液（動脈血）（どうみゃくけつ）は肺静脈を経由して心臓に戻り、左心房、左心室を通ってまた全身へ送り出される。

（2）血圧

血圧とは、心臓から送り出された血液が血管壁（動脈壁）を押す力である。収縮時には流出する血液の勢いがよくなるため、血管壁にかかる圧力が高くなり（最高血圧または収縮期血圧）、拡張時には流出が緩やかになるため、圧力が弱くなる（最低血圧または拡張期血圧）。

成人の血圧の標準値は、最高血圧が120 mmHg 前後、最低血圧が70 mmHg 前後である。血圧は、常に一定ではなく、日常生活でも、運動、緊張、興奮などによって変化がみられる。また、加齢などによって血管が狭窄したり、血管壁の弾力性が失われたりしても上昇する。常に血圧が高い状態は、心臓に負担がかかるのみならず、脳、腎臓など他臓器にも障害を引き起こす。

（3）血液

人間の体内には、体重の約1/13 に相当する量の血液があり、心臓を起点に常時、全身を循環し続けている。血液は、**血球**（赤血球・白血球・血小板）という固体成分と、**血漿**という液体成分からなり、どちらも生命維持に大切な役割をもつ。

［3］リンパ系

人体にはリンパ管という細い管がくまなく張り巡らされている。リンパ管は細く透明な管で、その中にはリンパ液という無色透明な液体が流れている。リンパ液は毛細血管からしみ出した血漿（間質液ともいう）がリンパ管に吸収されたもので、古い細胞や血球のかけらなどの老廃物や、腸管で吸収された脂肪を運ぶ役割を担う。リンパ液には、**リンパ球**も流れ込む。血漿の90％は毛細血管の細静脈側に、10％がリンパ管に吸収されて循環している。静脈とリンパ管には、心臓へ戻る流れを維持して逆流を防ぐための弁が存在している。リンパ管は合流しながら、次第に太くなる。下半身や腹部、左頭頸部、左上肢など身体の大部分のリンパ管は胸管に合流し、右頭頸部、右上肢、胸部内臓の右半分からのリンパ管は右リンパ本幹に合流する。頸や腋の下、腿の付け根などリンパ管が合流する部分に**リンパ節**がある。リンパ管は最後には、鎖骨下静脈が上大静脈に合流する部分（胸管が左鎖骨下静脈に合流する部位を左静脈角、右リンパ本幹が右鎖骨下静脈に合流する部位を右上静脈角）で、静脈に合流する。

G. 免疫

免疫とは、疫（疾患）を、免れるという意味に由来した言葉で、細菌、

血球
酸素や二酸化炭素を運ぶ赤血球、侵入してきた異物を殺す白血球、血液を凝固させる働きをもつ血小板である。

血漿
少量のタンパク質やブドウ糖、塩分、カルシウム、カリウム、リン、ホルモンなどが溶け込んでいる。主な役割は、体に必要なさまざまな物質を全身に運ぶこと、新陳代謝による老廃物を持ち去ることである。

造血
血液を産生することをいう。血液は骨髄で作られる。

リンパ球
大半のリンパ球は、リンパ組織に存在する。リンパ組織には、一次（中枢）と二次（抹消）がある。リンパ球は一次リンパ組織（骨髄や胸腺）で成熟した後、二次リンパ組織（リンパ節、脾臓、粘液関連リンパ組織〔MALT〕）へ移行し、そこで増殖や抗体産生などが行われる。

リンパ節（リンパ腺）
リンパ管が交流する部分にある球状の構造物。豆粒大から空豆大まで、大きさや形は場所によって異なる。主なリンパ節には、頸部リンパ節、腋窩リンパ節、鼠径リンパ節などがある。リンパ節には、リンパ管を流れる病原体や毒素、老廃物などを取り除くリンパ液を濾過する働きがある。

免疫
免疫の基礎は18世紀末、ジェンナー, E. が、牛痘に感染した乳搾り婦が、天然痘（痘瘡）に罹患しないことに着目し、牛痘を人為的に接種することで天然痘の予防に成功したことによる。

ウイルスなどの異物の侵入を感知し、自己を守る防御システムである。免疫系は、免疫に関係する白血球類（免疫細胞）と、**リンパ器官**をはじめとするさまざまな器官・組織によるネットワークからなっている。免疫細胞は、すべて骨髄の中にある造血幹細胞から生まれ、**顆粒球、単球（マクロファージ）**、**マスト（肥満）細胞**、リンパ球がある。顆粒球には、好中球、好酸球、好塩基球があり、それぞれ、**細菌の貪食**・殺菌、寄生虫（蟯虫）防御および、**Ⅰ型アレルギー**への関与、炎症反応への関与およびⅠ型アレルギーへの関与等の役割がある。顆粒球の中では好中球が最も多く、マクロファージとともに食細胞として細菌感染の一次防御の機能を担う。マクロファージは強い貪食能をもち、好中球より寿命が長いので、老廃物の処理や好中球が貪食できない微生物などに対する防御を行う。

　リンパ球には胸腺を経て分化するT細胞と、胸腺を経ないB細胞がある。T細胞は、胸腺で分化・成熟し、ヘルパーT細胞、サプレッサーT細胞、キラーT細胞に分かれる。B細胞は、ヘルパーT細胞の刺激により**抗体（免疫グロブリン）**を作る。

　免疫機構は、自然免疫と獲得免疫の連携によって担われている。自然免疫とは、非自己と認識したものに対して無差別（非特異的）に働く免疫機構であり、免疫機構の一次防御である。自然免疫をつかさどる細胞は、好中球、マクロファージ、ナチュラルキラーT細胞である。一方、獲得免疫とは、感染などによって新たに獲得される、より精密で強力な免疫反応である。これは自然免疫に引き続いて起こるが、作用の発現には数日を要する。獲得免疫を司る細胞は、リンパ球、すなわちB細胞、T細胞である。リンパ球による免疫作用は、液性免疫（B細胞が主体）と細胞性免疫（T細胞が主体）の二種類ある。液性免疫では、抗原をもつ異物が体内に侵入してくると、そこにB細胞が集まり、抗体（免疫グロブリン）を作る。これは、抗原に対して特異性を持ち、中和作用がある（抗原抗体反応）。一方、細胞性免疫は抗体を作るのではなく、T細胞（キラーT細胞）とマクロファージが直接病原体を攻撃するものである。

H. 呼吸器系

[1] 呼吸のしくみ

　呼吸は、大気と全身の細胞とのガス交換のすべての過程を含んでいる。呼吸には次の3つがある。

　①肺に出入りする空気の動き

　換気（かんき）または呼吸（こきゅう）という。換気には**吸気**と**呼気**の二相がある。吸気は吸

う相で、吸息によって酸素の豊富な新鮮な空気が肺の小さな肺胞へ移動する。呼気は息を吐く相で、呼息によって二酸化炭素を含んだ空気が肺から外へ移動する。肺には、それ自体で膨らむ力はない。肺が膨らむ（すなわち、空気が肺胞に入る）のは、胸郭を形成する肋骨と横隔膜が収縮することによって起こる。肋骨の間には、**肋間筋**という、骨格筋があり息を吸うときには、外肋間筋と横隔膜が同時に収縮し、胸郭を広げて胸腔内を陰圧にして肺を膨らませる。息を吐く時は、これらの筋肉が収縮をやめて弛緩する。胸郭を拡げる筋肉が弛緩すると、肺は自らの縮む力で収縮して息を吐き出す。1回の吸息と1回の呼息が1回の呼吸サイクルを構成する。

②呼吸ガスの酸素と二酸化炭素の交換

　交換は肺の中と全身の細胞との間で行われる。

③酸素と二酸化炭素を肺と全身の細胞に運搬

　血液がこれらの気体を運ぶ。

肋間筋
肋間筋には外肋間筋と内肋間筋がありすべての肋骨の間に存在する。

［2］呼吸器の構造

呼吸器系は**上気道**と**下気道**からなる。

　上気道は、胸郭の外にある器官で、鼻・鼻腔・咽頭・気管（上部）から構成され、下気道は胸郭の中にある器官で、気管（下部）・気管支・細気管支・肺胞と肺から構成される（**図3-2-10**）。気管支、細気管支と肺胞は肺の中に位置する。胸郭を形成する筋肉と胸膜も呼吸運動に関わる。

図 3-2-10　呼吸器系

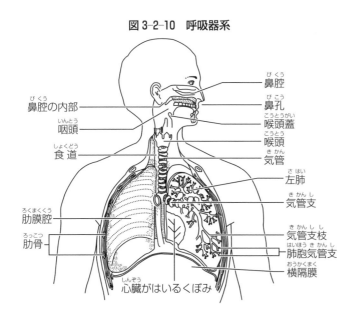

（1）鼻腔

　鼻腔の内面は粘膜に覆われている。粘膜は線毛上皮からなり、粘液細胞を含む。また、粘膜は血管が豊富に分布し、血液が十分供給されていることから、吸い込んだ空気を暖め、湿り気を与えることができる。さらに、粘着性の粘液は粉塵や花粉などの小さい粒子をとらえて、吸入される空気を洗浄する。鼻は空気を暖め、湿らせて、清浄にするのを助けるので、鼻からの呼吸は口で行う呼吸よりよい。副鼻腔には上顎洞・前頭洞・篩骨洞・蝶形骨洞があり、そこからの粘液は鼻腔へ流れる。目からの涙は鼻涙管から鼻腔へ流れる。泣くと鼻水が出るのは、そのためである。

（2）咽頭

　咽頭とは、鼻腔、口腔、気管、食道につながる食物と空気の通路で、上咽頭（鼻の突き当たり）、中咽頭（口腔の奥）、下咽頭（気管・食道につながる部分）の3つの部分に分かれる。咽頭は、食物を食道のほうへ移動させたり、空気を肺のほうへ送るように喉頭に移動させたりする機能を果たし、消化器系と呼吸器系の一部として機能する。咽頭は、その他に2つの構造、すなわち耳管の開口部と扁桃腺を含む。耳管は咽頭と中耳を連絡する。

（3）喉頭

　喉頭は咽頭と気管の間に位置する。喉頭には3つの機能がある。①呼吸の際の空気の通路、②発音・発声（その部分は声帯と呼ばれる）、③食物と他の異物が呼吸器系（気道）に入るのを防ぐ。喉頭は主に、軟骨・筋・靭帯からなる。咽頭の軟骨構造で最大のものは、甲状軟骨である。甲状軟骨は丈夫な硝子軟骨で、頸部の前面に隆起している。男性ではより大きく、喉ボトケ（アダムのリンゴ）と呼ばれる。

（4）気管

　気管は長さ10〜12.5 cm、直径2.5 cmの管である。気管は喉頭の下縁から胸腔へ伸びて、肺門という左右の肺の入り口手前で、右主気管支および左主気管支という2本の気管支に分かれる。それぞれの主気管支は肺の中で15〜16回の分岐を繰り返し、やがて終末細気管支になる。そして17〜19回目の分岐によって現れる呼吸細気管支は肺胞につながり、ここでガス交換を行う。

　右気管支は左に比べて太いので、誤嚥した異物は右に入ることが多い。

（5）肺

　肺は左右一対ある臓器で右肺と左肺に分かれており、右肺は上葉・中葉・下葉の3葉、左肺は上葉と下葉の2葉に分かれる。肺は、ガス交換が行われる器官である。肺の中には気管支の他に肺動脈と肺静脈が隅々まで

体を細菌から守る扁桃腺
外部から侵入してくる細菌に対する防御機能が扁桃である。扁桃は、リンパ組織が集まって大きくなったもので、アーモンド（扁桃）の形をしている。口を開けたときに両側に見える口蓋扁桃の他に、咽頭扁桃、舌根扁桃、耳管扁桃などがある。細菌が侵入すると扁桃は炎症を起こし、これが刺激になって細菌に適した抗体を作り、全身に放出する。

気道への異物混入の防止
喉頭蓋は軟骨構造からなり、喉頭の最上部に位置し、ふたとして重要な役割を果たす。

肺
肺の重量は、男性で約1060 g、女性で約930 gである。肺胞の数は、約6億個で左右両方の肺の表面積は、およそ60 m²である。空気と血液の接する肺胞面積の広さが、効率のよいガス交換を可能にしている。

伸びている。肺動脈は心臓から汚れた血液を肺に送り込み、肺静脈は肺からきれいな血液を心臓に送り出す。気管支の終点は終末細気管支となり、先端には肺胞がついている。

肺の中の肺胞と毛細血管の間でガス交換が行われる。これを"**外呼吸**"といい、組織の中の血液と細胞の間のガス交換を"**内呼吸**"という。

I. 消化器系

消化管とその付属器官が消化器系を構成している。消化管は胃腸管とも呼ばれ、口から食道・胃・十二指腸・小腸・大腸を経て肛門にいたる、およそ10 mの中空の管である（**図3-2-11**）。

消化には、機械的消化と化学的消化がある。機械的消化は、物理的方法で大きな食物の塊をより小さな砕片または分子にする。この過程は噛んだり、混ぜ合わせたり、すりつぶしたりすることである。化学的消化は食物の化学的変化である。たとえばタンパク質はアミノ酸に化学的に変化する。消化酵素・酸・胆汁のような化学物質が化学的消化を助ける。

付属器官としては唾液腺・歯・肝臓・胆嚢・膵臓がある。唾液腺は分泌物を口腔に放出し、肝臓・胆嚢・膵臓は分泌物を十二指腸に放出する。

消化は、食物が吸収に適した、より小さい分子に分解される過程であ

食物の吸収過程
口から入った食物は、わずか60秒以内で食道を通過し、胃に入る。食物は胃の中に約2〜4時間留まり（胃の消化時間、固体は4時間、液体は1〜5分）、どろどろの粥状になり小腸へ送られる。小腸ではまず十二指腸に入り、ここではさまざまな酵素や胆汁、膵液が分泌されて一気に消化が進む（小腸の消化・通過時間7〜9時間）。小腸で栄養分や水分の一部を吸収された食物の残りかすは大腸へと送られ（大腸の通過時間、十数時間）、大便として排泄されるのは24〜72時間前後といわれている。

図3-2-11 消化器系

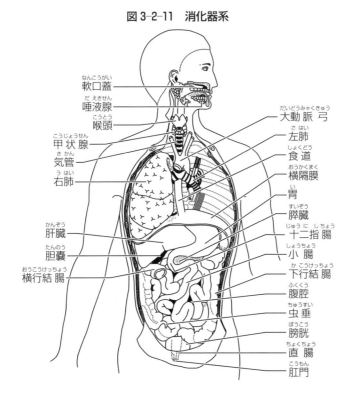

軟口蓋（なんこうがい）
唾液腺（だえきせん）
喉頭（こうとう）
甲状腺（こうじょうせん）
気管（きかん）
右肺（うはい）
肝臓（かんぞう）
胆嚢（たんのう）
横行結腸（おうこうけっちょう）

大動脈弓（だいどうみゃくきゅう）
左肺（さはい）
食道（しょくどう）
横隔膜（おうかくまく）
胃（い）
膵臓（すいぞう）
十二指腸（じゅうにしちょう）
小腸（しょうちょう）
下行結腸（かこうけっちょう）
腹腔（ふくくう）
虫垂（ちゅうすい）
膀胱（ぼうこう）
直腸（ちょくちょう）
肛門（こうもん）

る。消化は消化管内で行われ、吸収は消化産物が全身へ配給されるように、消化管壁を通過して血液の中へと移動する過程である。

［1］消化管の層構造

消化管の壁は、どの場所でも基本的に同じ構造である。消化管の壁は粘膜・粘膜下組織・筋層（平滑筋）・漿膜の4層からなる。

(1) 粘膜

消化管の最内層は粘膜からなる。粘膜にある細胞（腺）が粘液・消化酵素・ホルモンなどを分泌する。外分泌腺からの導管は消化管の管腔（内腔）に連絡する。

(2) 粘膜下組織

粘膜下組織は、厚い結合組織の層で粘膜のすぐ下にある。粘膜下組織は、血管・神経・腺・リンパ管を含む。

(3) 筋層

消化管3番目の層は筋層である。2層の平滑筋が内側では輪層（内輪走筋）、外側は縦走（外縦走筋）している。自律神経線維がこれらの筋層の間に存在する。筋層は消化管の運動に重要な役目を果たす。胃の内部では食物が撹拌されるが、胃の筋肉が収縮と弛緩を繰り返して食物を消化液と混ぜ合わせ、押しつぶして機械的に消化する。

さらに、筋肉運動は収縮と弛緩を周期的に交互に行う**ぜん動運動**を行う。ぜん動運動は食物を消化管内のある部分から隣接部分へと押し出す。ぜん動の波は食物の存在によって刺激される。筋肉の運動は、嚥下や、消化管からの老廃物を排除する排便のような他の運動にも関与している。

ぜん動運動
ぜん動運動が止まると、麻痺性腸閉塞と呼ばれ、食物、ガス、液体が消化管内に蓄積され、生死に関わる状態になる。

(4) 漿膜

漿膜は消化管の最外層を覆っている。漿膜は伸びて腹膜に連続する。

［2］消化管

(1) 食道

喉と胃を結ぶ管状をした食物の通り道で、成人では長さ約25cm、断面は左右約2cm、前後約1cmの楕円形をしている。普段はつぶれており、食物が通るときだけ広がる。食物は、食道壁にある輪状筋と縦走筋のぜん動運動により、胃へ運ばれる。

(2) 胃

胃は成人で約1.5ℓの容積をもつ袋状の消化器官で、食物と胃液を混ぜ合わせて撹拌し、十二指腸での本格的な消化・吸収に備える機能をもつ。胃の内壁には多くの分泌腺があり、食物の撹拌を助けるために1日約1.5

〜 2.5 ℓ もの胃液を分泌する。胃液の主な成分は**塩酸・ペプシノーゲン・粘液**の３つである。

(3) 十二指腸

十二指腸は胃に続く小腸の始まりの部分で、丸くふくらんだ球部と内壁に輪状の襞をもつ管部からなる。形は蹄鉄状で長さが約 25 cm あり、指幅 12 本分であることから、十二指腸の名前がついた。

管部には大小２つの乳頭があり、その孔から胆汁や膵液といった消化酵素が分泌され、本格的消化が行われる。

(4) 小腸

十二指腸、**空腸、回腸**の３つの部分からなる、成人でおよそ７〜８ m もの長さをもつ消化管である。人間の体内で最も長い臓器であるが、体の中では腸管の筋肉により３ m ほどに縮んでいる。長い小腸は、腸間膜によって腹腔の後壁に固定されている。小腸の主な働きは、食物から栄養分と水分を吸収することである。

(5) 大腸

盲腸・結腸・直腸の３つの部分からなり、成人では 1.5 m の長さがある。主な働きは水分の吸収で、小腸から大腸に送り込まれたどろどろの消化物は、結腸を進む間に徐々に水分を吸収され、最初の約 1/4 の容積になる。

[3] 付属消化器官

３つの重要な器官、肝臓・胆嚢・膵臓がある。

(1) 肝臓

肝臓は右胸肋骨の下側にあり、成人男性で約 1200 g、女性でも 1000 g もある、体内最大の分泌腺である。多量の血液を含んでおり、暗紫色をしている（**表 3-2-3**）。

表 3-2-3　肝臓の働き

胆汁の産生	腸内の消化・吸収を助ける胆汁をつくる。1 日 1 〜 1.5 ℓ の胆汁がつくられる。胆汁は胆嚢でいったん蓄えられてから十二指腸へ送られる。
赤血球の分解	古くなった赤血球の中のヘモグロビンを分解して、胆汁の材料になるビリルビンをつくる。
解毒	アルコール・薬物・毒物を無害にして胆汁の材料にする。
グリコーゲンの貯蔵	ブドウ糖をグリコーゲンとして蓄え、必要なときに糖に戻す
ビタミンの貯蔵	ビタミンを働きやすい形で蓄える。
栄養の送り出し	蓄えたグリコーゲンなどの栄養を体に送り出す。

塩酸
pH1.0 〜 2.5 とかなり強い酸性である。胃壁の壁細胞から分泌されるこの強烈な酸性で食物を殺菌し、腐敗や発酵を防ぐ働きがある。

ペプシノーゲン
胃壁の主細胞から分泌されるペプシノーゲンは、塩酸によって活性化されペプシンとなる。ペプシンはタンパク質を分解する消化酵素で、十二指腸での本格的な消化吸収に備える。

粘液
胃の内壁が強い塩酸に侵されないよう保護する作用がある。胃そのものが胃液に消化されないのは、この粘液が胃壁の副細胞から分泌されるからである。

小腸
小腸の直径は約 4 cm で、内壁は襞が多く 500 万もの絨毛でびっしりと覆われている。これら絨毛の小突起の表面も加えると、全体の表面積は約 200 m² (60 坪) にもなり、人間の体表面積の約 100 倍である。これは消化物と接触する面をできるだけ広くとり、水分や栄養分の消化・吸収活動を無駄なく行うためである。

肝臓には約 1.5ℓ の大量の血液が 2 つの経路（門脈、固有肝動脈）から供給される。固有肝動脈は肝臓が働くために必要な酸素や栄養を補給し、門脈は、胃や腸、脾臓、膵臓からの血液を肝臓に送る働きをする。門脈には消化器官から集められたすべての血液が流入する。肝臓の基本単位は数十万個の肝細胞がひもでつながれたような形でまとまった肝小葉である。肝小葉は 1 〜 2 mm^2 ほどの大きさで、肝動脈と消化管からの門脈が流れ込んでいる。

(2) 胆汁

肝臓の肝細胞によって分泌される緑黄色の分泌物で、胆嚢に貯蔵される。胆汁は主に水分、電解質、コレステロール、胆汁色素、胆汁酸からなる。胆汁色素はビリルビンとビリベルジンで、老化した赤血球のヘモグロビンから合成される。胆汁酸は胆汁最大の構成要素で、胆汁酸だけが消化機能を有する。胆汁は脂肪の消化と脂溶性ビタミンの吸収に重要な機能を果たす。胆汁は、大便を茶色に着色する。胆嚢の疾患では、しばしば胆石が総胆管にできて、十二指腸への胆汁の流出が妨げられる。胆汁がないと大便は着色されないので、無色（灰色）になる。

(3) 胆道系

肝臓・胆嚢・十二指腸を連絡する器官を胆道系という。胆道系を構成する管のネットワークには、肝管、胆嚢管、総胆管が含まれる。肝管は肝小葉にある毛細胆管から胆汁を受け取り、胆嚢管と合流して総胆管になる。総胆管は、肝臓からくる肝管と胆嚢からくる胆嚢管の両方から胆汁を集め、十二指腸に注ぐ。総胆管が十二指腸につながるところは少し膨隆しており、そこを大十二指腸乳頭（ファーテル Vater）の膨大部という。さらに膵臓からの主膵管が大十二指腸乳頭で総胆管に合流する。大十二指腸膨大部は、十二指腸括約筋（オッディの括約筋）によって囲まれ、この括約筋が十二指腸に胆汁を排出するのを調整している。この括約筋はホルモンに感受性があり、薬理的にコントロールできる。

● 胆嚢

胆嚢は洋なし型の袋で、肝臓の下側に付着している。胆嚢管が胆嚢と総胆管をつなげている。肝臓では 1 日約 500 ml の胆汁が作られている。胆汁は肝管を通り、胆嚢管から胆嚢に流入して約 10 倍に濃縮され、1 日にほぼ 50 ml 貯蔵される。十二指腸に脂肪があるとホルモンのコレシストキニンが分泌を刺激する。このホルモンは血流によって胆嚢に循環されてきて胆嚢の平滑筋を収縮させる。胆嚢が収縮すると胆汁が胆嚢管に排出され総胆管を経て十二指腸に排出され、脂肪の消化を助ける。

(4) 膵臓

膵臓は消化器系の付属器官で、胃のすぐ裏側に位置する。膵臓の頭部はC字形をした十二指腸の凹面側に、尾部は腹腔の左上部にある脾臓に接する。長さ約15 cm、厚さ約2 cmで、頭部から尾部に行くにしたがって幅が狭くなる。膵臓には、外分泌腺として消化液である膵液と、内分泌腺として血糖値を調節する2種類のホルモンを分泌する機能がある。

膵液には、タンパク質を分解する酵素（トリプシン）、デンプンを分解する酵素（アミラーゼ）、脂肪を分解する酵素（リパーゼ）など、多くの消化酵素が含まれている。また、炭酸水素イオンに富んだアルカリ性液を分泌する。この炭酸水素イオンは胃酸によって酸性に傾いた内容物の中和の役目を果たす。消化酵素はアルカリ性の環境で最もよく機能するので、十二指腸における食物の中和は重要である。

J. 泌尿器系

体内の水分の調節、代謝によってできた分解産物や老廃物質・有毒物質の排泄を司る器官系を泌尿器系という。泌尿器系器官には2つの腎臓、2本の尿管、膀胱、尿道が含まれる。

(1) 腎臓

腎臓は最も重要な排泄器官で、①窒素を含む老廃物・水・電解質・毒素・薬物などを排泄する。その他に、腎臓には、②血液中の成分、特に細胞が生命を維持する上で欠くことができない塩分量を調整し一定に保つ、③血液の酸性度を調整する、④特殊な酵素（血圧を上げる酵素レニン、血圧を下げる酵素カリクレイン、プロスタグランジン）を分泌して、血圧を正常な状態に保つ、⑤エリスロポイエチンの分泌をして赤血球の産生の調節をする、などの働きがある。

腎臓は一番下の肋骨がついている第12胸椎から第3腰椎の両脇あたりに左右一対あり、空豆のような形をしている（図3-2-12）。左右の腎臓には、腹部大動脈から分かれた腎動脈から血液が流れ込んでいる。腎動脈はより細い動脈に分岐して、血液は、輸入細動脈→糸球体（ボーマン嚢内）→輸出細動脈→尿細管周囲毛細血管→腎細静脈→やや太い静脈→腎静脈→下大静脈へと流れる。

(2) 尿の生成

血管と尿細管の間で水や溶解している物質が濾過されて、尿は**ネフロン**（図3-2-13）で生成される。尿の生成に関与する3つの過程は糸球体濾過・尿細管再吸収・尿細管分泌である。

膵液

膵液が1日に分泌される量は、成人で1日に約0.7～1ℓである。食物が胃から十二指腸に入ると同時に十二指腸では消化管ホルモンが血中に分泌され、これが膵液を刺激して、膵液が十二指腸にある十二指腸乳頭部から分泌される。

腎臓

腎臓は、腰に両手を当てた位置にある。左右合わせてわずか300 gほどの小さい臓器であるが、心拍出量の約20～25%の膨大な血液が流れ込んでいる。

腎臓以外の排泄器官
①皮膚（汗腺）：水・電解質・窒素性の老廃物
②肺：二酸化炭素・水
③腸：消化性老廃物（大便）・胆汁色素

ネフロン

糸球体とボーマン嚢（糸球体嚢）が1組になったものを腎小体という。その腎小体と1本の尿細管を、ネフロンという。尿細管は、その部位により近位尿細管・ヘンレループ・遠位尿細管・集合管と呼ばれ、それぞれの部位により再吸収される物質が異なる。ネフロンは左右合計200万個あるが、常に働いているのは6～10%程度である。

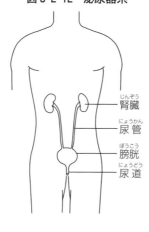

図 3-2-12　泌尿器系

腎臓
尿管
膀胱
尿道

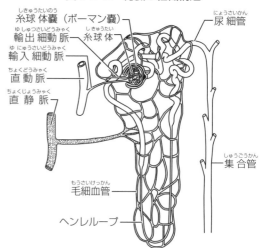

図 3-2-13　腎臓の組織構造

糸球体嚢（ボーマン嚢）
輸出細動脈
輸入細動脈
直動脈
直静脈
尿細管
糸球体
毛細血管
ヘンレループ
集合管

糸球体とボーマン嚢
腎小体は非常に微細で、左右の腎臓にそれぞれ100万個ずつ詰め込まれている。これらは主に腎皮質の中に分布している。

濾過
糸球体の基底膜には細孔があり、その細孔の大きさによってボーマン嚢に濾過される物質が決められる。水、ナトリウム、カリウム、塩素、ブドウ糖、尿酸、クレアチニンなどの低分子のものは細孔を簡単に通り抜ける。

近位尿細管
SGLT2（ナトリウム・グルコース輸送体2）：糖（グルコース）は、近位尿細管でほとんど再吸収されるが、糖の再吸収に大きく関わっているのがSGLT2である。このSGLT2を阻害して、原尿中の糖の再取り込みを減らし尿中に糖を排泄することにより血糖値を下げる糖尿病治療薬がある。

ヘンレループ
ヘンレループでは、その先の遠位尿細管で副腎皮質ホルモンの1つであるアルドステロンの作用により、水分中のNaの再吸収とKの排泄が行われる。NH_3やH^+も排泄され、体内のpHを調節する。

集合管
集合管では、下垂体後葉からの抗利尿ホルモン（ADH、またはバゾプレシン）の作用で尿中の水分が吸収され尿が濃縮される。抗利尿ホルモンの分泌がなくなると、尿崩症になる。

　尿の生成は、**糸球体とボーマン嚢**の間ではじまる。心臓から押し出された血液は、腎動脈→輸入細動脈→糸球体に流れ込む。糸球体では基底膜がフィルターとなり血液から老廃物（赤血球、白血球、血小板などの血球成分や、タンパク質はのぞく）や、余分な水分が濾過される。この濾過は、圧力差（糸球体内の血圧はボーマン嚢内の圧力より高い）により行われる。これが原尿であり、その量は1日160ℓにも及ぶ。

　原尿にはブドウ糖やアミノ酸など、体の役に立つ栄養素がまだ多く含まれているため、再度血液に回収しなければならない。特に**近位尿細管**は血液のリサイクル装置とも呼ばれ、ブドウ糖やアミノ酸などの栄養分が近位尿細管で血液中に再吸収される。このときに再吸収されなかった残りの水分や塩分、老廃物などがその先の**ヘンレループ**、**遠位尿細管**を経て**集合管**へと流れていく。集合管に流入する液体の量は原尿の約1%である。これが尿であり、ここから腎杯、腎盂に集められ、尿管へと流れていく。正常の1日尿量は、約1.5ℓである。

（3）尿管

　尿管は腎臓と膀胱をつなぐ一対の管で、腎臓の腎盂ではじまり膀胱で終わる。尿管は細長い（長さ25〜33cm）筋肉性の管で、リズミカルに収縮するぜん動運動をする。尿管の内壁は粘膜で覆われ、中層は平滑筋、外層は結合組織である。

（4）膀胱

　膀胱は一時的に尿をためておく貯留槽としても役割をもつ。膀胱の内壁には襞があり、膀胱がいっぱいになると襞は伸展してしわがなくなる。通常尿が200mlたまると尿意を感じ始め、300mlに達すると尿意が強くな

り、不快に感じられる。

（5）尿道

　尿道は、尿を膀胱から外部へ輸送する管である。排尿時、尿道の筋層は収縮し、尿を絞り出すのを補助している。男性と女性の尿道には、いくつかの相違点がある。女性は短く（約 4 ～ 5 cm）、単に泌尿器系の一部分である。男性の尿道は泌尿器系と生殖器系の両方の一部分である。男性の尿道は約 16 ～ 20 cm で、女性に比べて長い。尿道は膀胱から出て、前立腺（ぜんりつせん）の中を通り陰茎（いんけい）の全長を貫いている。

　女性は尿道口からの細菌感染で膀胱炎（ぼうこうえん）を起こしやすい。一方、男性の場合、高齢者では前立腺肥大症（ぜんりつせんひだいしょう）を伴う人が多く、排尿障害（はいにょうしょうがい）を起こしやすい。

尿道
尿道は膀胱から陰茎の先端まで存在する。男性の尿道は泌尿器系と生殖器系の 2 種類の器官系統に属する。尿道は尿を膀胱から体外へ排出する。同様に精液を射精管から体外へ運搬する。しかし、1 回に運ぶのはどちらか一方で、尿と精液の両方を同時に運ぶことはできない。

K. 生殖器系

　生殖に関わる生殖器は**外生殖器**（がいせいしょくき）と**内生殖器**（ないせいしょくき）がある。
内生殖器系は 2 つの機能を果たす。卵子や精子の産生・保育・輸送とホルモンの分泌である。生殖器には一次生殖器と二次生殖器が存在する。一次生殖器とは性腺（せいせん）であり、女性では卵巣（らんそう）、男性では精巣（せいそう）である。性腺は 2 つの機能をもつ。それは性ホルモンを分泌することと生殖細胞を産生することである。内生殖器に含まれる性腺以外の器官を二次生殖器（付属生殖器）という。

［1］男性生殖器

　男性生殖器には 3 つの役割がある。①精子の産生、②栄養供給および輸送（女性生殖器に精子を送り込む）、③ホルモンの分泌である（**図 3-2-14**）。

図 3-2-14　男性生殖器の構造

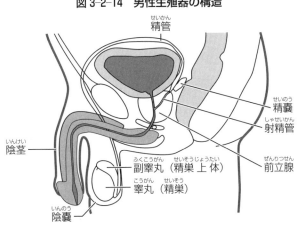

(1) 精子の移動

精巣→精巣上体→精管→精管は鼠径管を通り抜け、精嚢から腹腔へ→射精管（前立腺内）→（精嚢からの導管が射精管に開く）→尿道1回の射精量は2～6 mlだが、含まれる精子の数は1～2億個である。

［2］女性生殖器

女性生殖器系は、卵子の産生、ホルモンの分泌および妊娠40週の胎児の保育を行う（**図3-2-15**）。

図3-2-15　女性生殖器の構造

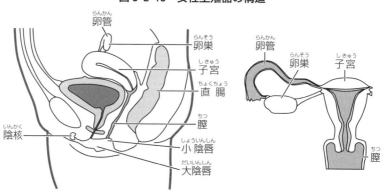

女性の性腺は卵巣である。卵巣内には卵胞が存在する。卵胞は、未成熟な卵子とエストロゲンを分泌する顆粒細胞で構成されている。女性は生まれたときに約200万個の卵胞をもっている。この数は、年齢とともに徐々に減少し、思春期には約40万個が残るのみになる。このうち、約400個の卵胞が成熟し、女性の生殖年齢の間、月に1つずつ卵子が形成され、卵胞から放出される（排卵）。

(1) 受精卵の移動

卵巣→卵管采→卵管（卵管膨大部：ここで卵子と精子が接合、受精→卵管峡部→卵管子宮口）→子宮→子宮内膜への着床。

(2) 月経

子宮の内膜は排卵に合わせて、受精卵が着床することができるように肥厚する。受精・着床がなかった場合、内膜は脱落して血液とともに膣から排出される。これが月経である。

L. 感覚器系

いろいろな外界の情報を収集するための器官を感覚器という。目はもの

の形、大きさを認識し、色を識別する。耳は音を聞くと同時に体のバランスをとる。鼻は呼吸するのに必要であるとともに嗅覚の作用もある。皮膚は温度覚、痛覚、触覚を司る。

［1］ 目 （図3-2-16）

目の構造はカメラに似て、ものの形、大きさ、色などの情報を網膜に映し出し、視神経を介して、脳にある視中枢に伝える。

眼球は大きく分けて三層の膜（強角膜、ぶどう膜、網膜）と**水晶体**、**硝子体**からできている。一番外側にある膜はカメラのボディに相当する硬い膜であり、前面の透明な部分を**角膜**といい、残りを**強膜**と呼ぶ。角膜は血管のない透明な薄い膜で、外からの光を屈折し、レンズの役割をしている。

ぶどう膜は血管と色素に富み、暗幕の役目をしている。虹彩、脈絡膜、毛様体の3部分からなっている。前面にあり、カメラの絞りの役をするのが虹彩で、強膜のすぐ内側は脈絡膜で、栄養を司る。両者の中間にあるのが毛様体であり、役割が2つあり、1つは房水を作り、血管のない角膜や水晶体に栄養を与え、代謝物を運び出す。毛様体のもう1つの役割は焦点（ピント）を合わせることである。

網膜はフィルムに相当する部分である。網膜は光に反応する視細胞とそれを伝達する神経線維からできている。

水晶体はレンズに相当する部分である。若いときは弾力性に富み、毛様体の緊張により厚みを増して、近くにピントを合わせることができる。年齢とともに弾力性が失われ、焦点を合わせにくくなり、いわゆる「老眼」が始まる。

水晶体
さらに年齢を重ねると、水晶体に混濁が生じて視力が低下する。この状態を白内障という。視力障害が進んだ場合には、水晶体の濁った部分を除去し、眼内レンズを入れる手術が行われる。個人差はあるが、60歳以降には水晶体の混濁が始まっている。

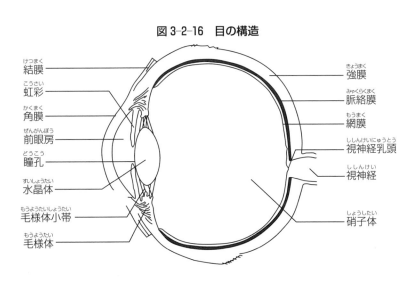

図 3-2-16　目の構造

結膜　強膜　虹彩　脈絡膜　角膜　網膜　前眼房　視神経乳頭　瞳孔　視神経　水晶体　毛様体小帯　硝子体　毛様体

硝子体は水晶体の後ろにあり、ゼリー状の組織で、眼球内容の大部分を占めている。

[2] 耳（図3-2-17）

耳は、音を聞くことと、体のバランスをとるという2つの働きがある。耳は解剖学的には**外耳**、**中耳**、**内耳**の3つの部分に分けられる。

外耳は音を集める耳介と音を奥まで伝達する外耳道から成り立っている。外耳道と中耳の間のしきりになっているのが鼓膜である。外から音が入ると鼓膜が振動し、その振動が中耳にある耳小骨（ツチ骨、キヌタ骨、アブミ骨）に伝わる。この音の振動がさらに内耳に到達する。

内耳の中には、リンパ液がたまっており、中耳からの振動が、この内耳のリンパ液を振動させ、神経細胞に伝え、音として理解される。

この音を聞くプロセスがうまくいかないと難聴と耳鳴りが出現する。

耳のもう1つの機能は、体の平衡機能、バランスを保つことである。内耳に三半規管があり、体の位置や運動を感じさせ、体のバランスを保つために重要な働きをする。

これらの器官が障害されると、めまいやふらつき、吐き気や嘔吐などの症状が出現する。

めまいと難聴
めまいは、自分が動いていないのに外界が動いているように感じる異常感覚で、内耳が脳に伝える平衡感覚の障害である。内耳の異常で生じる末梢性めまいと、脳の異常で生じる中枢性めまいがある。
難聴とは、音や声がよく聞こえない聴覚の異常である。外耳または中耳の障害による伝音性難聴と、内耳の障害で生じる感音性難聴がある。

図3-2-17　耳の構造

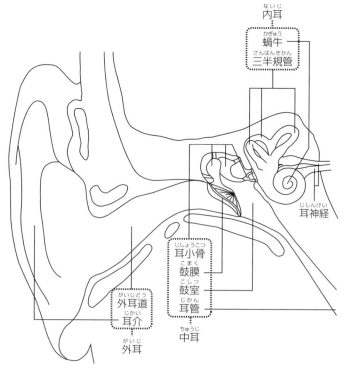

[3] 鼻 （図3-2-18）

　鼻の働きは呼吸をするための空気の通り道（air way）となることと、匂いを嗅ぐことである。嗅覚を司る神経が鼻腔内に分布している。鼻根部にキーゼルバッハという部位があり、細い血管が豊富にあるため、鼻を強くかむときや指先で鼻腔をいじると大量の鼻出血を起こすことがある。鼻腔の壁には上・中・下3つの棚のような鼻甲介がある。鼻腔の周囲にある骨に囲まれた空洞、すなわち、前頭洞、上顎洞、蝶形骨洞、篩骨洞があり、合わせて「副鼻腔」という。副鼻腔に慢性の炎症がおき、鼻閉塞感、膿性鼻汁、嗅覚障害をみとめるとき、一般的に「蓄膿症」、医学的には「慢性副鼻腔炎」という。

副鼻腔
副鼻腔の形と大きさは個人差が極めて大きい（人種によってもかなり異なる）。役割としては、粘液を産生して鼻腔に供給する、吸気の温度や湿度を調節する、頭蓋に対するショックを吸収する、外界の温度の急変から、脳を保護する、頭蓋を構成する骨の量を最小化して軽量化する、声の共鳴に役立つ、等が挙げられる。

図 3-2-18　鼻の構造

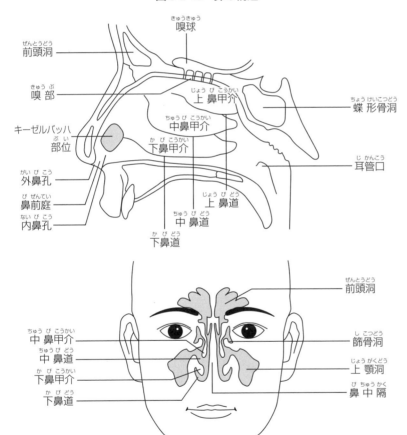

69

引用参考文献

- ●バーバラ・ハーリヒ&ナンシー・マエビウス著／尾岸恵美子・片桐康雄監訳『ヒューマンボディ─からだの不思議がわかる解剖生理学』エルゼビア・ジャパン，2004.
- ●浅野伍朗『からだのしくみ事典』成美堂出版，2002.
- ●熊谷祐二『わかりやすい　解剖と生理（第3版）』熊塾，2002.
- ●椿原彰夫編『PT・OT・ST・ナースを目指す人のためのリハビリテーション総論─要点整理と用語解説』診断と治療社，2007.
- ●竹内修二『好きになる解剖学』講談社サイエンティフィク，2003.
- ●伊藤善也監修『図解からだのしくみ大全』永岡書店，2006.
- ●冨永弘一『ハンディ版家庭医学事典』新星出版社，1999.
- ●矢﨑義雄総編集『内科学（第10版）』朝倉書店，2013.
- ●小川聡総編集『内科学書（改訂第8版）』中山書店，2013.
- ●内山聖編『標準小児科学（第8版）』医学書院，2013.
- ●坂井建雄『標準解剖学』医学書院，2017.

 コラム　　右脳人間、左脳人間とは？

　以前、重症のてんかん症に対して、脳梁（のうりょう）を切断する手術が行われていたことがある。これは、左右の大脳半球の連絡をすべて絶ちきるもので、この手術に関する実験などから、右脳と左脳にはそれぞれ違う機能があることが解明された。右脳は、空間の把握や絵画、音楽、感情の表現に関して優れており、直感的に物事を捉えたり、創造力を発揮したり、感覚的な事柄に関する働きをする。左脳は、語学や数学の能力に関係が強く、言語や記号などを用いた論理的な思考を担う。人間は、感覚的なタイプと、論理的タイプに分けることができるが、前者を右脳人間、後者を左脳人間と呼ぶこともできる。ちなみに、右脳や左脳の機能が分かれて脳が発達したのは人間だけであり、生後1歳を過ぎた頃から脳梁を走る神経線維の連絡ができはじめ、6歳までに脳梁が徐々に完成される。

第4章 疾病と障害

　疾病はどのような原因で発生し、どのような障害をもたらすのか。さらに疾病の回復過程におけるリハビリテーションの目的は何か。本章では疾病の発生原因とメカニズムを理解するとともに、疾病に伴う各種障害の多角的評価とリハビリテーションについて、その概要を学ぶ。また主要な疾病については障害のみならず、予防・治療・予後からリハビリテーションまでの概要を学ぶ。

1

　疾病はどのような原因で発生するのか。発生原因を外的要因と内的要因に分けて考えると、それぞれにはどのような要因が含まれるのかを理解することで、疾病の原因についての理解を深める。

2

　疾病はどのようなメカニズムで形成されているのか。代表的な炎症、変性、虚血、発がん、免疫反応のメカニズムと、そのメカニズムによる代表的な疾患を理解することで、疾患の成り立ちに対する理解を深める。

3

　一般的に障害は障害部位によりその内容が異なる。さらに障害を機能障害、能力障害、あるいは社会的レベルの障害という異なる次元でも捉えることにより、障害についての理解を深める。

4

　主要な疾病と障害について、それらの予防・治療・予後のみならずリハビリテーションまでを理解することで、疾病による障害発生から回復までの過程について理解を深める。

1. 疾病の発生原因

　病気の原因としてはいろいろなことが挙げられる。その原因は**外的要因**（外因）と**内的要因**（内因）とに大別される。外的要因は外部から身体に加わる原因である。内的要因とは体内の原因で、病気にかかりやすい身体の状態、すなわち病気の素因であり、主として親から遺伝的に受け継いだものである。外的要因のみで、あるいは内的要因のみで発症する病気もあるが、多くは両者が重なって発病する。

A. 外的要因

　外的要因としては以下の要因が挙げられる。

［1］栄養物の過不足

　食物中に栄養物の何かが欠けていると発病することが知られている。カルシウムはリンとともに骨の形成に必要であり、鉄は赤血球の形成に必要である。ヨウ素は甲状腺のはたらきに必要である。これらが不足すると上記の組織の形成や維持に不都合なことが起きる。またビタミン不足ではビタミンＡの不足で夜盲症、ビタミンB_1の不足で脚気となり、ビタミンＣの不足は壊血病となって出血をきたす。ビタミンＤの不足はくる病となり脊柱が側弯することなどがわかっている。

　一方、栄養物の過剰が問題となる例としては、カロリーの取り過ぎによる肥満症、それに遺伝的な要因も重なった糖尿病、動物性の飽和脂肪酸の取り過ぎによる高コレステロール血症などがある。やはり遺伝的な要因と塩分の取り過ぎで高血圧症が発症することもよく知られている。

［2］化学物質および物理的病因

　いろいろな化学物質が身体の組織を害して病因となる。医薬品も人によっては害となるが、医薬品以外では有機リン農薬などの農薬、一酸化炭素などの大気汚染物質、ダイオキシン類などの発がん性物質、公害としても有名な六価クロムや鉛などの水質汚染物質、ホルムアルデヒドなど多くの揮発性有機化合物、じん肺や悪性中皮腫の原因となるアスベストなどが知られている。

物理的要因も人体に病気をもたらす。機械的病因による創傷・骨折など
の外傷は判りやすい物理的要因であるが、その他に、熱に関連した熱傷・
凍傷、気圧の影響による高山病や潜水病、高圧電流による電撃症、強い音
の持続による難聴などがある。放射線障害では熱傷や潰瘍のみならず白血
病やがんの発生、奇形児の出産などがある。

［3］病原微生物および寄生虫による病因

　病原微生物が生体内に侵入して増殖することを感染といい、感染によっ
て起こる病気を感染症という。この感染が主としてヒトからヒトに伝播す
るときに伝染病という。病原微生物には細菌、真菌、ウイルス、リケッチ
ア、原虫、寄生虫がある。

B. 内的要因

　内的要因としては以下の要因が挙げられる。

［1］年齢

　麻疹は幼児にかかりやすく、高血圧症や脂質異常症は高齢者に多いなど、
年齢的な各時期に応じて、それぞれ特有の病気にかかりやすい素因がある。

［2］性別

　女性のみに特有の病気（卵巣や子宮の疾患など）や男性に特有の病気
（前立腺疾患など）がある。また、女性がかかりやすい病気（バセドウ
病・鉄欠乏性貧血など）あるいは男性に多い病気（痛風・肺がんなど）と
いった性差のある病気も知られている。

［3］遺伝

　色覚異常や血友病、筋ジストロフィーなどは遺伝性疾患として知られて
いるが、高血圧症や糖尿病といった生活習慣病においても、その病気にか
かりやすい素質が遺伝することも発症に関与していることがある。

［4］先天異常

　生まれつきの奇形や精神遅滞などがすべて遺伝によるわけではない。母
親が妊娠中に風疹にかかったため胎児に奇形が出る先天性風疹症候群や、
染色体異常によるダウン症候群などが知られている。

［5］体質

　体質とは生まれながらに受け継ぎ、また成長の途上に獲得した心と身体の特色である。病的な体質には虚弱体質、神経症体質、過敏体質（アレルギー体質）などがある。

［6］免疫とその異常

　免疫の基本的しくみは、異物に対して抗体を作り、排除することである。しかし、何らかの原因で自己の細胞や組織を異物（抗原）と認識して自己抗体が作られ、免疫反応を起こすことがある。膠原病をはじめとした自己免疫疾患と呼ばれる病気である。

［7］心因

　「心身症とは身体症状を主とするが、その診断と治療に心理的因子についての配慮が特に重要な意味を持つ病態」と定義されており、気管支喘息や高血圧症など多くの疾患に心理的因子が絡んでいる。

2. 疾病のメカニズム

A. 炎症

　炎症とは「組織の有害刺激に対応する局所性反応」のことである。原因としては外傷、温熱、寒冷、光線、化学的物質、細菌・寄生虫などである。このうち、細菌による炎症が最も多くみられる。

　炎症という生体反応は身体を保護するために都合よく起こる現象であり、このことによって身体の危害となる原因が取り除かれたりする。炎症の兆候としては、古典的な四兆候として**発赤、発熱、疼痛、腫脹**があるが、これに**機能障害**を加えて五兆候という。炎症の起こった部位では、毛細血管が拡張して充血するために発赤する。また、血漿成分が組織中に出て（炎症性滲出物）組織は腫脹し、血液が多く分布するため他の部位に比べて熱が高くなる。組織が滲出物によって圧迫され、末梢神経が刺激されるために痛みが生じる。そして炎症がおさまるまではその部位の機能は障害されるのである。

B. 変性

　細胞が傷害を受けた結果生じる可逆性の形態的・機能的な変化を**変性**という。形態によってタンパク質変性、色素変性、脂肪変性などに分類されている。疾患として多いのは神経変性疾患で、パーキンソン病、筋萎縮性側索硬化症、アルツハイマー病などが知られている。色素変性では網膜色素変性症がある。

C. 虚血

　ある組織部位への血液の供給が減少するか途絶えた状態を**虚血**という。血液の供給はすべて動脈によってなされるから、動脈の内腔が狭くなるか閉塞すると、そこより末梢は虚血となる。虚血になった部位の組織のはたらきは低下する。動脈が完全に閉塞して血行が一定の時間以上に途絶えると組織は壊死に陥る。この部分を**梗塞**という。動脈の閉塞は血栓により急に生じることもあるし、動脈硬化により徐々に生じることもある。

　心臓を例にとれば、動脈硬化により冠動脈が狭窄して、運動時に心筋が虚血となって胸痛が出現するのが狭心症であり、完全に閉塞してしまうのが心筋梗塞である。狭心症と心筋梗塞を合わせて虚血性心疾患と呼ぶ。

D. 発がん

　腫瘍には良性腫瘍と悪性腫瘍があり、悪性腫瘍のうち、上皮性細胞から発生したのを**がん**、非上皮性細胞から発生したものを**肉腫**という。

　正常細胞ががん化することを**発がん**という。最近の医学の進歩により、がんは発がん物質によって特定の遺伝子に異常が惹起されて（遺伝子変異）発生する遺伝子の病気であることがわかってきた。しかし、がんにおける遺伝子変異は特定の体細胞だけに認められるのであって、他の体細胞には存在しない。人体の細胞の突然変異は100万個あたり1〜10個の割合で起きていると言われている。たとえ遺伝子変異が起こったことにより細胞が変異しても、すべてががん細胞になるわけではない。遺伝子には活性化されるとがんの発生に関係してくる**がん遺伝子**がある。その一方で、遺伝子によっては、それらの機能を失うとがん化に結び付くことがあり、これらの遺伝子は**がん抑制遺伝子**と呼ばれている。つまり、一定の割合で遺伝子は傷ついても修復されているが、がん遺伝子が活性化されたり、がん抑制遺伝子が失活されたりするとがん化すると考えられている。乳がん

を起こしやすい BRCA 遺伝子に異常が発見されたために、乳がんを発症する前に乳房切除術を受けた女優が話題となったことがあった。

E. 免疫反応

生体は細菌やウイルスなどの病原微生物の侵入を受けると、病原体を非自己と認識して特異的な抗体を産生して防御する。この現象を**免疫**という。しかし、免疫は生体にとって有利な現象ばかりではなく、**アレルギー反応**を起こしたり、**自己免疫疾患**を起こしたりする。

アレルギー反応は、ある抗原に対して生体が感作され、免疫学的機序によって組織障害を招く過敏反応である。Ⅰ～Ⅳ型に分類されるが、Ⅰ型アレルギーのアナフィラキシー、気管支喘息、アレルギー性鼻炎、蕁麻疹、アトピー性皮膚炎などはよく知られている。

一方、自己免疫とは自己の正常な成分に対して、ある条件の下で起こる免疫である。自己の成分を非自己と認識してしまい、産生された自己抗体が自己の組織を傷害するのである。医学の進歩により、それまでは原因不明であった疾患が、自己免疫疾患であると判明した例は多く存在する。例を挙げるとエリテマトデスや関節リウマチをはじめとした多くの膠原病、橋本病、特発性血小板減少性紫斑病、アジソン病、重症筋無力症、Ⅰ型糖尿病など枚挙にいとまがない。

引用参考文献
● 日野原重明『医学概論』系統看護学講座別巻, 第 8 版, 医学書院, 2003, pp.59-68, pp.72-98.
● 小坂樹徳・田村京子『現代医療論』メヂカルフレンド社, 2017, pp.62-70.

3. 障害の概要

　障害とは、体や内臓臓器の機能が一部または全部損なわれた状態のことをいう。近年、「害」の字が入っているのは害のある人と受け取られる可能性があるため好ましくないとして、公文書においても「障がい」という表現が用いられる傾向が顕著である。

　世界保健機関（WHO）の国際障害分類（1980 年）によって、「障害」には医学・生物的レベルの障害（機能障害）、人間の能力や日常生活活動レベルの障害（能力障害）、そして社会的レベルの障害（社会的不利）という３つの次元があるとされた。一般的に障害の部位によって視覚障害、聴覚障害、平衡機能障害、肢体不自由、内部障害、発達障害、認知症、高次脳機能障害、精神障害に分類される。

A. 視覚障害

　視覚障害とは、万国式視力表によって測った視力が一眼 0.02 以下、他眼の視力が 0.6 以下で、両眼の視力の和が 0.2 を超えるもの（視覚障害 6 級）をいう。屈折異常があるものについては、最も適当な矯正レンズを選び、矯正後の視力によって判断する。視野はゴールドマン視野計を用いる場合、周辺視野の測定には 1/4 の視標を用い、中心視野の測定には 1/2 の視標を用いる。両眼による視野の 1/2 以上が欠けているものは視覚障害 5 級に相当する。視力障害と視野障害が重複する場合は、重複障害認定の原則に基づき認定される。

B. 聴覚障害

　聴力の測定はオージオメーターによる測定を主体とする。両耳の聴力レベルがそれぞれ 70 デシベル以上のもの、または一側耳の聴力レベルが 90 デシベル以上、他側耳の聴力レベルが 50 デシベル以上のものを 6 級、両耳の聴力レベルがそれぞれ 80 デシベル以上のもの（耳介に接しなければ話声語を理解しえないもの）、両耳による普通話声の最良の語音明瞭度が 50％以下のものを 4 級、両耳の聴力レベルが 90 デシベル以上のものを 3 級、両耳の聴力レベルが 100 デシベル以上のもの（両耳全ろう）を 2 級と

C. 平衡機能障害・音声言語機能障害・咀嚼機能障害

　平衡機能障害とは、閉眼で直線を歩行中 10 m 以内に転倒または著しくよろめいて歩行を中断せざるを得ないものをいい、障害 5 級（平衡機能の極めて著しい障害を 3 級）に該当する。音声機能または言語機能喪失は音声を全く発することができないか、発声しても言語機能を喪失したものをいい、3 級に該当する。咀嚼機能については、唇顎口蓋裂（しんがくこうがいれつ）の後遺症による機能障害をみとめた場合、あらかじめ都道府県知事の指定する歯科医師の診断書・意見書の提出を求めるものとする。4 級に該当する。

D. 肢体不自由

　肢体不自由は機能の障害の程度をもって判定するものであるが、その判定は強制されて行われた一時的能力であってはならない。たとえば、肢体不自由者が無理をすれば 1 km の距離は歩行できるが、そのために症状が悪化し、または疲労、疼痛（とうつう）などのため翌日は休業しなければならないようなものは 1 km 歩行可能者とはいえない。軽度の障害とは、日常生活に支障をきたすものを指す。機能の著しい障害とは、関節可動域が日常生活に支障をきたすものをいう。全廃とは、関節可動域が 10 度以内、筋力では徒手筋力テストで 2 以下に相当するものをいう。

E. 内部障害

　内部障害とは、身体障害者福祉法で定める障害のうち、心臓、腎臓、呼吸器、膀胱または直腸、小腸、ヒト免疫不全ウイルス（HIV）による免疫機能障害、肝機能障害の 7 項目の障害を指す。2010（平成 22）年 4 月より、肝機能障害が追加された。

（1）心臓機能障害

　心電図で心房細動・粗動、期外収縮、ST 低下が 0.1 mV 以上の所見、運動負荷心電図で ST 低下が 0.1 mV 以上の所見があるものをいう。ペースメーカー装着者や人工弁置換などを行った者。

（2）腎臓機能障害

　腎臓機能検査において、内因性クレアチニンクリアランス値が 30 ml／分未満、または血清クレアチニン濃度が 3.0 mg/dl 以上であり、かつ、日

内部障害
2016（平成 28）年度生活のしづらさ実態調査（旧身体障害者実態調査）では、身体障害者 428 万 7,600 人のうち、内部障害者は 124 万 1,000 人で約 35％を占めた。その内訳は、心臓機能障害者 73 万人、呼吸器機能障害者 8 万 3,000 人、腎臓機能障害者 25 万 3,000 人、膀胱・直腸機能障害者 14 万 9,000 人、小腸機能障害者 2,000 人、HIV による免疫機能障害者 7,000 人、肝機能障害者 1 万 5,000 人である。内部障害者は、一見健常者と同様に見られるため、他者の理解を得づらく、障害者用の駐車スペースを使用すると警備員に注意される、電車やバスの優先席に座ると冷ややかな目で見られるなどの経験が多いとされる。

心臓機能障害
①不整脈、②虚血性心疾患（狭心症・急性心筋梗塞）、③心筋症、などにより心臓本来の働きが障害され、このために日常生活が制限されるもの。

常生活が著しく制限されるか、透析治療を必要とする者。腎臓移植後、抗免疫療法を必要とする期間も障害として認める。

（3）呼吸器機能障害

予測肺活量1秒率（"指数"とも呼ばれる）とは最大吸気位から最大努力下呼出の最初の1秒間の呼気量の予測肺活量に対する百分率のことをいう。予測肺活量とは性別、年齢、身長の組み合わせで正常ならば当然であると予測される肺活量の値である。その指数が30を超え、40以下のものを障害者とみなす。呼吸機能検査は指数方式および動脈血ガス方式の両面から判定する。単一の検査による見落としを避け、公平性を保つ。

（4）膀胱・直腸機能障害

疾病のため、消化管・膀胱などを切除し、術後の再建法として人工の排泄口をつくった場合、排泄口（代用膀胱や人工肛門）のことをストーマという。膀胱・直腸機能障害とはストーマをもつものや二分脊椎によるものをいう。膀胱摘出により代用膀胱を造設した場合、代用膀胱のみでは障害認定の対象とならない。ただし、臍部にある導管から自己導尿を行うなど、本来の尿道以外の部位から導尿していると障害と認められる。また、ストーマについても、潰瘍性大腸炎、大腸穿孔などの治療のために一時的に造設される人工肛門は、障害認定の対象とはならない。

（5）小腸機能障害

小腸切除または小腸の疾患により永続的に小腸機能の著しい低下があり、かつ通常の経口による栄養摂取では栄養維持が困難となり、中心静脈栄養法または経腸栄養法で行う必要があるものをいう。

（6）ヒト免疫不全ウイルス（HIV）による免疫機能障害

13歳以上の場合、ヒト免疫不全ウイルスに感染し、1日1時間以上の安静を必要とするほどの強い倦怠感および易疲労が月に7日以上ある場合、または月に7日以上の不定の発熱（38℃以上）が2ヵ月以上続く、もしくは口腔内カンジダ症、赤痢アメーバ症、帯状疱疹、単純ヘルペスウイルス感染症（頻回に繰り返すもの）などの日和見感染症の既往がある者が該当する。

（7）肝機能障害

疾病などにより、永続的に肝機能の著しい低下があるために、日常生活活動に支障が出るものを肝機能障害者と認定する。肝機能障害の重症度は、肝性脳症、腹水、血清アルブミン値、プロトロンビン時間、血清総ビリルビン値を指標とした、Child-Pugh分類によるスコアリング（**表4-3-1**）で判定し、グレードCに該当するものが対象となる。これに日常生活の制限の程度を考慮して、1〜4級までを認定する。

膀胱・直腸機能障害
ストーマの造設がなくても直腸の手術や代用膀胱の使用により、高度な排尿機能の障害があるものや、先天性鎖肛に対する肛門形成術や、小腸吻合術に起因する高度な排便機能障害があるものも、膀胱・直腸機能障害として認定される（術後6ヵ月以降に認定）。

ヒト免疫不全ウイルス
HIV: human immunodeficiency virus

肝機能障害の原因
肝炎ウイルスに起因するもの以外であっても、肝機能障害として認定されるが、アルコール性肝機能障害の場合は、断酒により肝機能障害の改善が見込まれることもあるため、一定期間（180日以上）断酒し、アルコールの影響を排除した状況での検査結果により、認定する。

肝性脳症
肝機能障害が高度に進行し肝不全状態になった時に出現する意識障害で、睡眠─覚醒リズムの逆転、多幸気分など軽度の意識障害から、重くなると昏睡、深昏睡になる場合もある。肝性脳症の参考事項として、羽ばたき振戦がある。肝性脳症の昏睡度は、犬山シンポジウム（1981〔昭和56〕年）により分類される。

腹水
超音波、体重の増減、穿刺による排出量等から、判断し、1〜3ℓ未満を軽度、3ℓ以上を中等度以上とする。

表 4-3-1　Child-Pugh 分類

	1点	2点	3点
肝性脳症	なし	軽度	昏睡
腹水	なし	軽度	中等度
血清アルブミン値（g/dl）	3.5 超	2.8 ～ 3.5	2.8 未満
プロトロンビン時間（%）	70 超	40 ～ 70	40 未満
血清総ビリルビン値（mg/dl）	2.0 未満	2.0 ～ 3.0	3.0 超
グレードＡ：5～6点　グレードＢ：7～9点　グレードＣ：10～15点			

　肝機能障害の重症度は、90 日以上（180 日以内）の間隔をおいた連続する 2 回の検査により評価する。肝臓移植を行った者については、抗免疫療法を継続実施している間は 1 級として認定される。

F. 知的障害（精神遅滞）

　先天的あるいは出生早期の原因によって知能発達が障害され、知能が低い状態にとどまっているものをいう。知能とは、単に記憶・学習した知識を応用するだけでなく、自分にとって新しい課題を解決するための合理的思考、効率的対処に関する総合的機能である。知能を測定する知能検査には、ビネー（Binet）法とウェクスラー（Wschsler）法がある。また、知能程度の数値的表現には、知能指数（IQ）が用いられる。

　DSM-Ⅳでは、知能程度により、最重度精神遅滞（IQ20 以下）、重度精神遅滞（IQ21 ～ 34）、中等度精神遅滞（IQ35 ～ 49）、軽度精神遅滞（IQ50 ～ 69）、境界知能（IQ70 ～ 84）、正常値（IQ85 以上）に分類されていたが、IQ の数値が必ずしも社会生活上の困難さと平衡しない場合もあることから、DSM-5 では IQ の目安を示さず、あくまで社会生活上の困難さの程度によって、知的能力障害の診断および重症度の判断を行う。

知能指数
IQ: intelligence quotient

DSM
Diagnostic and Statistical Manual of Mental Disorder
アメリカ精神医学会による、精神疾患の診断基準・診断分類である。1952 年に第 1 版が出版され、版を重ねて、1994 年に出された第 4 版が DSM-Ⅳである。

DSM-5
2013 年に出された第 5 版で、最新版である。

G. 精神障害

[1] 精神医学における正常と異常

　一般的に正常と異常の区別は、その社会・文化の価値や理念に合致しているかどうか、あるいは平均的な基準から逸脱していないかどうかによって判断される。しかし、精神現象は数量化が困難であることもあって、このような基準を定めるのは容易ではない。そのため、実践的には、健康であるか、病的な状態（疾病・疾患）であるかという概念が用いられる。

　厳密には、疾患（disease）と疾病（病気〔illness〕）とは区別される。疾患とは身体疾患のように一定の病因によって症状を呈し、一定の経過や病理組織的所見を有する病的状態を指す。一方、疾病とは、「健康」に対置される概念で、疾患によるものだけでなく、その人の心理や社会的な生活に不利な状態を呈している場合を意味する。たとえば、脳損傷によるパーソナリティの異常（変化）は疾患だが、器質的異常を伴わないパーソナリティの異常は疾病に分類される。術語の混乱を避けるために、後述するICD分類やDSM分類では、精神の病的な状態を包括して「障害（disorder）」という術語が採用されている。「障害」には、社会的な逸脱や葛藤があっても、個人的な機能不全を伴っていなければ精神障害とは診断されないという意味が含まれている。

　なお、世界保健機関（WHO）は、精神が健康であることとは、「自分の可能性を実現し、通常のストレスに対処し、生産的に働き、地域社会に貢献できる」満足のいく状態にあることと定義している。

[2] 精神症状と状態像

(1) 主な精神症状

1) 意識の異常

　精神医学における意識の概念は、主観心理学に基づく側面と、一般臨床医学におけるような客観的・生物学的な側面がある。後者の場合は、意識混濁の程度（明識困難～昏睡）を客観的なスケールで評価する。一方、前者の主観心理学の観点における意識の異常は、意識を舞台にたとえ、「スポットライトが舞台全体を照らしている状態」である**意識混濁**、「舞台の一部分にだけにスポットライトが当たっている状態」である**意識狭窄**、「舞台の中心ではなく別の方向に注意が向いている状態」である**意識変容**に大別される。意識混濁と意識狭窄は意識の量的な異常、意識変容は意識の質的な異常といえる。

　①せん妄：せん妄とは、意識混濁に、幻覚、妄想、興奮、不安などの多

彩な精神症状が加わった状態である。手術直後にみられる術後せん妄、アルコール離脱症状の振戦せん妄、高齢者などにみられる夜間せん妄などがある。

②もうろう状態：もうろう状態とは、意識混濁は明らかではなく、意識狭窄と意識変容が認められるもので、その行動は一見、整然としているようだが、普段の人となりとは異なり、時に不安や不機嫌などの気分の変化や、幻覚や妄想、脱抑制による暴力や自殺企図がみられることがある。その状態は数時間〜数週間にわたり、そこから覚めた患者は、その状態での行為や気分についてほとんど思い出せないのが一般的で、その状態について話して聞かせても、他人事のようにしか受けとめられない。典型的なもうろう状態は、解離性同一性障害の「パーソナリティ状態の交代」に相当する。また、てんかんでもみられる。

2) 記憶の異常

全生活史健忘
自分の姓名や出自などの生活史は全く思い出せないが、生活上の常識などの記憶は保持されている状態をいう。

記銘力低下（新しい事を覚えられない）は認知症や頭部外傷後などにみられる。**健忘**（特定の期間や事実の記憶が思い出せない状態）は脳器質疾患によるものと心因性に起こるものがある。心因性健忘は心的外傷や本人にとって逃避したい状況を契機として起こることが多い。

3) 知覚の異常

感覚は外界の刺激に対する生理的な反応であり、感覚を記憶や感情に基づいて判断したものが知覚である。現実には存在しないものを知覚することを幻覚という。**幻覚**は五感のいずれでも現れ（幻視、幻聴、幻嗅、幻味、幻触）、その他にも身体の異常感が出現する**体感幻覚**も知られている。一方、錯覚は実際にあるものを間違って知覚することをいう。暗闇に揺れるカーテンが人に見えるような恐怖に伴う錯覚は健常人でもみられる。

4) 思考の異常

させられ（作為）体験
自分の思考や体験が他者にさせられていると感じる体験で、統合失調症にみられる。

言葉のサラダ
重度の減裂思考では無関係な単語の羅列だけとなり、これを言葉のサラダと呼ぶ。

①思考過程（思路）の異常：観念が次々に浮かび、思いつきや外的刺激によって思考の方向性（思路）が最初の目標からそれて、まとまらなくなる思考の異常を**観念奔逸**といい、躁状態にみられる。逆に、観念がなかなか浮かばず、思考の進行が遅い状態を**思考制止**といい、うつ状態でみられる。**思考途絶**は思考の進行が突然中断するもので、統合失調症に特異的で、させられ（作為）体験や幻覚によることがある。思考に意味のある結びつきがみられず、まとまりに欠ける異常のうち、身体因性精神障害における意識障害を伴う場合は**思考散乱**といい、意識障害はみられない場合を**減裂思考**という。後者は統合失調症でみられる。**連合弛緩**は、思考のつじつまがあわず、まとまらない思考の異常で減裂とまではいえない軽度の異常をいう。観念の切りかえが上手

くできず、思考の進行が妨げられた状態を**保続**といい、脳器質性疾患でみられる。思考の目標は失われないが、一つひとつの観念にこだわり、思考の進行が遅いものを**迂遠**といい、てんかんや認知症でみられる。

②思考体験様式の異常：**強迫観念**とは、不合理だとわかっているにもかかわらず繰り返し浮かんでしまう観念であり、しばしばその観念の内容は本人を苦しめるが、自分の思考であると認識されていることがさせられ体験とは異なる。戸締りや火の元を確認したことへの疑念が頭から離れない場合などがその例である。一方、**優格観念**とは、不合理とはいえないが、ある思考が特定の感情に支配されて持続するものをいう。たとえば、近親者との死別後にそのことばかり考え続ける場合をいう。

③思考内容の異常：**妄想**とは、誤った思考内容にもかかわらず、確信的で、論理的な説得でも訂正不能なものをいう。優格観念も訂正させることが難しいが、心理的に了解できて、誤った内容とはいえない点が妄想とは異なる。突然不合理で確信的な思考が発生する**一次妄想**と、妄想の発生や内容が心理的に追えるような**二次妄想**がある。一次妄想には、**妄想気分**、**妄想着想**、**妄想知覚**があり、統合失調症や脳器質疾患でみられる。二次妄想の例として、躁病患者の**誇大妄想**や、うつ病患者の**貧困妄想**、**心気妄想**、**罪業妄想**などがある。

5) 感情の異常

躁状態で発現する爽快（高揚）気分や、うつ状態で発現する抑うつ気分は動機なく生じる。**多幸**は爽快気分に類似しているが、空虚で、あらゆることに楽天的である点で異なり、酩酊や脳器質疾患などでみられる。

感情鈍麻（感情の平板化）は、普通なら感情反応が起こるような場面でも、それが起こらない状態で、統合失調症の慢性期にみられる。高等感情鈍麻とは、道徳的・美的感情が低下する状態で、認知症などでみられる。

感情失禁とは、些細なことで号泣して、なかなか泣き止まないなど、感情の表出抑制が調整できなくなった状態で、脳器質疾患（特に多発性脳梗塞）でみられるものをいう。情動が不安定であっても、脳器質疾患がない場合には感情失禁にはあたらない。

6) 意志や行動の異常

欲動が減退すると自発性や活動性が低下し、欲動が亢進すると興奮が生じる。欲動に対する統制が減弱すると、衝動行為が発現する。

昏迷とは、意識は清明で周囲の状況も認識しているにもかかわらず、外界刺激に全く反応せず、無動無言の状態をいう。うつ病や統合失調症でみられる。緊張型統合失調症では、昏迷と、急激に起こり意志の統制を欠い

妄想気分
周囲が漠然と変わった、不気味だと感じられる状態。たとえば、「世界が滅亡する」と感じる世界没落体験が知られている。

妄想着想
誘因なく突然ひらめき、確信する考えである。たとえば、「自分は仏陀のうまれかわりだ」などと確信する。

妄想知覚
正常な知覚に異常な意味づけをし、確信する考えである。たとえば、「蛍光灯が点滅したから、母が死んだ」などと確信する。替え玉妄想（カプグラ症候群）は妄想知覚の例で、よく知っている人が瓜二つの替え玉と入れ替わっていると確信する。

微小妄想
うつ病において、自己を過少評価した内容の妄想をいう。貧困・心気・罪業妄想の他に、「自分は永遠に苦しみ続けて死ぬことさえできない」と確信的に考え続ける不死妄想（コタール症候群）がある。

欲動
生命や精神活動をけん引するエネルギーのことである。精神的欲動には種々の欲望があり、身体的欲動には食欲、睡眠欲、排泄欲、性欲などがある。

た激しい興奮が交互に発現することが多い。

(2) 症候群と状態像

通常は関連のある精神症状が一定の様式で組み合わさって出現するが、それらの組み合わせを「症候群（syndrome）」と呼ぶ。精神障害の診断が確定される前に、暫定的に症状や症候群によって形成された全体像を状態像として捉え、記述することがある。その例として、**健忘症候群、錯乱状態、幻覚・妄想状態、うつ状態**などがある。

[3] 精神障害の分類

精神現象は目に見えず、ただ言動や行動の異常としてのみ他者の目にとまるため、その診断は非常に曖昧なものになりやすく、精神障害の分類は何度も変更を余儀なくされてきたという歴史がある。精神科医の経験年数や学派によって診断が大きく異なるという時代もあった。そのため、誰もが同じように診断を下せる分類が求められるようになり、世界保健機関（WHO）による ICD 分類やアメリカ精神医学会による DSM 分類などの操作的診断基準と呼ばれる疾病分類が誕生した。

しかし、これらの診断基準では、病因を問わず、ある程度臨床経験がある精神科医であれば明らかである訴えや行動の異常（症状）を抽出することによって診断を下すため、それだけでは治療的アプローチに必要な情報が得られない。にもかかわらず、精神科医がこれらの診断基準にのみ依拠するという誤用が広まった結果、彼らの診断や面接の技術を劣化させているという問題点が指摘されている。

ICD 分類や DSM 分類では、2 つ以上の精神障害を併存して診断することが許されているのも特徴の 1 つである。その場合、治療上、優先されるべき診断を特定することが望ましい。

なお、日本では、行政や疾患統計、保健業務などでは ICD 分類が使われているが、臨床や研究では DSM 分類も併用されている。現在、ICD 分類は第 10 版が、DSM 分類は第 5 版が使用されている。

(1) ICD 分類　第 10 版（ICD-10）

世界保健機関（WHO）による国際疾病（ICD）分類において、精神障害の分類は、第Ⅴ章に F コードを冠して掲載されており、100 種に及ぶ各障害にはそれぞれコード番号が付与されている。その概要を**表4-3-2**に記す。

「精神病」と「精神病でないもの（神経症）」とに二分する伝統的な診断区分は ICD-9 まではみられたが、ICD-10 では、それは廃され、「神経症性障害、ストレス関連障害および身体表現性障害」（F4）というグループの表題にのみ、その名残がみられる。ICD-10 ではこのような二分法に代

健忘症候群
コルサコフ症候群とも呼ばれる。記銘力低下、見当識障害、健忘、作話からなる。アルコール精神病、急性脳障害の回復期などに発現することがある。

錯乱状態
意識混濁に興奮や幻覚などを伴った状態で、せん妄やもうろう状態でも生じる。

うつ状態
気分や意欲の低下した状態。うつ病だけではなく、甲状腺機能障害や脳梗塞後など、さまざまな要因でみられるので、鑑別が必要である。

ICD
International Classification of Diseases

操作的診断基準
その疾患の診断を下すために必要な症状の数や、反対に診断を確定するために除外しなければならない項目などをあらかじめ取り決めて、それに従って診断を下す手順を有する疾患分類をいう。

表4-3-2　ICD-10診断カテゴリー

F0：症状性を含む器質性精神障害
アルツハイマー型認知症などの認知症、せん妄、脳損傷や身体疾患による精神障害、脳損傷や脳機能不全によるパーソナリティおよび行動の障害など
F1：精神作用物質使用による精神および行動の障害
急性中毒、依存、離脱状態、精神病性障害、健忘症候群など
F2：統合失調症、統合失調型障害および妄想性障害
F3：気分（感情）障害
躁病エピソード、双極性感情障害（躁うつ病）、うつ病エピソード持続性気分障害など
F4：神経症性障害、ストレス関連障害および身体表現性障害
恐怖症性不安障害、強迫性障害、適応障害、解離（転換）性障害、身体表現性障害など
F5：生理的障害および身体的要因に関連した行動症候群
摂食障害、非器質性睡眠障害、性機能不全、依存を生じない物質の乱用など
F6：成人のパーソナリティおよび行動の障害
特定のパーソナリティ障害、習慣および衝動の障害、性同一性障害、性嗜好障害など
F7：精神遅滞［知的障害］
F8：心理発達の障害
学力の特異的発達障害、広汎性発達障害
F90-F98：小児期および青年期に通常発症する行動および情緒の障害
多動性障害、行為障害、チック障害など
F99：特定不能の精神障害

わって、認識される症状や主題の類似性による分類がなされるようになった。その意味では、ICD-10で採用されている「精神病性（psychotic）」という用語は、単に認知できる症状の抽出によっているだけで、病態の本質を問題にしていない。

　伝統的に用いられてきた「ヒステリー」という用語も、さまざまな意味で用いられて混乱を来すという理由から、用いられなくなっている。その結果、従来、「ヒステリー」として記載されていた障害は「解離（転換）性障害」（F4）としてまとめられた。

　現在、ICD分類第11版の刊行準備が進められているが、その作業チームは後述のDSM分類第5版と、その分類構成をできる限り一致させるように協議しているという。

(2) DSM分類　第5版（DSM-5）（表4-3-3）

　2013年にDSM-5が刊行されるまでの19年あまり、DSM分類第4版（DSM-Ⅳ）が国際的にも広く使用されていた。

　DSM-5では、DSM-Ⅳで採用されていた多軸評定システムが廃されるなどの大きな変更がいくつかある。

　多軸評定システムとは、Ⅰ軸に「臨床疾患」、Ⅱ軸に「パーソナリティ

表4-3-3　DSM-5診断カテゴリー

神経発達症群／神経発達障害群

知的能力障害群、コミュニケーション症群／コミュニケーション障害群、自閉スペクトラム症／自閉症スペクトラム障害、注意欠如・多動症／注意欠如・多動性障害、限局性学習症／限局性学習障害、チック症／チック障害群など

統合失調スペクトラム障害および他の精神病性障害

統合失調型（パーソナリティ）障害、妄想性障害、統合失調症、統合失調感情障害など

双極性障害および関連障害群

双極Ⅰ型障害、双極Ⅱ型障害、気分循環性障害など

抑うつ障害群

重篤気分調節症、うつ病（DSM－5）／大うつ病性障害、持続性抑うつ障害（気分変調症）、月経前不快気分障害など

不安症群／不安障害群

分離不安症／分離不安障害、選択性緘黙、限局性恐怖症、社交不安症／社交不安障害、パニック症／パニック障害、広場恐怖症、全般不安症／全般性不安障害など

強迫症および関連症群／強迫性障害および関連障害群

強迫症／強迫性障害、醜形恐怖症／身体醜形障害、ためこみ症、抜毛症、皮膚むしり症など

心的外傷およびストレス因関連障害群

反応性アタッチメント障害／反応性愛着障害、心的外傷後ストレス障害、急性ストレス障害、適応障害など

解離症群／解離性障害群

解離性同一症／解離性同一性障害、解離性健忘など

身体症状症および関連症群

身体症状症、病気不安症、変換症／転換性障害（機能性神経症状症）など

食行動障害および摂食障害群

異食症、反芻症／反芻性障害、神経性やせ症／神経性無食欲症、神経性過食症／神経性大食症など

排泄症群

遺尿症、遺糞症など

睡眠―覚醒障害群

不眠障害、過眠障害、ナルコレプシー、レム睡眠行動障害、レストレスレッグ症候群（むずむず脚症候群）など

性機能不全群

射精遅延、勃起障害、女性オルガズム障害など

性別違和

秩序破壊的・衝動制御・素行症群

物質関連障害および嗜癖性障害群

アルコール、オピオイド、精神刺激薬、睡眠薬、ギャンブルなど

神経認知障害群

せん妄、種々の認知症など

パーソナリティ障害群

統合失調型パーソナリティ障害、境界性パーソナリティ障害など

パラフィリア障害群

窃視障害、小児性愛障害、フェティシズム障害、異性装障害など

障害、精神遅滞（知的障害）」、Ⅲ軸に「一般身体疾患」、Ⅳ軸に「心理社会的および環境的問題」、Ⅴ軸に「機能の全体評定」を記載することを通して、精神障害によって生じる機能水準にも目を向けることによって、それぞれ異なる人生をもった１人の人間としての患者を包括的に診断することを目指したものだった。しかし、それは、結果的には、臨床的にあまり用いられなかった。そのため、DSM–5では、DSM–ⅣでⅠ軸、Ⅱ軸、Ⅲ軸とされたものは並列に分類された。たとえば、Ⅲ軸の「一般身体疾患」は、それぞれの障害の中に「他の医学的疾患による……」という項目として、精神障害との関連性がより明確に表記されるように変更された。Ⅳ軸の「心理社会的および環境的問題」やⅤ軸の「機能の全体評定」は、ICD分類（ICD–10–CMのZコード）と共通の項目だてで記載するように変更された。

　DSM–5の編者によれば、分類は「幼少期に明らかになる発達経過を反映すると考えられる診断で始まり、思春期・青年期になって明らかになる診断に続き、成人期・老年期に関連した診断で終わる」ように構成したというが、たとえば、6〜10歳頃に明らかになることが多い「重篤気分調節症」が「抑うつ障害群」に分類されていたり、子どもの障害である「反応性アタッチメント障害」が「心的外傷およびストレス因関連障害群」に分類されていたりするなど、必ずしも発達段階を優先して分類しているわけではないので、注意が必要である。

　DSM–Ⅳで問題となっていた「特定不能の……」の分類は、DSM–5でも残っている。「特定不能の……」の分類の存在意義は、不確かな情報での過剰診断を避ける目的にあるが、たとえ治療初期に「特定不能の……」と診断したとしても、その後の過程で適宜、診断を再検討することが重要である。

（3）古典的な精神障害（疾病）の分類

　古典的に、精神障害はその要因の別によって、**内因性精神障害**と**外因性精神障害**とに大別されていた。

　内因性精神障害とは、現在の精神医学では解明されていない（つまり原因不明の）脳の器質的な異常によって生じる障害で、統合失調症、躁うつ病（うつ病、双極性障害）、てんかん、非定型精神病がこの分類に入った。

　外因性精神障害は、さらに、「心因性」と「身体因性」とに分けられた。心因性精神障害には神経症、心因反応（心因性精神病も含む）が分類され、身体因性精神障害は、①脳に一次的に侵襲が加えられたことによって生じた脳器質性精神障害と中毒性精神障害、②身体症状の悪化に伴い、脳に二次的に侵襲が加えられたことによって生じた症状精神病とに分類された。

DSM-5 で創設された項
目。DSM-Ⅲ以来、「通常、
幼児期、小児期または青
年期に初めて診断される
障害」という大項目に含
まれていたが、DSM-5
ではこの大項目が廃止さ
れ、「神経発達症群／神
経発達障害群」が創設さ
れた。それ以外の疾患は
さまざまな大カテゴリー
の中に散らばって記載さ
れることになった。

知的能力障害
知的能力障害を来す主な
疾患として、染色体異
常、先天性代謝障害、神
経皮膚症候群、感染症
（先天梅毒、風疹等）、
内分泌疾患（クレチン病
等）けいれん性疾患、中
毒（胎児性アルコール症
候群、胎児性水俣病な
ど）がある。

H. 発達障害（DSM-5 の「神経発達症群／神経発達障害群 neurodevelopmental disorders」）

発達期に発症する一群の疾患で、発達期早期（小学校入学前）に症状が出現し、個人的、社会的な学業または職業における機能の障害を引き起こす発達の欠陥を特徴とする（DSM-5 による定義）。

分類は以下の通りである。

［1］知的能力障害（intellectual disability）

（1）軽度知的能力障害

成人後の精神年齢は 9 〜 12 歳に相当する。幼児期までは特に遅れに気づかれないこともある。小学校中学年頃からは、通常の学校の授業カリキュラムについて行くことは困難になる。成人後は、衣食住に関する基本的な日常生活動作は自立しており、軽作業なら就労できる可能性がある。

（2）中等度知的能力障害

成人後の精神年齢は 6 〜 9 歳に相当する。幼児期の早い時期から、言語発達、運動発達の遅れが目立つ。小学校入学直後より通常のカリキュラムの授業について行くことは難しい。成人後は基本的生活動作の多くは 1 人ででき、監視下での単純作業や軽作業は可能である。

（3）重度知的能力障害

成人後の精神年齢は 3 〜 6 歳に相当し、乳児期後半より運動の遅れによって気づかれ、次いで言語発達の遅れも目立つようになる。学童期からは特別支援教育の対象となる。

（4）最重度知的能力障害

成人後の精神年齢は、3 歳以下に相当する。乳児期から運動発達、言語発達の遅れが顕著であることが多い。一生を通じて発語がみられない場合もある。成人後も言語理解は困難だが、喜怒哀楽の表現はでき、見慣れた人の顔は覚えている。日常生活動作の多くで全介助に近い状態である。

自閉スペクトラム症／自
閉症スペクトラム障害
ASD: autism spectrum
disorder
DSM-5 における、児童
青年領域の疾患概念の
大きな変更点の 1 つ。

［2］自閉スペクトラム症／自閉症スペクトラム障害（ASD）

社会的コミュニケーションおよび対人関係の質的異常と興味の限局および行動のパターン化を特徴とする発達障害である。DSM-Ⅲ以来、自閉症を代表とする生来の社会性の発達障害を示すグループを、自閉症圏の発達障害がさまざまな広範な領域の発達の問題を引き起こすことから、**広汎性発達障害（PDD）**と呼んできた。DSM-Ⅳでは、PDD は、自閉性障害、**レット障害**、小児期崩壊性障害、**アスペルガー障害**、特定不能の広汎性発

表4-3-4　自閉スペクトラム症の診断基準

以下のＡ、Ｂ、Ｃ、Ｄを満たすこと

Ａ. 社会的コミュニケーションおよび相互関係における持続的障害（以下の３点）
1. 社会的、情緒的な相互関係の障害
2. 他者との交流に用いられる言葉を介さないコミュニケーションの障害
3. （年齢相応の対人）関係性の発達・維持の障害

Ｂ. 限定された反復する様式の行動、興味、活動（以下の２点以上で示される）
1. 常道的で反復的な運動動作や物体の使用、あるいは話し方
2. 同一性へのこだわり、日常動作への融通の利かない執着、言語・非言語上の儀式的な行動パターン
3. 集中度や焦点付けが異常に強く限定・固定された興味
4. 感覚入力に対する敏感性あるいは鈍感性、あるいは感覚に関する環境に対する普通以上の関心

Ｃ. 症状は発達早期の段階で必ず出現するが、後になって明らかになるものもある

Ｄ. 症状は社会や職業その他の重要な機能に重大な障害を引き起こしている

達障害（非定型自閉症）により、構成されていた。このうち、レット障害は、遺伝子異常によって起こることが判明したため、DSM-5では独立した診断名から外した。そしてレット障害以外の診断項目４つをすべて、自閉スペクトラム症（以下、ASD）とした。DSM-5ではASDの診断基準を①社会的コミュニケーションおよび相互関係における持続的障害、および②限定された反復する様式の行動、興味、活動の２つの領域にまとめた（表4-3-4）。そして、②の下位項目に臨床上の特徴としてよく観察される知覚過敏性・鈍感性など知覚異常の項目が追加された。また、これらの症状が、幼児期を過ぎて初めて見出される可能性に関して言及しており、これまでの幼児期の症状を中核とした診断基準から、どの年齢でも用いることが可能なものへと大きく変化した。

ASDの有病率は１～２％で、男女比は２～４：１で男性に多く、大多数は知的能力障害を伴わない。

治療としては、単なる治療ではなく、治療と教育を合わせた療育を幼児期より行う。療育は、それぞれの発達領域について発達段階を正確に評価し、短期間（数ヵ月）に到達可能な段階を目標として設定し、その発達に向けて家族と専門家が協力していく。そのためには、医療のみならず、福祉や教育と連携し、包括的かつ計画的に個々の患児の障害の程度に応じた療育を考える必要がある。家族に対しては、子どもの障害の特性について保護者が十分理解し、見通しと安心感をもって育児に取り組めるよう支援する。

レット障害

古典的レット症候群（RTT）は女児に発症する進行性神経疾患で、出生時から生後６ヵ月までは正常な精神運動発達を示すが７～24ヵ月で発症し、獲得していた手先の技能や言葉が急速に退行する。合目的な手の動きが消失し、手をもむような常動運動が出現する。その他に、自閉症的特徴、パニック様発作、歯ぎしり、発作性の無呼吸や過換気、失調歩行や失行、振戦や後天性小頭症などの症状が出現する。急速な退行の期間の後には、病勢は比較的安定した状態になる。X連鎖優性遺伝式でMECP2遺伝子変異が原因である。出世前診断が可能である。

幼児期の症状

自閉スペクトラム症の子どもでは、乳幼児期から親をはじめとした人への興味が弱い、人見知りがない（または人見知りが激しい）、視線が合いにくい、あやしても笑わない、抱かれるのをいやがる、一人遊びを好む、等の特徴が認められる。典型的ではない例でも、他人の気持ちを推測しない、配慮ができない、集団行動が好きでない、状況判断が苦手、他人にお構いなくマイペース、比喩・冗談・皮肉が通じない、興味や楽しみなどを他者と共有できない、仲間関係を築けない、等の特徴が乳幼児期から見られる。

ペアレント・トレーニング

子どもへの接し方の要点を学ぶ、無理な課題を子どもに与えて問題を誘発しないようにする。

注意欠如・多動性障害
ADHD: attention-deficit/hyperactivity disorder
DSM-Ⅳまでは行動障害に分類されていたが、DSM-5では、神経発達症群／神経発達障害群に分類されている。日本では、ADHDを発達障害モデルと考え、治療を行うことが慣例となっており、2005（平成17）年の発達障害者支援法において、世界に先駆けてADHDを発達障害と認定している。

［3］注意欠如・多動症／注意欠如・多動性障害（ADHD）

　不注意、多動性、衝動性を主症状とし、これらが12歳以前から生活の複数の場面で明らかとなる。多動性、衝動性が目立つタイプでは、幼児期から集団場面での逸脱が目立ち、親のしつけ不足などと誤解されることもある。一方、不注意（うっかりミスや忘れ物が多いなど）の優勢なタイプでは、周囲から過剰に叱責されることが多く、自信を失うことがしばしばある。以前は、広汎性発達障害の特徴が少しでも存在する場合にはそちらの診断を優先し、ADHDとは診断しないことになっていた。しかし、DSM-5では、ASDとADHDとの共存診断が可能となった。ADHDの特徴は、成人になっても持続することが多い。人の話を最後まで聴かない、何事も途中で辞めてしまう、1つのことに集中せず気が散りやすい、ケアレスミスで忘れ物が多いなどの特徴が成人期まで持続し、不真面目、やる気がない、ふざけているなどと周囲から否定的な評価を受けやすくなる。

　有病率は学童の5%、成人の2.5%程度、男女比は約2：1程度とされている。

　治療は、まず精神療法・環境調整で、学校で授業中教師以外からの刺激の量を減らす（多動児と教師の距離を近くするなど）、生活上の目標設定を、完璧である事を求めすぎないことに置く、周囲が叱責しすぎて自信を失わせないようにする、（落ち着きがなく叱られたり注意されたりすることが多い）、子どもの良いところを見つけ、家族や教師が十分にほめる、ミスは必ず起こるものだという前提で接し、ミスを防ぐより、ミスしたときに素直に申告する習慣を教えることや、ミスへの対応の仕方を学んでおくほうが重要である。

　症状は、早くて2、3歳頃から認められるが、顕著になるのは4、5歳から小学校低学年である。多動については、発達に従い思春期までに明らかに改善することが多いが、衝動性は思春期も持続ししばしば問題となる。不注意は成人後も残存することが多い。

　環境調整的対応を十分行っても改善不十分な場合に限り、薬物療法の適応になる。薬物療法としては、精神刺激薬であり、ドーパミン再取り込み阻害作用をもつ**メチルフェニデート**塩酸塩が有効で、その**徐放剤**を1日1回服用する。また、ノルアドレナリン再取り込み阻害薬である、アトモキセチン塩酸塩も有効である。その他、近年開発されたものとして、選択的α_2Aアドレナリン受容体作動薬であるグアンファシン徐放錠がある。メチルフェニデート塩酸塩とも、アトモキセチン塩酸塩とも異なる作用機序が想定されるので、両者で無効な症例に効果が期待される。メチルフェニデート塩酸塩、アトモキセチン塩酸塩とも、6歳以上に用いられる。グア

メチルフェニデート
副作用としては、食欲不振、悪心、腹痛、体重減少、成長遅延、頭痛などがある。

徐放剤
成分が徐々に溶け出すように工夫された薬の総称。薬効が長期にわたって持続するため、服薬回数を減らせる、薬の血中濃度が緩やかに上がるため、副作用が少ないなどの特徴がある。

ンファシン徐放錠は小児のみの適応となっている。

［4］コミュニケーション症群／コミュニケーション障害群

全般的な知的機能では説明できない言語、会話、およびコミュニケーション機能の異常が含まれる。

（1）言語症／言語障害

これまでの表出型（理解はよいが、表出ができない）、表出受容型（理解も表出もできない）の区分がなくなり、一括して言語取得と言語使用の障害とされ、表出と理解の障害両方を包含した概念となった。

（2）語音症／語音障害

音韻障害、構音障害とも呼ばれる。通常8歳頃までには自然になくなるが、それ以降も続くなら治療が必要になる。

（3）小児期発症流暢症（吃音）

発語の流暢さの障害。音声やシラブル（音節）の繰り返し（連発）、母音および子音を伸ばした音声（伸発）、単語の中断、発話の中断、過剰に力んだ発声などが含まれる。これにより、話す事への不安が引き起こされ、効率的なコミュニケーション、社会参加、学業、就業などに支障が出る。

（4）社会的（語用論的）コミュニケーション障害

言語やコミュニケーションの社会的な使用において基礎的な困難さがあることが特徴で、言語・非言語的コミュニケーションの社会的ルールを理解し従うことができない、聞き手や状況に合わせて言葉を変えることができない、会話や話術のルールを理解し従うことができないなどの症状を呈する。この症状は、言語構造や認知能力の低さでは説明できない。

［5］限局性学習症／限局性学習障害（SLD）

従来の学習障害で、読み、書き、算数の障害を区分するが、症状記載は学習習得段階に沿って詳細になった。読みの障害は単語の読みの正確さから始まって、読む速度、流暢さ、文章の理解度合いなどを評価すると規定された。書き表現の障害は、スペル、文法、句読点、文章の明確さや構成の正確さなどを評価する。算数障害は、数感覚、計算の正確さや流暢さ、数学的思考などが評価される。DSM-5では発達段階を考慮して症状評価ができるように改正された。

［6］運動障害

従来の運動能力障害とチック障害をまとめたものである。

語音症／語音障害
たとえば、就学年齢になっても発音できない音がある。サ行がタ行になるような置換、リンゴがインゴになるような音の脱落、ヒコーキがコーキになる音の省略、オニギリがオニリギになるような音の転倒、イスがイシュになるような音の歪曲などがある。

社会的（語用論的）コミュニケーション障害
DSM-5で新設された分類。従来は広汎性発達障害に含まれていた症例のうち、興味や活動の限局したパターンの特徴が認められないタイプを、ASDから分離してこの分類を新設した。

限局性学習症／限局性学習障害
SLD: specific learning disorder

チック
チックとは、突発的、急速、反復性、非律動性の運動または、発声である。チックは4歳前にはほとんど認められず、頻度が多いのは6～7歳である。多くのチックは子どもの発達過程において一過性に出現し、治療することなく消失していく。トゥーレット障害や慢性チック障害は、思春期に最も症状が増悪するが、成人になるにつれて軽快することが多い。

(1) 発達性協調運動障害

学習や使用頻度にかかわらず運動技能がうまく習得できず、不器用さ、運動の遅さと不正確さが明らかな障害をいう。

(2) 常動的運動障害

反復し、駆り立てられるように見え、かつ外見上無目的な運動行動（手を震わせる、身体をゆする、頭を打ちつける、自分の身体を嚙む、自分の身体を叩くなど）により、社会的、学業的活動が障害され、自傷を起こすこともある。

(3) トゥーレット障害

1年以上持続する多発性運動チックと音声チックを特徴とするが、両者は同時に存在しなくてもよく、症状は青年期に増悪し、成人期まで続く。重症例ではしばしば汚言を伴う。

(4) 持続性（慢性）運動または言語性チック障害

1種類または多彩な運動チック、または音声チックの存在が認められるが、両者ともに見られることはない。頻度の増減はあるが、1年以上は持続し、発症は18歳以前である。

(5) 暫定的チック障害

18歳未満発症で、チックの持続期間が1年未満のものを指す。

I. 認知症

認知症は、正常に発達した知的機能が後天的な脳の器質性障害によって持続的に低下し、日常生活や社会生活に支障をきたすようになった状態である。認知症は加齢とともに増加し、65歳以上の高齢者の15％、2012（平成24）年時点でも462万にのぼることが厚労省研究班より推計され（図4-3-1）、今後も患者数の増加が見込まれる。

認知症は多様な原因で起こるが、その6割以上を占めるのがアルツハイマー型認知症、次いで血管性認知症、レビー小体型認知症が続く。

[1] 生理的もの忘れ、うつ病、せん妄との鑑別

高齢になると誰でも、もの忘れが気になる。加齢による生理的もの忘れと認知症のもの忘れの違いを表4-3-5に示す。

うつ病患者は、もの忘れを訴えることも多く、認知症と誤診される場合がある。両者の違いを表4-3-6に示す。

せん妄は幻視、妄想、興奮、不安を主症状とする急性錯乱状態である。せん妄は意識障害であるが、認知症と誤診されやすい。せん妄と認知症の

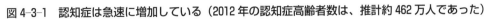

図4-3-1　認知症は急速に増加している（2012年の認知症高齢者数は、推計約462万人であった）

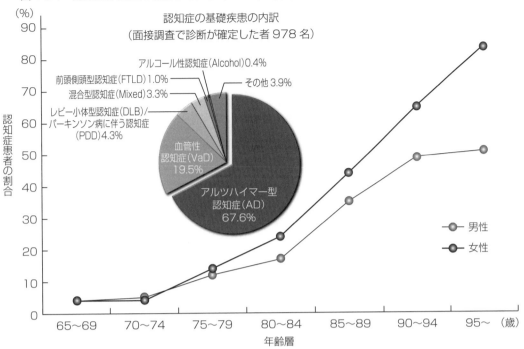

出典）「都市部における認知症有病率と認知症の生活機能障害への対応」（平成23年度～平成24年度）
　　　総合研究報告書．

表4-3-5　生理的健忘と病的健忘（認知症）の鑑別点

	生理的健忘	病的健忘 （Alzheimer型認知症）
物忘れの内容	一般的な知識など	自分の経験した出来事
物忘れの範囲	体験の一部	体験した全体
進行	進行、悪化しない	進行していく
日常生活	支障なし	支障あり
自覚	あり	なし（病識低下）
学習能力	維持されている	新しいことを覚えられない
日時の見当識	保たれている	障害されている
感情・意欲	保たれている	易怒性、意欲低下

表4-3-6　うつ病と認知症の相違

	うつ病（仮性認知症）	認知症
発症様式	急性	緩徐で潜行性
経過と持続	比較的短期、動揺性	長期、進行性
自覚症状	存在する （能力の低下を慨嘆する）	欠如することが多い （能力の低下を隠す）
身体症状	摂食障害、睡眠障害	なし
脳画像	正常（機能性疾患）	異常（器質性疾患）

違いを**表4-3-7**に示す。

表 4-3-7　せん妄と認知症の相違

	せん妄	認知症
発症様式	急激（数時間〜数日）	潜在性（数ヵ月〜数年）
経過と持続	動揺性、短時日	慢性進行性、長時間
初期症状	注意集中困難、意識障害	記憶障害
注意力	障害される	通常正常である
覚醒水準	動揺する	正常
誘因	多い	少ない

［2］アルツハイマー型認知症（AD）

（1）アルツハイマー型認知症の病理・病態（図4-3-2）

アルツハイマー型認知症（以下、AD）では、脳の病理変化として、アミロイドβによる老人斑とリン酸化タウタンパクによる神経原線維変化が特徴的である。これらの変化が15〜20年をかけて脳に出現していき、神経細胞が変性、脱落して脳機能の低下が起こる。最初に、記憶や言語の理解を司る海馬、側頭葉に病変が起こるため、症状として記憶障害（もの忘れ）から始まり、時間の見当識障害（日付がわからなくなる）など日常生活に支障が出るようになる。次いで空間認識を司る頭頂葉、さらに遂行機能・意欲などを司る前頭葉へと進展する。遂行機能障害によって、仕事や社会生活、家事を円滑に遂行できなくなり、自立困難となり、要介護となっていく。病識は初期から低下する。

薬物治療は、①中核症状（もの忘れ、失見当識など）に対する治療、②

アルツハイマー型認知症
AD: Alzheimer's disease
認知症の6割以上を占める。もの忘れを主な症状とした脳の病気のことをいう。その他にも思考や判断力が低下したり、見当識が失われる。

図 4-3-2　病理組織学的変化、病理組織学的変性分布

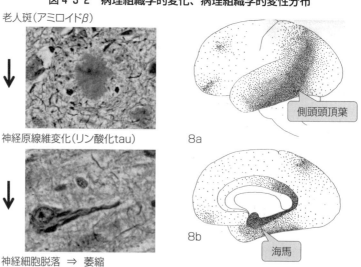

老人斑(アミロイドβ)

神経原線維変化(リン酸化tau)

8a

8b

側頭頭頂葉

海馬

神経細胞脱落 ⇒ 萎縮

94

行動心理症状に対する治療があり、神経細胞の減少と異常タンパク蓄積に対する治療は未完成である。

(2) アルツハイマー型認知症の診断

認知症の診断では、最近の言動や日常生活の変化をよく知る身近な人からの問診がポイントとなる。発症からの経過と現在の症状に加えて、神経学的所見、神経心理検査、脳画像検査を併用して総合的に判断することが重要で、臨床診断の正診率が高まる。

MMSE と HDS-R（長谷川式簡易知能評価スケール改訂版）が認知症のスクリーニング検査として広く使用される。MMSE は 30 点満点で 23 点以下が認知症の疑いである。HDS-R は 30 点満点の 20 点以下で認知症が疑われる。

脳画像検査では、記憶障害に一致した海馬領域の萎縮（矢印）が特徴的で、頭部 CT や MRI で評価される（**図4-3-3**）。PET・SPECT 画像（画像統計解析法）は、AD に特徴的な側頭頭頂葉、後部帯状回を中心とした血流や代謝の低下パターンを検出できるので早期診断に有用である。

最近の研究成果から脳のアミロイド β 蓄積のマーカー（指標）として髄液 A β 42 の低下とアミロイド PET（positron emission tomography）の陽性所見、神経細胞変性・障害のマーカーとして髄液総タウやリン酸化タウ（保険適応）の増加が推奨される。これらは研究目的で行われ、臨床での一般的な使用は勧められない。

(3) アルツハイマー型認知症の治療

認知症の進行を遅らせることにより、基本的 ADL（入浴、衣服の着替え、トイレの使用など）の維持を図る。認知症に伴う行動・心理症状に対応する。

①アルツハイマー型認知症の薬物治療

AD 脳では、学習や記憶に重要な神経伝達物質であるアセチルコリンの

MMSE
Mini-Mental State Examination
見当識、記憶、注意・計算、言語機能、図形模写（構成）からなり 30 点満点で 23 点以下を認知症の疑いとする。

HDS-R
記憶に関する項目が MMSE より多く、20 点以下を認知症の疑いとする。

アルツハイマー型認知症の薬物治療
コリンエステラーゼ(ChE)阻害薬（ドネペジル、ガランタミン、リバスチグミン）と NMDA 受容体拮抗薬（メマンチン）の 4 剤が使用される。

図4-3-3　海馬病変

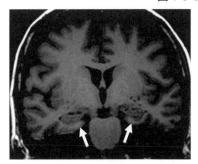
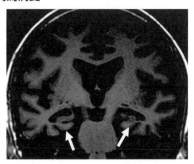

健常高齢者　　　　　　　　　　アルツハイマー型認知症

減少が認知機能障害に関与している。アセチルコリンの分解を阻害するコリンエステラーゼ（ChE）阻害薬（ドネペジル、ガランタミン、リバスチグミン）は一時的な認知機能改善や、症状の進行を抑制する効果がある。

また、AD脳では学習や記憶に重要な他の神経伝達物質であるグルタミン酸が過剰であることがわかって、そのグルタミン酸の受容体を抑制する薬（NMDA受容体拮抗薬）であるメマンチンも使用される。

②アルツハイマー型認知症の非薬物治療

認知症に伴う興奮、妄想、徘徊、幻覚、うつなど**認知症の行動・心理症状（BPSD）**には環境要因が影響する。このため介護者へ適切な対応の指導・支援や介護サービスの導入（デイサービスなど）により、患者を取り巻く生活環境を整備することが必要である。介護者の負担を軽減して本人・家族が在宅で穏やかに過ごせる期間を延長することを目標とする。

[3] アルツハイマー型認知症以外の主な認知症

ADと比較しながら、主な認知症の特徴を示す。

(1) 血管性認知症（VaD）

血管性認知症（以下、VaD）は、脳血管障害（脳梗塞、脳出血、くも膜下出血）によって起こる。脳血管障害を引き起こす要因には、高血圧、脂質異常症、糖尿病、心房細動などが挙げられる。脳血管障害による神経症状（片麻痺、歩行障害、嚥下障害、尿失禁など）とともに、一部の人に認知症の症状がみられる。ADは女性に多いが、VaDは男性に多い。

頭部CTやMRIで脳梗塞の多発や大脳白質病変がみられる（**図4-3-4**）。

ADでは記憶を司る側頭葉内側の海馬が強く障害されるので、もの忘れ（記憶障害）が目立つ。一方VaDは、脳の白質という神経伝達路が障害されて、前頭葉の働きが悪くなるので、意欲の低下、抑うつ、アパシー（無感動）、**感情失禁**などの症状がみられる。これらの症状は脳血管障害が再発するたびに悪化（段階的悪化）するため、脳血管障害の再発予防、脳血管障害を起こしやすくする危険因子（高血圧、糖尿病、脂質異常症、心房細動など）の管理が重要である。高齢者では、ADに脳血管障害を伴う頻度が高く、これをVaDと誤りやすいので注意が必要である。

(2) レビー小体型認知症（DLB）

レビー小体型認知症（以下、DLB）はAD、VaDに次いで3番目に多い認知症である。DLBは、大脳皮質のレビー小体と呼ばれる病理変化が特徴的で、レビー小体の主成分は、α−シヌクレインと呼ばれるタンパクである。パーキンソン病もレビー小体が蓄積することで起こる同じ仲間の病気である。

図 4-3-4　血管性認知症の頭部 MRI

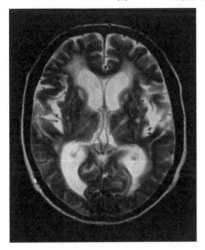
小さな梗塞巣が多発

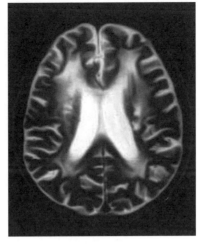
大脳白質に病変が広がる

認知機能の変動
ボーッとした状態とはっきりした状態を繰り返す。1 日の内でも変動がみられ、日によっても違う。

幻視
最も特徴的な症状。実際には居ない人や小動物（犬、猫）や虫が見えると訴える。布団に知らない人が寝ているので寝られない、風呂に知らない人が入っているので入れないなど本人が困る場合がある。

パーキンソニズム
DLB は、パーキンソン病と同様に、運動を制御するドパミンという神経伝達物質が減少して体の動きが悪くなる（動作緩慢）、四肢に筋強剛、歩行障害や転倒、嚥下障害をもつ人が多くみられる。ふるえはパーキンソン病に比べて少ない。

レム期睡眠行動異常症
レム睡眠では夢を見ているが、筋肉が緩んでいるので手足を動かすことはない。ところが、DLB では寝ているときに夢を見て大声で叫ぶ、夢の内容に合わせて手足を動かす。本人の自覚はない。

MIBG 心筋シンチ
DLB：心筋の集積低下あり
AD：心筋の集積低下なし

ドーパミントランスポーターSPECT
DLB：線条体の集積低下あり
AD：線条体の集積低下なし

　認知機能の変動、幻視、パーキンソニズム、レム期睡眠行動異常症が特徴的症状であり、AD との違いである。

　DLB では各種の画像検査が鑑別診断に用いられる。脳血流 SPECT では、AD でみられない後頭葉の血流低下が特徴的である。早期からの自律神経障害（便秘、排尿障害、起立性低血圧）を反映して、MIBG 心筋シンチで心筋の集積低下を認める。ドーパミントランスポーターSPECT では、DLB やパーキンソン病における線条体のドパミン神経の変性を反映して、線条体の集積が低下する（**図 4-3-5**）。AD では、**MIBG 心筋シンチやドーパミントランスポーターSPECT** で、いずれも集積低下を認めないので鑑別診断に有用である。

　治療として、AD と同様にアセチルコリンが不足しているため、アセチルコリンの分解を抑制する ChE 阻害薬（現在の保険適応はドネペジルのみ）を使用する。症状（特に幻視、注意・覚醒度）の改善と認知症の進行を遅らせる効果が期待できる。パーキンソニズムに対しては、パーキンソン病の治療薬の効果が期待できる。

　パーキンソン症状を有する DLB は、AD に比べて、転倒による骨折や誤嚥による肺炎のため、入院・死亡の頻度が高い。早期からリハビリテーションやデイサービスを利用して運動機能の維持を図ることが必要である。

（3）前頭側頭型認知症

　前頭葉や側頭葉の大脳皮質に異常タンパク質（タウや TDP-43 など）が蓄積して起こる変性・萎縮による認知症である。多くは 65 歳以下の若年で発症する。前頭葉の働きが悪くなり、前頭葉による抑制が解放され精

図4-3-5　ドーパミントランスポーターSPECT
DLBやパーキンソン病では、線条体の集積が低下する。

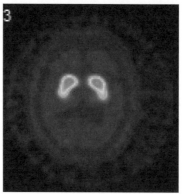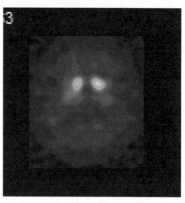

正常　　　　　　　　　　　　　　DLB（パーキンソン病）

神症状や行動障害（**常同行動、脱抑制、無関心**）が目立つタイプ（行動障害型）と、言葉に関連する側頭葉の働きが悪くなることで**言葉の障害**が強く出るタイプ（意味性認知症）などがある。ADと比べて、もの忘れ（記憶障害）や空間的障害（迷子になる）が軽いことも特徴である。

　頭部CTやMRIで前頭葉や側頭葉の萎縮、脳血流SPECTで前頭葉から側頭葉の血流低下が特徴的である。ADで使用される抗認知症薬（保険適応なし）の効果は期待できないばかりか症状が悪化する場合もある。常同行動を利用して決まった日課への誘導・継続を図る。

（4）慢性硬膜下血腫（手術によって治る認知症）

　慢性硬膜下血腫は、頭部への軽い打撲などで脳表面の静脈が傷つき、徐々に出血してできた血腫が脳を圧迫した結果、もの忘れ、自発性の低下、歩行障害などの症状が現れる。高齢者に多く、転倒による頭部打撲の数週から数ヵ月経ったあとに発症するので、打撲が原因と気づきにくく、見逃されるケースが少なくない。頭部CTなどの画像検査で鑑別できる。脳神経外科で血腫洗浄術を行うことで治せる。

（5）正常圧水頭症（手術によって治る認知症）

　脳脊髄液の吸収障害により脳室拡大を呈する水頭症は治療可能な認知症として重要であるが見逃されやすい。特発性と二次性に分類される。歩行障害、認知症、尿失禁の3徴が特徴である。腰椎穿刺による髄液排除を行って、症状の改善がみられたらシャント手術を検討する。

J. 高次脳機能障害

「高次脳機能障害」という用語は、脳損傷に起因する認知障害全般を指し、この中には、失語・失認・失行のほか、**記憶障害・注意障害・遂行機能障害、社会的行動障害**などが含まれる。2004（平成16）年に厚生労働省により、高次脳機能障害の診断基準が策定された（**表4-3-8**）。

高次脳機能障害の原因疾患は、約80％が脳血管障害、約10％が頭部外傷である。高齢者では、脳血管障害が主たる原因疾患であるのに対し、若年者は脳挫傷やびまん性軸索損傷などの頭部外傷（交通事故が最多）を原因とすることが多い。高次脳機能障害患者が復職のために利用できる施設として、ハローワーク、地域障害者職業センター、障害者職業総合センター、障がい者就職・生活支援センターなどがある。高次脳機能障害の場合、精神保健福祉手帳の申請が可能となる。

記憶障害
知識や出来事を覚えることができない、もしくは思い出すことができない状態。すなわち、記銘（新しく覚えること）、保持（覚えたことを忘れないこと）、再生（思い出すこと）といった記憶のプロセスの一部または全部が障害された状態。

注意障害
注意機能が低下した状態。注意機能は①持続性注意②選択性注意③転換性注意④配分性注意の4つに分類されるが、大脳皮質のいずれの部分が障害された場合でも出現する（責任病巣を局所的に断定できない）。

遂行機能障害
課題を遂行するための、目標設定、計画の立案、目標に向けた計画の実行、効果的な行動という、4段階のいずれかが障害された状態。遂行機能は、高次脳機能階層構造の中で、記憶、知覚、言語など他の要素的認知機能よりも上位の機能として位置づけられる。

社会的行動障害
意欲・発動性の低下、情動コントロールの障害、対人関係の障害、依存的行動、固執などが含まれる。特に内側前頭前野の障害では意欲・発動性の低下が生じ、眼窩前頭野の障害では情動コントロールが生じるとされる。情動コントロールの障害によって、衝動的な怒り（anger burst）が生じる。

表4-3-8　高次脳機能障害の診断基準

Ⅰ：主要症状など
1. 脳の器質的病変の原因となる事故による受傷や疾病の発症の事実が確認されている。
2. 現在、日常生活または社会生活に制約があり、その主たる原因が記憶障害、注意障害、社会的行動障害などの認知障害である。

Ⅱ：検査所見
　MRI、CT、脳波などにより認知障害の原因と考えられる脳の器質的病変の存在が確認されているか、診断書により脳の器質性病変が存在したと確認できる。

Ⅲ：除外項目
1. 脳の器質的病変に基づく認知障害のうち、身体障害として認定可能である症状を有するが、上記主要症状（Ⅰ-2）を欠くものは除外する。
2. 診断にあたり、受傷または発症以前から有する症状と検査所見は除外する。
3. 先天性疾患、周産期における脳損傷、発達障害、進行性疾患を原因とするものは除外する。

Ⅳ：診断
1. Ⅰ～Ⅲをすべて満たした場合に、高次脳機能障害と診断する。
2. 高次脳機能障害の診断は、脳の器質的病変の原因となった外傷や疾病の急性期症状を脱した後に行う。
3. 神経心理学検査の所見を参考にすることができる。

4. リハビリテーション

権利、名誉、尊厳の回復
歴史的には、「ジャンヌ・ダルクのリハビリテーション」「ガリレオのリハビリテーション」が有名で、いずれも名誉復権の意味で使われてきた。

リハビリテーション医学を説明する3つのキーワード
「機能回復」「障害克服」「活動をはぐくむ」（日本リハビリテーション医学会2017より）。

「活動」
日常の「活動」として挙げられる、起き上がる、座る、立つ、歩く、手を使う、見る、聞く、話す、考える、服を着る、食事をする、排せつをする、寝るなどが組み合わさり、有機的に行われることにより、家庭での「活動」、学校・職場・スポーツなどにおける社会の「活動」につながっていく。

QOL
quality of life
日本語では生命の質、人生の質、生活の質と訳されるが、リハビリテーションの分野では生活の質と考えるのが適切で、高いQOLとは、障害者や高齢者により満足度の高い生活内容を保障することを意味している。

世界保健機関
WHO: World Health Organization

国際障害分類
ICIDH: International Classification of Impairments, Disabilities and Handicaps

A. リハビリテーションの定義

　リハビリテーション "rehabilitation" という言葉は、接頭語の "re" と "habilitation" が組み合わさって成り立っている。re は「再び」、habilis は「人間にふさわしい（適した）」あるいは「人間として望ましい」という意味であり、心（精神）や身体に障害をもった人が、もう一度能力を回復して人間としてふさわしい状態に戻ること、すなわち、権利、名誉、尊厳の回復等を意味している。リハビリテーション医学・医療とは、心（精神）や身体に障害をもった人が、もう一度機能回復・障害克服して、人の営みである「活動」の賦活化を図る過程を中心とする。

B. リハビリテーション医療の目的

　リハビリテーション医療の目的は、外傷や疾病により生じた能力低下を的確に評価し、それに対してアプローチを行い全人的に生活の質（QOL）の向上を目指すことにある。「障害を克服する」というキーワードは、リハビリテーション医学・医療を、障害という側面から捉えた定義である。1980年に、**WHO** によって制定された**国際障害分類（ICIDH）**では、身体機能の障害による生活機能の障害（機能障害・形態異常、能力低下、社会的不利）を分類するという考え方が中心であった。ICIDH の障害構造モデルは障害の階層性を示している（**図 4-4-1**）。

図 4-4-1　ICIDH の障害構造モデル

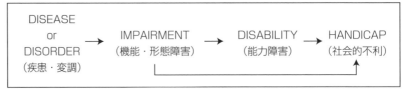

　多くの医学の領域では、疾病治療に焦点を当てているのに対して、リハビリテーション医学・医療ではこの3つのレベルにポイントを置いている点が特徴である。「能力低下」とは、機能障害によって患者個人の能力や、

活動性が低下した状態のことで、「能力低下」の代表としては、日常生活動作（ADL）障害が挙げられる。たとえば脳梗塞という疾病によって、右上下肢の片麻痺が生じ（機能障害）、歩行が困難となり（能力低下）、復職が困難となった（社会的不利）を考えると障害を捉えやすい。しかし、このモデルではマイナス表現で構成される点で批判がある。これに対し、「活動を育む」というキーワードはプラス思考でリハビリテーション医学を説明している。2001年にWHO総会で採択され、現在、国際的に整備が進められている**国際生活機能分類（ICF）**の基本的な考え方とも合致する。このように、リハビリテーション医学・医療とは、疾患や機能障害のみに焦点を当てるのではなく、能力低下を評価し、活動の賦活化を図る医療である。

C. リハビリテーション医学・医療の対象の変遷

　リハビリテーションという言葉が医療の分野で使われ始めたのは、約100年前の第1次世界大戦の頃で、この時のリハビリテーションの意味するところは、戦傷者の社会への復帰という意味合いが強かった。日本におけるリハビリテーション医学・医療の原点は、戦前の急性灰白髄炎（脊髄性小児麻痺、ポリオ）、骨・関節結核、脳性まひなどの肢体不自由児に対する**療育**にあるとされる。戦中は戦傷により、戦後と高度経済成長期には労働災害（炭鉱事故など）や交通事故により対象となる患者が増加し、四肢の切断・骨折・脊髄損傷のリハビリテーション医学・医療が大きなテーマとなった。**超高齢化社会**を迎えた現代社会において、リハビリテーション医学・医療を取り巻く環境は急速に変化してきている。対象に、従来からの小児疾患や切断・骨折・脊髄損傷に、中枢神経・運動器（脊椎・脊髄を含む）・循環器・呼吸器・腎臓・内分泌代謝・神経筋疾患・リウマチ性疾患・摂食障害・がん・スポーツ外傷・障害などの疾患や障害に加え、周術期のICUにおける身体機能障害の予防・回復、**フレイル・ロコモティブシンドローム・サルコペニア**なども加わり、リハビリテーショ医学・医療は。ほぼ全診療科に関係する疾患・障害・病態を扱う領域になっている（**図4-4-2**）。さらに、疾患・障害・病態は複合的に絡み合い、その発症や増悪に加齢が関与している場合も少なくなく、社会の高齢化が急速に進んだ超高齢化社会において、多くの疾患や障害を複合的に抱える高齢者への対応は、大きな課題となっている。

　少子高齢社会の日本では、「活動を育む」主眼は高齢者に置かれがちであるが、今後減少が予測されている成長段階の小児や、社会の中心的役割

日常生活動作
ADL: activities of daily living
1人の人間が独立して生活するために行う、基本的な毎日繰り返される共通の身体動作群のこと。身辺動作（セルフケア）を指す。

国際生活機能分類
ICF: International Classification of Functioning, Disability and Health
➡ p.32 第2章3節参照。

療育
治療を行いながら、教育を行うことをいう。

戦傷
第2次世界大戦後には多数の戦傷者が対象となり、義肢・装具の必要性が高まった。

超高齢化社会
WHOや国際連合の定義で、高齢化率（総人口のうち65歳以上の高齢者が占める割合）が21％を超えた社会を指す。日本は2007（平成19）年に超高齢化社会になった。

フレイル
加齢とともに心身の活力（運動機能や認知機能など）が低下し、複数の慢性疾患の併存などの影響もあり、生活機能が障害され、心身の脆弱性が出現した状況であるが、適切な介入・支援により生活機能の維持向上が可能な状態像（厚生労働省の定義）。可逆性を有する状態であり、早期の発見と対処が重要である。

ロコモティブシンドローム（運動器症候群）
運動器の障害のために、歩くといった移動能力が低下した状態。

サルコペニア
筋肉量減少、筋力低下、身体機能低下が見られる状態を指す。

図 4-4-2　リハビリテーション医学・医療の対象

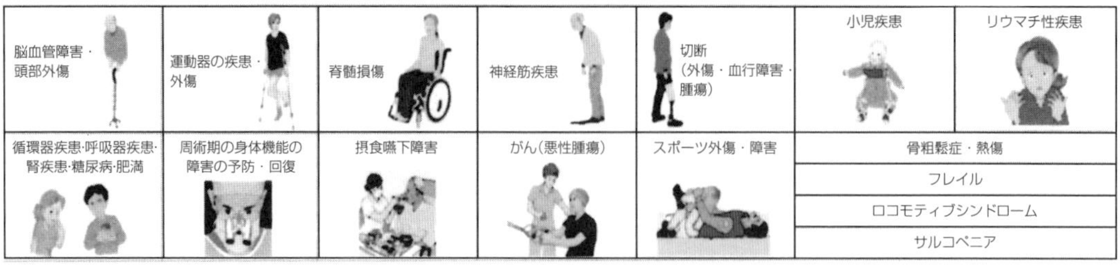

脳血管障害・頭部外傷	運動器の疾患・外傷	脊髄損傷	神経筋疾患	切断（外傷・血行障害・腫瘍）	小児疾患	リウマチ性疾患
循環器疾患・呼吸器疾患・腎疾患・糖尿病・肥満	周術期の身体機能の障害の予防・回復	摂食嚥下障害	がん（悪性腫瘍）	スポーツ外傷・障害	骨粗鬆症・熱傷	
					フレイル	
					ロコモティブシンドローム	
					サルコペニア	

出典）公益社団法人 日本リハビリテーション医学会監修／久保俊一総編『リハビリテーション医学・医療コアテキスト』医学書院，2018.

一次予防
疾病の発症の予防であり、健康増進に向けた教育・啓発、体力づくり運動など、疾病にならないような、生活習慣を身につける。予防接種も一次予防に含まれる。

二次予防
早期発見、早期治療を指し、定期的な健康診断、がん検診などが含まれる。

大規模災害リハビリテーション支援
大規模災害時のリハビリテーション支援は多方面にわたる。日本ではリハビリテーション関連団体が、大規模災害リハビリテーション支援関連団体協議会（JRAT: Japan Disaster Rehabilitation Assistance Team）を作り、組織的な支援を行っている。

障害者スポーツ（パラスポーツ）
2011（平成 23）年にスポーツ基本法が施行され、障害の有無にかかわらずスポーツを行える環境整備、心のバリアフリー、共生社会の実現を目指している。

寛容社会
inclusive society
日本リハビリテーション医学会が提唱する寛容社会とは、障害がある人もない人も、大人も子どもも、いろいろな社会的立場の人びとが、心を開きあい安心して生きられる社会を指す。

を担っている青壮年期も対象とする視野が必要である。リハビリテーション医学・医療は、すべての年齢層で「活動を育む」意義を示しながら、身体機能の回復・維持・向上を図り、生き生きとした社会生活を支援し、疾病や障害の**一次・二次予防**も行っていくという、大きな役割を担っている。

リハビリテーション医学・医療の社会貢献としては、**大規模災害リハビリテーション支援**、**障害者スポーツ（パラスポーツ）・パラリンピック**への支援、**寛容社会**実現への提言などが挙げられる。

D. リハビリテーション医学・医療の実際

[1] リハビリテーション医療

リハビリテーション医学・医療の専門家がリハビリテーション科医である。適切なリハビリテーション治療を行うために、的確なリハビリテーション診断が必要になる。リハビリテーション治療は表 4-4-1 に示すごとく、多岐にわたっている。

医療におけるリハビリテーション医学・医療は、疾患の発症、外傷が発生した直後の急性期、急性期の後の回復期、在宅や施設での自立を目指す生活期（維持期）の 3 期に分類される（図 4-4-3）。

(1) 急性期リハビリテーション

急性期では、疾患・外傷自体の治療が最も重要で、これらの治療は専門領域の各科医師を中心に行われる。リハビリテーション科医は、各科医師と連携しながらそれぞれの病状に対してリハビリテーション診断を行ったうえで積極的なリハビリテーション治療を行い活動性の低下防止を図り、身体的・精神的な機能回復を目指す。具体的には、疾病・外傷・手術などの発症や処置直後から原疾患の治療と並行して行われる。

急性期リハビリテーションにより、予防可能なものには、**非活動性筋萎縮（廃用性筋萎縮）**、**関節拘縮**、深部静脈血栓症、褥瘡、誤嚥性肺炎があ

表4-4-1　リハビリテーション診療

リハビリテーション診断	リハビリテーション治療
身体所見の診察 ADL/QOL 等の評価 高次脳機能検査 画像検査（超音波、単純X線、CT、MRI、シンチグラフィ等） 血液検査 電気生理学的検査（筋電図、神経伝達検査、脳波、体性感覚誘発電位、心電図など） 生理学的検査（呼吸機能、心肺機能検査など） 排尿機能検査 病理検査（筋・神経）	理学療法→運動療法 　　　　　　物理療法 作業療法 言語聴覚療法 義肢装具療法 認知療法・心理療法 電気刺激療法 磁気刺激療法 ブロック療法 生活指導 薬物療法（漢方を含む）→疼痛、痙縮、排尿、排便、精神・神経、循環・代謝、異所性骨化など 手術療法→腱延長術、腱切断術など 新しい療法→ロボット、BMI（brain machine interface）、再生医療、AI（artificial intelligence）など

出典）公益社団法人 日本リハビリテーション医学会監修／久保俊一総編『リハビリテーション医学・医療コアテキスト』医学書院，2018.

図4-4-3　急性期・回復期・生活期のリハビリテーション治療

３つのフェーズにおける疾患・外傷の専門的治療、リハビリテーション治療、介護における医師によるリハビリテーション管理および家庭・社会活動へのアプローチの位置づけとその比重を示している。

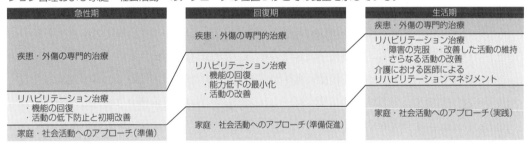

出典）公益社団法人 日本リハビリテーション医学会監修／久保俊一総編『リハビリテーション医学・医療コアテキスト』医学書院，2018.

る。これまで、重度の疾患であれば当然とされてきた安静臥床により発生する二次的合併症は、その後の積極的リハビリテーションの妨げになる。それを防ぐために早期からリハビリテーションとしての対応を行うことが重要で、発病初日から開始するのが理想である。特に、集中治療室に入院している重症患者は、全身状態が不良であり、ベッド上で不動状態にさらされやすい。近年、急速なびまん性筋力低下をきたすICU-aquired weakness（ICU-AW）、ICU在室中あるいは退院後に生じる運動機能障害、認知機能障害、精神障害（PICS）などが、ICUにおける鎮静を伴った安静臥床による合併症として注目されており、予防が急務である。

非活動性筋萎縮（廃用性筋萎縮）
安静臥床によって、筋肉量は１日に３～５％減少し、元の状態に戻るには、約３倍の期間が必要である。

関節拘縮
関節の動きが悪くなり可動域が減少すること。関節は動かさなければ皮膚、皮下組織、筋、腱、靭帯、関節包等の軟部組織の変化によって、固まって動きにくくなる。これを、関節拘縮という。

精神障害
PICS: post intensive care syndrome

●早期離床と二次的障害の予防

1964年、ヒルシュベルグは「過度の安静による二次的障害」、すなわち、過度の安静により単に筋萎縮や骨の萎縮をきたすのみならず、皮膚の萎縮や**褥瘡**、心拍出量の低下や起立性低血圧、誤嚥性肺炎や肺胞換気性障害、深部静脈血栓症、食欲低下、便秘、尿路結石や尿路感染症、抑うつ、認知症など局所的にも全身にわたっても、さまざまな障害が現れることを、「**廃用症候群**」（disuse syndrome）として初めて報告した。

その後、disuse syndrome は、不動（immobility）による障害と理解されている。身体の不動は、麻痺や疼痛、術後の抑鬱、罹患している疾病などによる一次的（内的）要因と、ギプス固定や医療従事者による安静指示など環境により活動が制限された二次的（外的）要因によって引き起こされる。不動は**筋萎縮**や**骨萎縮**、関節拘縮などの運動器への悪影響だけでなく、呼吸器、循環器、消化器、泌尿器、精神機能など全身に悪影響を及ぼす。

予防が最も重要で、安静臥床は医学的な理由がない限り避けなければならない。安静臥床にしておくということは無重力状態にしておくこととほぼ同じで、循環血液量が減少し起立時の血圧が保てなくなるばかりでなく心筋自体も菲薄化してしまう。たとえ離床ができず、またギャッチアップ座位ができなくても運動は可能である（離床できない患者のハンドエルゴメーターを用いた運動療法など）。最大筋力の20%程度の筋出力を行っていると筋力低下は起こらない。また、心肺機能の維持、増強のためには持久力（心肺機能）訓練が有効である。離床が可能になれば早期離床を行う。

急性期リハビリテーションは、疾患の進行、再発に注意しながら、厳重な安全管理のもとで行われる。

(2) 回復期リハビリテーション

症状の安定した時期から、集中的に**機能回復**を目指す過程を回復期リハビリテーションと呼び、離床後早期に、理学療法、作業療法、障害に応じた言語療法などの機能回復訓練を開始する。全身状態が安定すると、改善しうる障害と後遺症となる可能性のある障害がはっきりしてくる。回復期リハビリテーションを始めるにあたって、機能予後に関する問題点と可能性を十分に検討し、社会復帰のために中長期的な観点からゴールを設定しなければならない。ゴールは、障害があっても、病前の生活またはそれにできるだけ近い生活を目標にする。訓練は、日常生活動作能力の向上が中心となる。

回復期リハビリテーションの場は、回復期リハビリテーション病棟や、地域包括ケア病棟であるが、回復期のうちに退院後の生活が円滑に行われるよう関係関連施設との地域連携をとることが重要である。

（3）生活期（維持期）リハビリテーション

　機能の向上が予測されたレベルに達し、変化がない状態となれば社会生活が開始される。この時期を、生活期（維持期）と呼び、住み慣れた地域（自宅、老人保健施設、長期療養型病床など）の中で、体力の維持や改善、生活環境整備、社会復帰、自立生活を支援するために行うリハビリテーションを生活期（維持期）リハビリテーションという。社会福祉と保健の両方の側面からの働きかけが必要となる。医療面からは、障害の悪化と疾患の再燃を予防することが目的となる。

（4）地域包括ケアシステム

　重度の要介護状態となっても、住み慣れた地域での自分らしい暮らしを人生の最期まで続けることができるよう、住まい・医療・介護・予防・生活支援が、個々人の抱える課題に合わせて一体的に専門職によって提供されるように設計された制度である（図4-4-4）。

　保険者である市区町村や都道府県が、地域の自主性や主体性に基づき、地域の特性に応じて、行政サービス、NPO、ボランティア、民間企業などの多様な事業主体から構成される重層的な支援体制を構築する。市町村が設置する地域包括支援センターが核となり、おおむね30分以内に必要なサービスを提供できる日常生活圏域が単位となる。リハビリテーションの最終的な目標は、住み慣れた地域、親しい隣人のいる地域で過ごす、または社会復帰をすることにあり、患者のQOL向上を目指すものである。急性期・回復期・生活期の区別なく、一連のリハビリテーションが円滑に行えるようにすべきと考えられている（図4-4-5）。

急性期リハビリテーション
この時期に適切にリハビリテーションを展開することで、①回復に要する期間の短縮と最終的な機能の到達レベルの向上、② ICU（intensive care unit）やSCU（stroke care unit）入院中などの超急性期における、運動療法と作業療法導入により退院時のADL自立割合の増加、せん妄期間の短縮、人工呼吸器を装着していない期間の増加、③脳血管障害患者に対する早期離床（座位）で有意な意識レベルの改善等が報告されている。

機能回復
食事、着衣行動、移動、コミュニケーションなど、ADLの自立を主な目的として集中的にリハビリテーション治療を行う。

ゴールの設定
どの程度の機能改善まで入院治療を行うか、社会復帰に向けて配慮すべき点は何かをあらかじめ検討すること。

図4-4-4　地域包括ケアシステムの概要

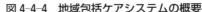
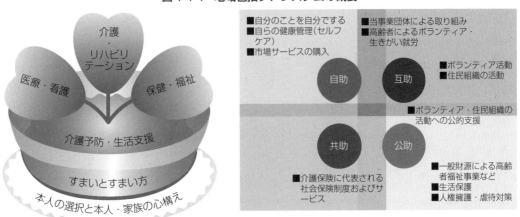

地域包括ケア研究会：地域包括ケアシステムと地域マネジメント（地域包括ケアシステム構築に向けた制度及びサービスのあり方に関する研究事業）。平成27年度厚生労働省老人保健健康増進等事業，2016より.
出典）公益社団法人　日本リハビリテーション医学会監修／久保俊一総編『リハビリテーション医学・医療コアテキスト』医学書院，2018.

図 4-4-5　在宅医療・介護の連携促進の方向性

○疾病を抱えても、自宅等の住み慣れた生活の場で療養し、自分らしい生活を続けられるためには、地域における
　医療・介護の関係機関（※）が連携して、包括的かつ継続的な在宅医療・介護の提供を行うことが必要である。
　（※）在宅療養を支える関係機関の例
　　　　・地域の医療機関（定期的な訪問診療の実施）
　　　　・在宅療養支援病院・診療所（有床）（急変時に一時的に入院の受け入れの実施）
　　　　・訪問看護事業所（医療機関と連携し、服薬管理や点眼、褥瘡の予防、浣腸等の看護ケアの実施）
　　　　・介護サービス事業所（入浴、排泄、食事等の介護の実施）
○このため、関係機構が連携し、多職種協働により在宅医療・介護を一体的に提供できる体制を構築するため、市
　町村が中心となって、地域の医師会等と緊密に連携しながら、地域の関係機関の連携体制の構築を図る。

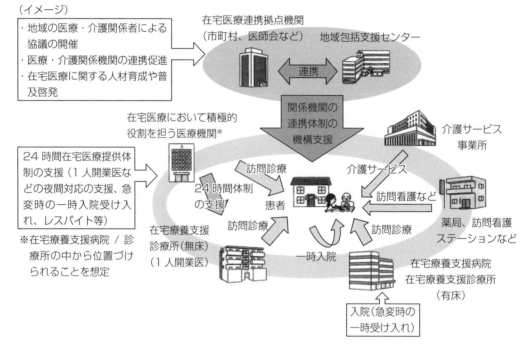

出典）厚生労働省ウェブサイト「在宅医療・介護の連携推進の方向性」.

**生活期（維持期）リハビ
リテーション**
医療保険によって外来の
リハビリテーションの形で
行われてきたが、徐々に
介護保険を利用した保
健・福祉へと移行しつつ
ある。現状では介護保険
を利用する施設には十分
なリハビリテーションサー
ビスが整備されていない
という社会的問題がある。

リハビリテーション専門医
米国では国家資格として
専門医制度が規定されて
おり、リハビリテーショ
ン専門医は 1947 年に制

[2] リハビリテーション医療に携わる職種

　リハビリテーション医療では、多くの職種がチーム医療として関わることが大きな特徴である。リハビリテーション医学・医療の専門家が、リハビリテーション科医である。リハビリテーション科医を中心として、各職種がしっかりと意思疎通を図り、患者の現状把握やゴールについての認識を共有することは重要である（**図4-4-6**）。

(1) 医師

　リハビリテーション専門医とは、リハビリテーション医学・医療に精通している医師である。リハビリテーション専門医の役割としては、①疾病・障害の診断、②適切なリハビリテーション医療（訓練処方）の提供、③リハビリテーションチームのリーダー、④一般的内科管理、⑤訓練時の

図4-4-6　リハビリテーション医療チームを形成する職種

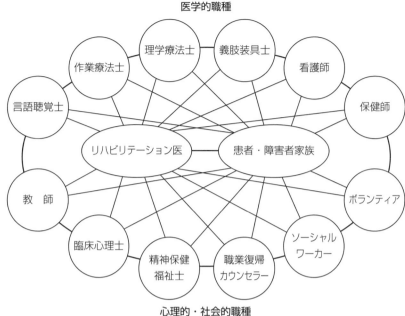
医学的職種

作業療法士　理学療法士　義肢装具士　看護師　保健師　言語聴覚士　リハビリテーション医　患者・障害者家族　ボランティア　教師　臨床心理士　精神保健福祉士　職業復帰カウンセラー　ソーシャルワーカー

心理的・社会的職種

度化された。日本では1982（昭和57）年に学会が認定したリハビリテーション専門医が制定されたが、2018（平成30）年度からは日本専門医機構による新たな仕組みによる専門研修が始まった。リハビリテーション科は19の基本領域のうちの1つとなり、今後優れたリハビリテーション科医を育成する好機と考えられている。

リスク管理、⑥障害受容のマネージメントなどが挙げられる。病気の治療そのものは各科専門医が担当することが多いので、担当専門医とリハビリテーション担当医との協調が大切になる。カンファレンスの開催によって治療ゴールと治療プログラムを決定し、適切な訓練処方を作成できるリハビリテーション科医師の増加が期待される。

（2）理学療法士（PT）

　理学療法とは、「身体障害のあるものに対し、主としてその基本能動作能力の回復を図る為、治療体操その他の運動を行わせ、及び電気刺激、マッサージ、温熱その他の物理的手段を加えること」と定義されている（理学療法士及び作業療法士法）。言い換えると、理学療法とはさまざまな種類の運動を通じて患者の機能の回復を図る**運動療法**と、温熱、寒冷、物理的刺激などの外部エネルギーを加えることで痛みの軽減を図ったり、組織治癒を促したりする**物理療法**によって構成された治療法といえる。

（3）作業療法士（OT）

　作業療法とは、「身体や精神に障害を持ったものに対して、**応用動作能力**や社会適応能力の回復をはかる為、工芸や手芸などの作業を行わせるもの」と定義されていた。その後急速に少子高齢化が進み、障害者が増加してきた。このような時代背景にあって、1985（昭和60）年に日本作業療法士協会は「作業療法とは、身体または精神に障害のあるもの、またはそ

理学療法士
PT: physical therapist

運動療法
リハビリテーション治療の基本である。関節可動域訓練、筋力増強訓練、持久力（心肺機能）訓練、協調性訓練、バランス訓練、座位・立位訓練、基本動作訓練、起立・歩行訓練、治療体操などがある。

物理療法
温熱療法、寒冷療法、超音波療法、マイクロウェーブ療法、水治療法、光線治療法、牽引療法などがある。

作業療法士
OT: occupational therapist

応用動作能力
主に日常生活動作や歩行を自立して行う能力をいう。さらに生活関連動作や職業能力にまで拡大されているが、職業能力については職能訓練士や職業カウンセラーの領域と重複している。

れが予想されるものに対してその主体的な生活の獲得を図るため、諸機能の回復、維持および開発を促す作業活動を用いて行う治療・訓練・指導及び援助をいう」と定義を拡充した。高齢者は障害をもつ可能性が高いため、保健・福祉などにも活動の範囲を広げ、工芸や手芸だけでなく、日常生活や余暇活動、社会参加まで幅広くアプローチできる療法でなければならない。この作業療法に従事する専門職が、作業療法士である。

(4) 言語聴覚士 （ST）

音声機能、言語機能または聴覚に障害があるものについてその機能向上を図るため、言語訓練その他の訓練、これに必要な検査および助言、指導その他の援助を行うことを業とするものを、言語聴覚士と定義している（言語聴覚士法）。さらに、同法では、嚥下訓練、人工内耳の調整、その他厚生労働省で定める行為については診療の補助行為として認めている。言い換えると言語聴覚士の扱う障害は、失語症を含めた高次機能障害・言語発達遅延・音声障害（発生障害）・構音障害・嚥下障害・聴覚障害など多岐にわたる。

(5) 義肢装具士 （PO）

義肢とは、切断事故などによって、手足を失った人びとのために製作された人工の手足のことである。装具は、外傷や病気で失われた機能を補い、回復に導くために用いられる。装具には、短下肢装具、長下肢装具などがある。義肢装具士は、義肢装具の採型、採寸を行い適合させる国家資格である。義肢装具の装着法や使用法についての説明や、車いす、杖等の調整も行う。

(6) 看護師 （NS）

リハビリテーション領域の拡大に伴い、急性期のケアだけでなく、回復期における**生活習慣病**の予防から**介護予防**、生活期（維持期）リハビリテーションまで、リハビリテーション看護に対するニーズは増大してきている。さらに、医療の高度化専門化のため特に急性期リハビリテーションにおいて看護師は高度な専門性が求められるようになってきている。リハビリテーション変革の時代の中で、看護師は対象を全人的・総合的に理解し、他職種と連携しながら、健康回復や自立を目標に質の高いケアを実施することが望ましい。

リハビリテーション医療は、理学療法士（PT）、作業療法士（OT）、言語聴覚士（ST）だけが行うものではない。各療法士の訓練時間は1日のうち多くても2時間程度であり、それ以外の時間は病棟ですごすことが多い。訓練室でできていることを、生活の場としての病棟で、トイレまで歩いていく、食事をする、など患者自身が実際に行うための援助や精神的サ

ポートをする。リハビリテーション医療チームにおいて、病棟看護師は療法士と同等または、それ以上に重要な存在である。

リハビリテーション看護師の役割として、褥瘡予防、排泄管理、嚥下管理、高次機能障害のアプローチ、障害受容のアプローチ、家族指導などが挙げられる。

(7) 管理栄養士（RD）

リハビリテーション治療の効果を最大限に発揮するためには、患者の**低栄養**状態の解消、糖尿病・高血圧などの併存疾患に対する食餌療法など、適切な栄養管理を行う事が大切である。管理栄養士は、栄養管理のために欠かせない存在である。摂食嚥下療法、患者の栄養管理をリハビリテーション医療チームとともに行う**栄養サポートチーム（NST）**の中核を担う。

(8) 薬剤師

患者の薬歴を整理し、処方薬剤の管理を行う。患者の摂食嚥下機能、経口接種の可能性、（胃瘻の有無など）を考慮し、薬剤の剤形や投与ルートに関して医師に情報を提供する。薬剤使用におけるアドヒアランスを向上させるため、薬剤に対する情報を提供するとともに、患者の家族構成，上肢機能、認知機能（認知症や高次機能障害の有無）などに配慮した服薬プランの作成と服薬指導を行う。退院後のフォローアップ先（かかりつけ医や施設など）へ薬剤情報提供を行う。

(9) 医療社会福祉士／医療ソーシャルワーカー（MSW）

社会福祉士は社会福祉業務に関わる人の国家資格であり、1987（昭和62）年5月に制定された法律に基づいて位置づけられている。業務内容は、患者、家族の抱える経済的・心理的・社会的問題の解決、調整を援助し、社会復帰の促進を図る役割を担う。

● 医療ソーシャルワーカーの業務

1）経済的問題の調整援助

医療費、生活費に困った際に、保険・福祉関係諸制度を活用できるように援助する。

2）療養中の心理的・社会的問題の解決、調整援助

①受診や入院、在宅医療に伴う不安などの問題の解決を援助する。

②療養中の家業、育児、教育、職業などの問題の解決を援助する。

③高齢者などの在宅ケア等、諸サービスの活用を援助する。

④家族関係や人間関係などの調整を援助する。

3）受診・受療の援助

①生活と疾病の状況に適切に対応した医療の受け方について援助する。

②診断・治療内容に関する不安に対して、その理解を援助する。

管理栄養士
RD: registered dietitian

低栄養
栄養のバランスが負に傾き体組成変化と健康障害に対する脆弱性を呈した状態。リハビリテーション治療を要する患者の約半数は低栄養状態にあるとも報告されている。原疾患そのものにより（炎症性疾患、嚥下障害、摂食障害、等）栄養障害が引き起こされることもあれば、他方、もともと低栄養状態があったために、リハビリテーションが必要な状態になるケースもある。低栄養状態があると、リハビリテーションの効果がなかなか上がらない事が知られており、栄養状態改善のための栄養管理は重要である。

栄養サポートチーム
NST: nutrition support team
NSTの提言内容として、栄養投与内容（投与カロリー、タンパク質や脂肪、水分の量）、栄養投与方法（経口摂取、経管栄養、胃瘻、経静脈栄養、またそれらの併用）、食形態（嚥下調整食など）が挙げられる。効果として、栄養状態の改善、合併症の減少、在院日数の減少、医療費の削減などが挙げられる。

医療社会福祉士／医療ソーシャルワーカー
MSW: medical social worker

③入退院・入退所に関して、経済的・心理的・社会的観点から必要な情報を提供する。

④デイケアなどの指導を行う。

4）社会復帰援助

①転院のための医療機関や退院後の社会福祉施設などの選定を援助する。

②在宅ケアの状況に応じたサービスの活用を援助する。

③住宅確保、改善などの問題を解決する。

④復職・復学を援助する。

⑤転院・在宅医療などに伴う不安などの問題の解決を援助する。

⑥社会復帰の円滑化を図り、心理的・社会的問題の解決を援助する。

精神保健福祉士
PSW: psychiatric social worker

（10）精神保健福祉士（精神科ソーシャルワーカー、PSW）

　精神保健福祉士（以下、PSW）は、精神障害者を対象に社会福祉業務を行う国家資格である。単に病気を抱えた当事者としてではなく、精神的障害を抱えながらも地域で暮らす住民の1人として捉え、さまざまな保健、医療および福祉の援助技術を使いながら、相談援助活動をしていく専門職である。精神科ソーシャルワーカーという名称で1950年代より精神科医療機関を中心に医療チームの一員として導入された。社会福祉学を学問的基盤として、精神障害者の抱える生活問題や社会問題の解決のための援助や、社会参加に向けての支援活動を通して、その人らしいライフスタイルの獲得を目標としている。

　PSWに求められる専門性の中で何より重要なのは、専門知識や技術の裏付けとなる専門職としての原理である。理念や価値観にはさまざまなものがあるが、なかでも「当事者の主体性の尊重」はすべての援助の基本となる。これは、どのような状況であろうと当事者の人生をかけがえのないものとして尊重し、援助者の考えや価値観を押しつけるのではなく、人生の決定者は障害者自身であるとしていく考えである。PSWは職種の性質上、当事者と家族、あるいは当事者と地域・社会との対立や葛藤の中に立たされやすい。時には本人が了解していない状況で援助を始めなくてはならないこともある。PSWは、理念や価値観を専門性として持ち、それを自らの倫理として確立していくことが重要になる。さらに、高ストレス社会といわれる現代にあって、広く国民の精神保健保持に資するために、医療、保健、そして福祉にまたがる領域で活躍するPSWの役割はますます重要になってきている。2020（令和2）年2月末現在の登録者数は8万6,781人にのぼるが、今後ますます活躍の場が広がり、ニーズも増えることが予想される。

● 精神保健福祉士の業務

1) ケースワーク業務

①受診・入院援助

②退院援助

③療養上の問題調整

④経済問題調整

⑤就労問題援助・住宅問題調整・教育問題調整

⑥家庭問題調整

⑦日常生活援助

⑧心理情緒的援助

⑨医療における人権擁護

2) グループ業務

　デイケア、アルコールミーティング、ソーシャルクラブ、家族会などが挙げられるが、そのようなグループの設置・育成に直接的に関わり、メンバーがグループ体験を通して成長できるよう援助していく。

3) 地域活動業務

①当事者が地域社会で安定して生活していけるように、地域の関連機関・諸資源との調整、連携を図る。

②地域精神保健のネットワークを構築する。

③医療機関周辺の地域住民に対して、病院の医療活動への理解を求める活動をする。

④地域の受け皿作りのための体制作りを考えていく。

（11）介護支援専門員／ケアマネジャー

　介護保険法に基づいて定められた専門職で、介護保険施設（介護老人福祉施設、介護老人保健施設、介護療養型医療施設）、あるいは居宅（在宅）サービス事業所などに所属している。介護保険で要支援または、要介護と認定された人を対象に、介護支援計画（ケアプラン）を作成し行政を含めた連絡調整などを行う。

（12）介護福祉士

　介護福祉士は、「社会福祉士及び介護福祉士法」に基づく国家資格で、「介護福祉士の名称を用いて、専門的知識及び技術をもつて、身体上又は精神上の障害があることにより日常生活を営むのに支障がある者につき心身の状況に応じた介護を行い、並びにその者及びその介護者に対して介護に関する指導を行うことを業とする者をいう。」と位置づけられている。

　介護福祉士資格は、介護を必要とする人びとの生活行為・生活動作を支援し、支える知識と技術を有する介護の専門資格として認知され、主にホ

受診・入院援助
①本人、家族、または関係機関からの相談に応じる。②疾病、障害、生活状況に応じた適切な医療を受けられるように援助する。③生活歴、家庭状況、社会環境などの情報を把握し、問題と主訴を明らかにする。④精神科受診をすることによる本人や家族の不安・緊張を和らげ、安心感を保証する。

退院援助
①退院に向けて家族との調整を行う。②退院後の生活に必要と思われるサービスの導入、住居の確保、経済的問題の調整を行うため関連機関との連携をとる。③必要に応じて、転院する医療機関の紹介、社会福祉施設への入所、通所のための援助を行う。

療養上の問題調整
本人が安心して療養生活を送れるように、入院生活に伴って生じる問題や心配、不安の除去のための援助を行う。

経済問題調整
医療費、生活費に困っている当事者、家族に対して各種福祉・保険制度を活用し解決できるよう援助する。

ームヘルパー（訪問介護員）や、老人保健施設や特別養護老人ホームなどの施設で介護業務にあたっている。また、介護業務のほか、在宅介護の場合は介護方法や生活動作に関する説明、介護に関するさまざまな相談にも対応する。

（13）歯科医・歯科衛生士・臨床心理士・そのほかの職種

　咀嚼や摂食の障害に対して、歯科治療や口腔ケアなどの役割を担う歯科医や歯科衛生士、障害者の心理あるいは意欲の問題に対してカウンセリングや他の職種へのアドバイスなどを行う臨床心理士、行政職員、教育関係者、スポーツやレクリエーションの指導者、建築関係者、民生委員など多くの職種がリハビリテーション医療やマネジメントに関連する。

引用参考文献

●公益社団法人　日本リハビリテーション医学会監修／久保俊一総編『リハビリテーション医学・医療コアテキスト』医学書院，2018.
●梅本安則・田島文博「集中治療室におけるリハビリテーション医療」『日本医師会雑誌』第147巻第9号，日本医師会，2018，p.1813.
●小此木啓吾・深津千賀子・大野裕編『心の臨床家のための精神医学ハンドブック』創元社，1998，pp.546-551.
●上田敏監修／伊藤敏之・大橋正洋・千田富義・永田雅章編『標準リハビリテーション医学（第3版）』医学書院，2013.

5. 主な疾患

A. 悪性腫瘍、生活習慣病、脳血管疾患、心疾患

[1] 悪性腫瘍（がん）

　細胞は常に分裂して新しい細胞を作り出しているが、その過程で不規則・過剰に増殖して組織の塊を形成することがある。これを「腫瘍」といい、放置しても生命を脅かさない良性腫瘍（ポリープ等）と、際限なく増殖して他の臓器にも転移し、最終的には死に至らせる悪性腫瘍がある。

　悪性腫瘍には、がん腫（上皮性組織から生じる）と肉腫（上皮以外の組織である筋肉、骨、結合組織などより生じる）があり、それに血液の腫瘍（白血病、悪性リンパ腫、多発性骨髄腫など）を加えたものを総称して「がん」と呼んでいる。

　生体を構成している細胞では、紫外線、化学物質、ウイルスなどの刺激により、がん細胞などの異常細胞が生成されることがある。通常、免疫機能が働き、異常な細胞を排除するが、免疫機能が低下すると、がん細胞が排除されずに繁殖を続ける。がんは通常１つの臓器で増大していき、他の臓器に転移するが、ときには複数の臓器に原発がんが認められることがある。この場合、「**重複がん**」といい、同じ臓器に原発がんが複数できる場合を「**多発がん**」という。高齢者の場合、免疫機能が低下しているのでがんが発生しやすい。しかも、重複がんが増加する特徴をもっている。

重複がん
1つの臓器のみならず他の臓器にも原発がんが認められた場合。

(1) がん死亡状況

　1981（昭和56）年以降、日本の死亡原因の第１位である。がんの総死亡者数は全死亡者数の約３割（28.7%）を占めている。2015（平成27）年の統計によると、第１位が肺がん、第２位が**胃がん**、第３位が**大腸がん**、第４位が**膵臓がん**、第５位が**肝臓がん**となる。男女別では、男性は①肺がん、②胃がん、③肝臓がん、④大腸がん、⑤膵臓がんの順となっている。一方、女性では、①肺がん、②大腸がん、③胃がん、④膵臓がん、⑤乳がんの順となっている。

大腸がん
肛門付近の直腸にできたがんの場合、手術により人工肛門（ストーマ）が必要となることが多い。

(2) 近年のがん発症の傾向

　ピロリ菌除菌の効果があり、胃がんは著しく減少傾向にある。しかし、大腸がん、膵臓がん、肝臓がんが男女ともに増加している。特に膵臓がんは肝臓がんを抜いて４位になった。

①胃がんが多いのが日本人のがんの特徴であり、原因として塩分過多など
　が挙げられているが、食事、生活習慣の変化のため、若年層では減少し
　てきている。

②肺がんの増加は著しく、危険因子は喫煙である。喫煙量が多いほど、ま
　た喫煙開始年齢が早いほど、肺がん発生の危険は増大する。

③高脂肪食、肉食の増加など、食生活の欧米化によって大腸がん、乳がん、
　前立腺がんが増加している。

④最近 20 〜 30 歳代の女性に子宮頸がんが急増している（HPV 感染）。

（3）がんの予防

　がんの治療の原則は、早期発見と早期治療である。また生活習慣病とし
ての側面ももつがんに対しては予防が大切である。がんにかからないため
の一次予防、現在がんにかかっていてもがん死しないための二次予防（早
期発見、早期治療）である。がんの一次予防としては、がん発生の危険因
子を取り除くことであり、生活習慣の中で最も大きい発がん原因の 3 分の
1 は食生活、さらに 3 分の 1 が喫煙と関係があるといわれている。これに
基づき国立がんセンターでは、**がん予防のための 12 カ条**を提唱している。

1）がんの一次予防

①バランスのとれた栄養をとる。

②毎日変化のある食生活をする。食品の中には発がん性物質の存在するも
　のや、がん抑制物質の存在するものがあり、多くの食品を摂取すること
　で食物中の発がん物質の作用を相殺することが大切である。

③食べ過ぎをさけ、脂肪を控えめにする。乳がん、大腸がんなどは脂肪摂
　取過多と関連しているといわれている。

④酒の過剰摂取をさける。過度の飲酒と、口腔がん、咽頭がん、食道がん
　は関係あるといわれている。

⑤禁煙。タバコの煙には非常に多くの化学物質が含まれており、その中に
　はいくつもの発がん性物質が含まれている。1 日 25 本以上タバコを吸
　う人は、吸わない人に比べて、咽頭がんが 90 倍、肺がんが 7 倍の死亡
　比になることがわかっている。また、タバコを吸い始める年齢が低いほ
　ど肺がんにかかりやすいということもわかっている。しかし、禁煙後 5
　年くらいたつとほとんど吸わない人と同じくらいの状態に近づく。

⑥食べ物から適量のビタミンと多くの食物繊維をとる。ビタミン A、ビ
　タミン C、ビタミン E には発がんを防ぐ働きがある。食物繊維は腸内
　に発生した発がん性物質を外に出す効果がある。

⑦塩辛いものを控えめに、熱い物はさましてからとる。塩分過多が胃がん
　と関係があるといわれている。また、熱い茶粥をとる地方での食道がん

の発生が多いとの報告がある。

⑧焦げた部分はさける。食品を焼いて焦がすと発がん性物質が生じることがわかっている。

⑨カビの生えたものには注意する。ナッツ類やトウモロコシにつくカビには強い発がん性が認められている。

⑩日光に当たりすぎない。オゾン層の破壊によって紫外線が増加し、皮膚がんの発生が増加している。

⑪適度にスポーツをする。ストレスが続くと生理的機能の低下から病気にかかりやすくなるため、発がんの危険性も高くなる。

⑫体を清潔に保つ。体を洗う設備の不十分な地域に子宮頸がんが多いことが知られている。

2) がんの二次予防

がんにかかっていても自覚症状のないうちに発見するため、地域や職場では頻度の高いがん（胃、大腸、子宮、乳房、肺、肝など）の定期検診が行われている。

①胃：バリウム検査だけでなく、**ペプシノゲン法**が行われるようになっている。

②乳房：触診法で発見されるのは乳がんの約7割といわれており、触知されない早期のがん、腫瘍を形成しないがんにも**マンモグラフィー**は大変有用であるため、触診法だけの検診は中止され、全例マンモグラフィー検診へと変わった。

③膀胱：高齢男性で、喫煙歴のある人が罹患しやすい。また、化学物質（芳香アミン）を扱う職種の人に発生しやすいので、尿の細胞診による検診が必要である。

[2] 生活習慣病

生活習慣病とは、食習慣、運動習慣、喫煙習慣、飲酒習慣等の生活習慣が、その疾患の発症・進行に関与する疾患群のことである。前述のがんもこれらの中に含まれる。

1996（平成8）年厚生省は、従来「成人病」と呼ばれていたものを「生活習慣病」とあらためた。生活習慣病は生活習慣を改善することによって、疾病の発症や進行が予防できるという「予防」を重視した捉え方である。

①一次予防：健康増進・発病予防（健康的な生活習慣の確立）

②二次予防：早期発見・早期治療（定期的な健康診断）

③三次予防：機能維持・回復（リハビリテーション）

生活習慣病は成人に多く、従来「成人病」と呼ばれた、悪性新生物（悪

ウイルス性のがん予防
①～⑫の12ヵ条に加えて⑬として、ウイルス性がんについては次の予防策が考えられる。⑬ウイルス感染が原因のがんに対しては予防接種がすすめられる（B型肝炎ウイルス→肝臓がん、HPV→子宮頸がん）。

特定健康診査
2008（平成20）年4月より開始された40～74歳までの公的医療保険加入者全員を対象とした保健制度である。メタボリック症候群に着目した健診である。一般的に特定健診、メタボ健診と呼ばれている。

特定保健指導
特定健康診査の結果から生活習慣病の発症リスクが高く、生活習慣の改善による生活習慣病の予防効果が多く期待できる人に対して、生活習慣を見直す指導を行う。

性腫瘍、がん）、脳血管疾患、心臓病、高血圧、糖尿病、腎臓病などが挙げられる。

2015（平成27）年の統計によると、日本の死亡率の第1位は悪性新生物で28.7%を占めている。第2位は心疾患で15.2%、第3位は肺炎で9.4%、第4位は脳血管障害で8.7%、第5位は老衰で6.6%であった。特に悪性新生物が多く、全死亡者のうち男性は3人に1人、女性は4人に1人の割合を占めている。

（1）糖尿病

膵臓より産生されるインスリンの分泌障害とインスリンの作用障害の両者、もしくは一方が原因で生じる高血糖を特徴とする症候群である。そしてこれは、著明な動脈硬化を起こすため、脳・心血管疾患の危険因子になっている。

1）1型糖尿病

1型糖尿病は成因別に自己免疫性、特発性に、発症には急性発症、緩徐発症、劇症の3タイプがある。急性発症1型糖尿病では、一般的に高血糖症状出現後3ヵ月以内にケトーシスやケトアシドーシスに陥り、ただちにインスリン療法を必要とする。

診断

2016（平成28）年に日本糖尿病学会が「糖尿病診療ガイドライン」を改訂した。糖尿病の診断には慢性高血糖を確認し、さらに症状、臨床所見、家族歴、体重歴などを参考として総合判断することとなった。診断にあたっては、以下のいずれかを用いる。

①糖尿病型を2回確認する（1回は必ず血糖で確認する）。
②糖尿病型（血糖に限る）を1回確認し慢性高血糖症状の存在を確認する。
③過去に「糖尿病」と診断された証拠がある。

血糖検査に関しては、空腹時血糖が126 mg/dl 以上；ブドウ糖負荷試験2時間値が200 mg/dl 以上；HbA1c が6.5%以上と定めている。慢性高血糖症状に関しては、糖尿病の典型的症状（口渇、多飲、多尿、体重減少）の存在または糖尿病網膜症の存在が挙げられている。尿等の検査はガイドライン中に含まれていない。

2）2型糖尿病

インスリン分泌の低下や**インスリン抵抗性**をきたす複数の遺伝因子に過食、運動不足、飲酒などの生活習慣が加わってインスリン作用不足を生じて発症する。糖尿病のほとんどが2型である。

症状

口渇、多飲、多尿、体重減少など（**表4-5-1**）。

インスリン抵抗性
高インスリン血症が存在しても高血糖となる、インスリン作用に対して組織が抵抗性を示す病態。肥満、ストレスがその原因となる。

表 4-5-1　糖尿病による症状（合併症）

眼症状	白内障、網膜症、近視（高血糖による）
口腔症状	口内炎、歯肉炎、う歯
腎症状	腎炎、腎不全（血液透析）、腎盂腎炎
皮膚症状	感染症（白癬症、カンジダ症）、皮膚掻痒症、湿疹、皮膚潰瘍（壊疽）
末梢神経症状	神経痛、四肢特に下肢の末梢の知覚障害（しびれ感、疼痛、知覚鈍麻）、こむらがえり、筋萎縮
自律神経症状	たちくらみ、不整脈、胃の蠕動障害（嘔気）、下痢、便秘、発汗障害、膀胱障害、インポテンツ
血管症状	外眼筋麻痺、手指関節の硬直、閉塞性動脈硬化症（ASO）、狭心症、心筋梗塞、脳梗塞、脳出血
全身症状	全身倦怠感、体重減少、骨粗鬆症

◎いずれの症状も相互に関連して発症してくる

[診断]

　糖尿病の早期発見、治療の促進を期待し、2010（平成22）年7月新基準が決まった。従来は判定基準に基づき糖尿病型の高血糖が別の日に2回確認できれば、糖尿病と診断していた。新基準では、①早朝空腹時血糖値126 mg/dl 以上、② 75 g 糖負荷試験（OGTT）で2時間値200 mg/dl 以上、③随時血糖値200 mg/dl 以上、のいずれかと、**HbA1c 値** 6.2%（NGSP値）以上が認められれば1回の検査でも糖尿病と診断できるようになった。また、糖尿病の特徴的な症状や、糖尿病性網膜症のいずれかが認められる場合は糖尿病と診断できる。

[治療]

　糖尿病治療の基本は食事療法である。栄養バランスを考えて、1日に必要な総エネルギー量を守る。運動療法や薬物療法を行う場合でも、食事療法をきちんと行っていることが前提である。

　食事療法、運動療法によって血糖のコントロールが得られない場合は、血糖降下剤やインスリン注射を行う。

[合併症]

①**糖尿病性腎症**：現在、**血液透析**導入患者の原因疾患の第1位は慢性腎炎ではなく糖尿病である。腎機能の評価は、酵素法で測定した血清クレアチニンをもとにした eGFR を用いる。eGFR とは、推算糸球体濾過率であり、60 ml/min 以上が正常値とされている。腎症の場合、食塩摂取量制限、たんぱく質摂取制限が有効である。

②**糖尿病性網膜症**：このため失明に至ることもある。

③**糖尿病性神経障害**：知覚鈍麻により、軽微な外傷に気づかず感染が拡大して下肢の切断が必要となることもある。

HbA1c 値
以前は日本独自の測定法による値（JDS値）を表記していたが、2014（平成26）年4月以降は国際標準値 NGSP値に変更された。検査用試薬の違いにより、正常値が6.2%未満になった。

血液透析
腎不全に対する治療の1つで、患者の血液から過剰の水とタンパク質代謝の結果生じた窒素含有性老廃物を除去し、血漿の酸塩基平衡と電解質濃度を改善させるように血液と透析液を透析膜（ダイアライザー）を介して間接的に接触させ、拡散と限外濾過により物質交換や溶質除去を行うものである。透析を行うためには血流量が必要なため、動脈から血液をとり出し、透析後静脈に戻す必要がある。このために動脈と静脈を吻合するが、この血液の出入口をブラッドアクセスと言い、シャントとも呼んでいる。

(2) 高脂血症（脂質異常症）

　血中のコレステロール、中性脂肪（トリグリセライド：TG）のいずれかが高くなった状態、もしくは両方とも高くなった状態である。糖尿病と同様に動脈硬化を進展させ、脳・心血管疾患の危険因子である（**表4-5-2**）。

①原発性高脂血症（一次性高脂血症）

　明らかな代謝異常をもたらす原因疾患がなく、脂質の代謝異常によるもの。遺伝的背景の明らかなものを家族性高脂血症と呼ぶ。

表4-5-2　脂質異常症の診断基準（空腹時採血）

高 LDL コレステロール血症	LDL コレステロール 140 mg/dl 以上
低 HDL コレステロール血症	HDL コレステロール 40 mg/dl 未満
高トリグリセライド（TG）血症	トリグリセライド 150 mg/dl 以上
高 Non-HDL コレステロール血症	Non-HDL コレステロール 170 mg/dl 以上

注）LDL：悪玉コレステロール、HDL：善玉コレステロール
出典）日本動脈硬化学会編「動脈硬化性疾患予防ガイドライン 2017 年版」.

②続発性高脂血症（二次性高脂血症）

　他の代謝性疾患などに引き続き起こる場合であり、甲状腺機能低下症や、**ネフローゼ症候群**などに続発するものや、肥満、飲酒などの生活習慣に起因するものがある。

【診断】

　脳血管疾患、虚血性心疾患などの合併によって治療基準は変わり、危険因子が増えるにつれて治療目標は低くなっていく（**表4-5-3**）。

【治療】

　食事療法、運動療法によってコントロールできない場合は薬物療法を行う。食事療法は高コレステロール血症では乳製品、卵など動物性タンパク

ネフローゼ症候群
慢性腎炎の他さまざまな疾患を原因として発症する。

診断基準
タンパク尿（1日3.5 g以上）、低タンパク血症（血清総タンパク 6.0 g/dl以下または血清アルブミン3.0 g/dl以下）の2つが必須項目であり、この他に、高脂血症、浮腫がある。

表4-5-3　リスク別脂質管理目標値

治療方針の原則	カテゴリー		脂質管理目標値（mg/dL）		
		LDL-C 以外の主要危険因子	LDL-C	HDL-C	TG
一次予防 まず生活習慣の改善を行った後、薬物治療の適応を考慮する	Ⅰ（低リスク群） Ⅱ（中リスク群） Ⅲ（高リスク群）	0 1〜2 3以上	160 未満 140 未満 120 未満	40 以上	150 未満
二次予防 生活習慣の改善とともに薬物治療を考慮する	冠動脈疾患の既往		100 未満		

出典）日本動脈硬化学会編「動脈硬化性疾患診療ガイドライン 2007 年版」.

食を制限し、高トリグリセライド血症では飲酒、果物等の糖質制限を行い、食物繊維（野菜、海草、きのこなど）を多めに摂取するようにする。

(3) 痛風（高尿酸血症）

生体に過剰に尿酸が存在するようになると高尿酸血症となり、尿酸が関節内で結晶化すると急性関節炎を起こし、激しい痛みを伴う（**痛風発作**）、これを痛風と呼ぶ。高尿酸血症によって、慢性の関節障害、**痛風腎**（腎機能障害）、腎・尿管の尿酸結石も引き起こされる。痛風は、1955（昭和30）年以降欧米化した食生活、肉食（高プリン体食）過多、飲酒過多や肥満に伴い増加している。

高プリン体食
鶏レバー、牛・豚レバー、青魚のひもの、エビ、納豆など。

①一次性痛風

原因不明であり、痛風の大部分を占める。家族内発生や、男性に多いなど何らかの遺伝因子が関与しているといわれている。

②二次性痛風

白血病、慢性腎不全などの他疾患に続発して起こる。

〔治療〕

プリン体制限の食事療法と肥満などが認められる場合は運動療法もあわせて行う。痛風発作に対しては、発作時は消炎鎮痛剤で痛みや炎症を抑え、発作が収まった後に尿酸合成阻害剤、尿酸排出促進剤のいずれかを使用する。

(4) メタボリック症候群

メタボリック症候群とは生活習慣病の諸病態である**内臓肥満**に高血糖、高血圧、高脂血症のうちの2つを合併したものである。かつて、**シンドロームX、死の四重奏**、などと呼ばれていた病態であるが、1999（平成11）年 WHO がこれを統合整理してメタボリック症候群とした。それぞれ単独でもリスクを高める要因であるが、これが多数重積すると相乗的に動脈硬化性疾患の発生頻度が高まると言われ、危険因子をもたない人にくらべメタボリック症候群をもつ人では虚血性心疾患の発生リスクは約30倍となると報告されている。

シンドロームX
メタボリック症候群概念の原型（1988年）。耐糖能異常、高インスリン血症、高 VLDL・TG 血症、低 HDL コレステロール血症、高血圧などの冠動脈疾患危険因子はお互い関連しあい、その基礎となる異常はインスリン抵抗性であるという概念。

死の四重奏
①上半身肥満、②耐糖能障害、③高脂血症、④高血圧をあわせもつと、冠動脈疾患での死亡率が急上昇する。

日本基準
女性の腹囲を男性より下げる等、基準を見直す動きがある。

〔診断基準（日本基準）〕

①腹腔内脂肪の蓄積（内臓脂肪型肥満）

ウエスト周囲：男性≧85 cm
　　　　　　　女性≧90 cm

CT 上（臍レベル）の腹部断面での内臓脂肪面積 100 cm^2 以上に相当する。

②高脂血症

血清中性脂肪 150 mg/dl 以上か、血清 HDL コレステロール値 40 mg/dl 未満のいずれか、またはいずれも満たすもの。

③高血圧

収縮期血圧 130 mmHg 以上か、拡張期血圧 85 mmHg 以上のいずれか、またはいずれも満たすもの。

④高血糖

空腹時血糖 110 mg/dl 以上。

上記①の内臓脂肪型肥満に、②高脂血症、③高血圧、④高血糖のいずれか 2 項目以上が加わったものをメタボリック症候群と診断する。

メタボリック症候群では、内臓脂肪の蓄積による肥満が共通の異常とされている。内臓脂肪は蓄積するとさまざまな**アディポサイトカイン**を分泌し、その中の**アディポネクチン**、**レプチン**などの産生異常が代謝異常を引き起こし動脈硬化につながると言われている。

脂肪蓄積の進行防止、解消が治療目標となり、食事療法による摂取カロリーの適正化と脂肪燃焼を促す目的での運動療法が基本となる。これで改善されない、高脂血症、高血圧、高血糖は薬物療法を並行して行う。

アディポサイトカイン
脂肪組織が分泌する生理活性タンパク質の総称。レプチン、アディポネクチンなどを含む。

アディポネクチン
糖尿病や動脈硬化に対して防御的に働くことが示唆される。

レプチン
肥満と強く相関し、肥満ではレプチン作用の低下が生じる。摂食調節や全身の恒常性に関与する。

[3] 脳血管疾患（脳卒中）

脳血管疾患の死亡数は長い間死因順位の第 1 位であったが、2012（平成24）年第 4 位となっている。これは、**脳出血**のあきらかな減少によるもので、高血圧治療が一般化してきた成果である。しかし、人口の高齢化のため、脳血管疾患の総患者数は減少しておらず、脳梗塞患者では増加が認められる。また寝たきりの高齢者の大半は脳血管疾患の後遺症によるものである。

脳卒中の概念

「卒中」は「卒然として（突然に）何かに中る（あたる）」という意味で、突然に現れる症状を指す言葉である。昔は「突然意識を失って倒れ、昏睡となるような重篤な状態」をいっていた。そして、卒中より程度が軽く、意識はあるが、半身不随となるような状態を「中風」とか、「中気」と呼んでいた。

その後、卒中で亡くなった患者の病理解剖が行われるようになると、卒中の原因が脳にあることがわかり、「卒中」の前に「脳」がついて「脳卒中」といわれるようになった。

現在では、脳卒中は「脳を栄養する血管が詰まったり、破れたりして、さまざまな神経症状を生じる状態」をいう（**図 4-5-1**）。

(1) 脳出血

頭蓋骨の内部におこる出血は、その発生部位によって、脳（内）出血、くも膜下出血、硬膜下出血、硬膜外出血がある（**図 4-5-2**）。

頭蓋骨骨折など、頭部外傷によって生じる出血は硬膜下出血と硬膜外出血である。**硬膜下出血**は、脳を保護する硬膜の静脈洞と脳表面の静脈を結ぶ静脈（架橋静脈）が破れることによって生じる。**硬膜外出血**では硬膜にある動脈が破れ、頭蓋骨と硬膜との間に血腫をつくる。動脈性の出血のた

図 4-5-1　脳血管疾患（脳卒中）の分類

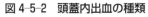

脳血栓症	
血栓 コレステロール	コレステロールなどがたまって動脈硬化を起こし、そこに血栓ができて血管が詰まった状態

脳梗塞
血流 ➡
脳の血管が詰まって、酸素や栄養が行かなくなる

脳塞栓症	
塞栓 心臓や大動脈にできた血栓など	心臓など他の場所にできた血栓が脳まで流れてきて血管が詰まった状態

脳血管疾患（脳卒中）

脳（内）出血	
脳血管の破綻 出血	高血圧などが原因となって弱った血管が破れて脳内に出血が起こった状態

脳出血
脳の血管が破れて出血する

くも膜下出血	
出血 動脈瘤の破裂	動脈瘤などが破れて、脳表面のくも膜の下に、出血が起こった状態

図 4-5-2　頭蓋内出血の種類

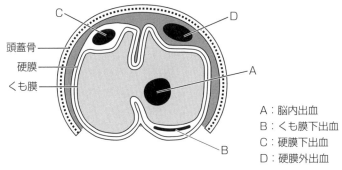

頭蓋骨
硬膜
くも膜

A：脳内出血
B：くも膜下出血
C：硬膜下出血
D：硬膜外出血

出典）伊藤武・大林民典・甲斐明美・河合忠・坂本穆彦『専門基礎 [2]』
　　　新看護学 2，医学書院，2004.

めに症状の進行が速く、一般に受傷後短時間のうちに意識が障害される。両者とも、外傷によるものなので、「脳卒中」の範疇には入らない。

　一方、脳出血は脳の血管が破れ、脳の内部に出血したものを指す。その多くは高血圧を基盤とする**高血圧性脳内出血**である。

①好発部位

　被殻（ひかく）50％、視床（ししょう）20％、皮質下10％、小脳10％、橋10％であり、大脳の出血が圧倒的に多い。

②症状

　何の前触れもなく突然発症し、しばしば頭痛、嘔吐を伴う。症状は出血の部位と大きさに関係するが、意識障害や片麻痺などの局所症状が出現する。

③被殻出血・視床出血

　被殻出血の場合、出血の反対側の片麻痺をきたしやすい。視床の場合は感覚障害（シビレなど）をきたしやすい。優位半球（通常右利きの場合は左半球）の出血では失語症をみとめる。失語症とは、話す・書くなどの言葉に支障をきたした状態をいう。失語症には、**運動性失語**と**感覚性失語**がある。運動性失語（ブローカ失語）とは、自発言語は流暢でなく、発音が悪く、言葉の出だしも悪い。しかし、言葉の理解が良好。一方、感覚性失語（ウェルニッケ失語）では自発言語は流暢で、早口にしゃべりすぎるぐらいだが、他人の言葉を理解できない。特殊なものにジャルゴン失語がある。この場合は訳のわからない言葉、無意味な言葉を話すが、相手の言葉を全く理解できない。

④小脳出血

　突然、強い頭痛、吐き気・嘔吐、めまいを発症する。四肢麻痺はないが、起立・歩行ができない（バランスがとれない、「失調」という）。

⑤橋出血

　数分で昏睡に陥り、四肢麻痺、呼吸障害をきたす。救命ができ、生存しても植物状態となることが多い。

⑥治療

　外科的に血腫除去術は救命と機能予後改善の両面から考える。血腫の部位・大きさ、神経症状から外科的治療または内科的治療を選択する。内科的治療は血圧降下剤、止血剤、脳浮腫予防をするため、マンニトールやグリセロール、副腎ステロイドを使用することがある。

（2）くも膜下出血

　脳の表面の血管が破れ、脳を覆うくも膜と脳の間に出血したもの。

①原因

　脳動脈瘤破裂が圧倒的に多く（80％）、そのほか脳動静脈奇形、"もや

全失語
感覚性失語（言語理解できない）、運動性失語（言語表出できない）が合併した状態。

運動性失語（ブローカ失語）
障害部位は下前頭回後部でBrodmann area44に該当するところ。

感覚性失語（ウェルニッケ失語）
障害部位は上側頭回後部Brodmann area22に該当するところ。

もや病"などがある。原因不明のものも 10 ～ 20％にみられる。脳動脈瘤は先天的に動脈壁の弱い部分が、高血圧や血流の影響で次第に風船のようにふくらんだものである。

②発病しやすい年齢

　脳動脈瘤破裂は 40 ～ 50 歳代で多い。

③好発部位

「ウィリス動脈輪」と呼ばれる脳底部の血管が五角形となっている血管分岐部に動脈瘤が発生しやすい。中でも前交通動脈（全体の 30％）、内頸－後交通動脈分岐部（25％）、中大脳動脈分岐部に多い（図4-5-3）。

図4-5-3　ウィリス動脈輪と動脈瘤の好発部位

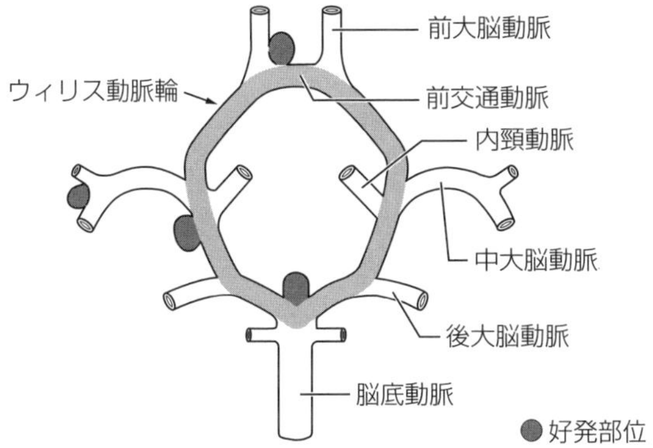

ウィリス動脈輪
前大脳動脈
前交通動脈
内頸動脈
中大脳動脈
後大脳動脈
脳底動脈
● 好発部位

出典）伊藤武・大林民典・甲斐明美・河合忠・坂本穆彦
『専門基礎［2］』新看護学 2，医学書院，2004.

④症状

　突発する激しい頭痛が特徴的。頭痛は数日以上続く。吐き気・嘔吐を伴うことが多い。意識障害は発症時に最も強く、徐々に改善される。髄膜刺激症状としての項部硬直は発病後数時間以内に認めないことがある。また、二次的な頭蓋内圧亢進症が数日から 2 ～ 3 週間続くことがある。水頭症もよく起こり、頭痛や認知症の原因となる。

⑤治療および予後

　破裂動脈瘤の手術適応は、早期手術と待機手術（発症 10 ～ 14 日）に分けられる。早期手術は全身状態および術前神経症状が良好な症例である。待機手術は急性期の状態が落ちつき、血管攣縮発生の危険性も少なくなった時点で手術する。手術は開頭術による動脈瘤頸部クリッピングが最良の根治術式である。最近は血管内手術としてバルーンやコイルによる塞栓術も広く行われるようになった。

　予後については、動脈瘤破裂による再出血により急死することがあり、

クリッピング
neck clipping

第4章●疾病と障害｜5・主な疾患

123

■■■■■■■■■■■■■■■■

攣縮
くも膜下出血の刺激によって血管自身が止血しようとして血管を細くする働きがある。その影響で正常な部位にも十分な血液が流れなくなり、脳梗塞を合併する。

アテローム形成
粥腫形成ともいわれ、血管の壁に動脈硬化が生じ、血管の内壁が硬く、もろく変性したものをいう。

観念失行
系列行為の障害で、個々の部分動作は正しくできるが、各動作の順序が混乱し、複合した行為ができなくなる。

ラクナ梗塞
lacunar infarcts

空間失認
大脳の局在病変によって後天性に出現する神経心理学的症状。失語、失行と並ぶ重要な局所症状。対象の認知障害のほか、対象が占める空間の認知障害がある。右頭頂-後頭葉症状。

またたとえ手術が成功したとしても、脳血管の**攣縮**が合併し、片麻痺などの後遺症を残すこともある。

（3）脳梗塞

①定義

　脳梗塞とは、脳の血管が詰まって、酸素や栄養がいかなくなり、脳組織が壊死に陥る状態のことをいう。神経細胞は、二度と分裂しない永久細胞であるため、ひとたび壊死に陥ると再生できない。そのため、梗塞巣内に存在する神経細胞は働きを失い、機能が永久に障害される。

②分類

　脳梗塞には2種類があり、**脳血栓**と**脳塞栓**である。脳血栓とは、脳の主幹動脈（頸動脈、椎骨動脈、中大脳動脈、前大脳動脈など中心となっている血管）の動脈硬化で狭窄している部位に血栓（**アテローム形成**）が生じて、血流が途絶え起こるもの。血栓は徐々に大きくなっていくので、症状もそれにつれて徐々に目立つようになる。高血圧症・高コレステロール血症・糖尿病の患者には特に起こりやすい。主幹動脈の閉塞によるもののため、片麻痺、失語症、半盲、歩行障害、尿失禁などの後遺症が残りやすく、リハビリテーションの効果も悪く、機能的予後が不良である。

　一方、脳塞栓とは、心房細動などで心臓内に血栓が生じ、その血栓が血流にのり、脳の血管に詰まり、血流が途絶えることによって起こるもの。突然発症するのが一般的である。塞栓は脳内血流のバランスの関係で、中大脳動脈の流域に梗塞を起こしやすい。反対側の片麻痺、知覚障害、優位半球であれば、失語症を伴う、失行などの症状を認める。血栓は発症してから数日以内に末梢へ流れ、消失する。その後、血流が再開するが、もろくなった血管が破れ、出血性梗塞をきたすこともあるので、抗血栓療法は禁忌である。

③ラクナ梗塞

　"ラクナ"とは"hole（穴、孔）"を意味し、ラクナ梗塞とは穿通枝領域の梗塞のことである。穿通枝の閉塞により、小さな部位が壊死に陥り、CTやMRIなどの画像診断では小さな黒いスポットとして認められる。多くは被殻、視床、橋、内包、放線冠など脳の深部に生じる。主幹動脈の閉塞によるものではなく、細い穿通枝が詰まるために起きる梗塞である。多くは高血圧または糖尿病に合併する。男性に多く、多発性で通常は無症状である。臨床症状としては、運動および感覚障害、単麻痺、失語・失行・失認などの高次脳機能障害、記憶障害、知能低下などの症状を認める。予後は一般的に良好である。

④治療

　急性期に血管を閉塞させている血栓に対する治療は①血栓溶解療法、②抗凝固療法、③抗血小板療法がある。超急性期（発症3時間以内）の脳梗塞や中大脳動脈閉塞に対し、血栓溶解療法が有効である。ヘパリンやt-PA（アルテプラーゼ）を使用する。ただし、脳出血の既往歴がある場合や消化管出血がある場合は禁忌である。

　閉塞部位末梢での血管内皮障害による血小板血栓が生じた場合、微小循環障害の悪化を予防するため抗血小板療法（アスピリンなど）を行う。

　原因である高血圧などの治療とともに、脳梗塞では**高気圧酸素療法**を行うこともある。片麻痺や失語症などの後遺症に関してはリハビリテーションを行う。

（4）脳卒中後うつ病

　脳卒中の後にうつ状態を合併することは知られている。Robinsonらの研究（1983年）によると、その合併は入院直後43％、6ヵ月後は60％に達すると報告されている。一般的に前頭葉の深い部分にある白質での梗塞症例にうつ状態が生じやすい。これは神経線維のネットワークが障害されていることが関係しているといわれている。ちょっとしたことで怒りっぽくなり、物事を悲観的に捉えやすいなどの症状が出やすい。これは病前性格や障害の程度、家族などのサポートの有無、社会経済的要素などがマイナスに働いた場合にうつ状態が発症すると考えられている。意欲が低下しやすいため、その後のリハビリテーションを大きく妨げる。

[危険因子]

　高血圧、高脂血症、糖尿病、脳梗塞においては不整脈（心房細動等）、喫煙。

[4] 心疾患

（1）虚血性心疾患（冠動脈疾患）

　虚血性心疾患（冠動脈疾患）とは、冠動脈の動脈硬化を原因とした、心筋表面を走行して心筋への血液供給を行う冠状動脈の狭窄で、一時的血液供給不足となり生じる狭心症、持続的な血液供給の停止で生じる心筋梗塞、この両者の総称である。

　欧米諸国では虚血性心疾患が死亡原因の1位である国が多く、日本でも近年著しく増加しており、特に食習慣の欧米化がその原因の1つと考えられている。

　心臓疾患を引き起こす危険因子としては、高血圧、高脂血症、糖尿病、喫煙、肥満が挙げられる。

高気圧酸素療法
大気圧より高い圧力下で酸素を投与し、身体の酸素分圧を高く維持する治療法である。脳梗塞、一酸化炭素中毒、ガス壊疽、潜水病などがその適応となる。

脳卒中後うつ病
PSD: post-stroke depression

1）狭心症

一過性に心筋が虚血つまり酸素不足となって生じる胸痛、胸部圧迫感、首や左腕、背部などに広がる放散痛などが生じる（**図4-5-4**）。

発作の持続時間は1～5分、長くても10分以内である。

①**労作性狭心症**：運動、食事、精神的緊張時など心臓の負担増加時に起こるもの。

②**安静時狭心症**：労作に関係なく安静時におこるもの。冠動脈の攣縮が関与しているといわれている。

発作のパターンにより**安定狭心症**と**不安定狭心症**に分類される。

[診断]

特有の自覚症状と発作時の心電図変化（ST低下）を確認することで診断されるが、多くの患者で非発作時の心電図に異常がないため、**運動負荷心電図**や**ホルター心電計**を用いる24時間連続記録による観察が必要。

[治療]

発作時にはニトログリセリンの舌下が著効を示す。発作予防にはβ遮断剤やCa拮抗剤が用いられる。薬物療法でコントロール不良な高度の冠動脈狭窄を有する症例では、血管形成術や冠動脈再建手術（バイパス術）が必要となる。

2）急性心筋梗塞

心筋を養う**冠動脈**の血流が途絶え、一定領域の心筋が壊死し、その結果心臓の機能が障害されるものであり、胸痛、息苦しさと症状は狭心症と似ている（**図4-5-5**）。しかし、この症状が30分以上持続し、狭心症に有効なニトログリセリンは無効で、モルヒネを必要とする。

図4-5-4　狭心痛（症）の発作

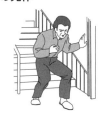

不安定狭心症
新たに発症した狭心症（一般に3週間以内）や発作の頻度や持続時間、胸痛の強さなどが変化してきた狭心症。急性心筋梗塞に移行する危険が高い。

血管形成術
経皮的冠動脈インターベンション（PCI：カテーテルを使用した治療）としてバルーンによる拡張、ステント、方向性冠動脈粥腫切除術(DCA)、ロータブレーター等が行われる。

ロータブレーター
カテーテルの先端が回転し、病変部を粉砕して冠状動脈内腔を拡大する。石灰化病変などに有効であるが、再狭窄率が高いといわれている。

図4-5-5　心筋梗塞

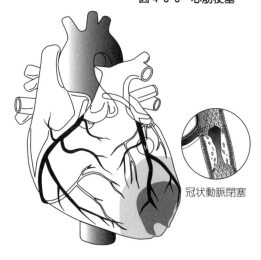

冠状動脈閉塞

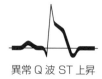

異常Q波　ST上昇

高齢者の場合、急性心筋梗塞を発症しても、しばしば非定型的な症状を呈する。すなわち、胸痛はあっても軽度、**無痛性心筋梗塞**を呈することもある。

(診断)

心電図上でのST上昇、Q波の出現、血液検査で心筋壊死によるCPK、GOT、LDH、白血球などの上昇が認められる。

(治療)

急性心筋梗塞では、全死亡の半数は発症後２～３時間以内に生じるので、心筋梗塞の疑いがある場合には患者を速やかに心臓集中治療室（CCU）のある医療施設に収容し、患者の全身状態と心電図を常時監視する必要がある。心筋梗塞の初期治療は時間との勝負である。

抗血小板剤：アスピリン

血管拡張剤：ニトログリセリン、Ca拮抗剤

胸痛に対して：モルヒネ

不整脈に対して：プロカインアミド、リドカイン、β遮断剤

低血圧に対して：アトロピン

抗凝固剤：ヘパリン

血栓溶解療法：t-PA（アルテプラーゼ）、ウロキナーゼ
　　　　　　　急性期に投与することで死亡率減少

血管形成術：カテーテルにてバルーンの拡張、ステント留置など

冠動脈再建手術（バイパス術）

発症後６時間以内の再灌流療法は、心筋の壊死範囲を縮小可能である。発症12時間以内が治療開始の適応となる。

(予後)

急性の心筋梗塞後１年間の死亡率は８～10％である。ほとんどの死亡は最初の３～４ヵ月に生じる。

3) 心不全

いろいろな心臓病の結果、血液を送る心臓のポンプ機能が低下して、全身の組織が必要とする血液を拍出できなくなった状態を心不全という。軽いうちは、労作時に心拍出量を増加できないための呼吸困難や息切れが生じる。食欲がなく、夜間睡眠がとれない、風邪が治らないなどという症状が出現する。臨床症状としては、頸静脈の怒張、肺水腫、腎不全、腹水、下肢浮腫として現れる。

心臓のポンプ障害の部位によって左心不全、右心不全がある。左心不全の特徴としては、**起坐呼吸**、チアノーゼを認める。一方、右心不全の場合は肝臓の腫大、頸静脈の怒張、腹水、下肢浮腫を認める（図4-5-6）。

起坐呼吸
座位で大きく喘ぐような呼吸をする。座位は最も心臓に返る血液を減少させる姿勢なので、臥床では呼吸が困難なときでも、呼吸可能である。このようなときは、決して臥床させてはいけない。

図 4-5-6　心不全

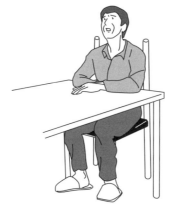

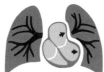

左心不全の特徴
・肺うっ血と呼吸
　困難（起坐呼吸）
・チアノーゼ

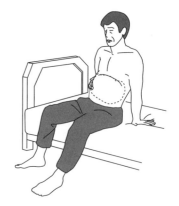

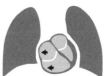

右心不全の特徴
・肝腫大
・頸動脈の怒張
・腹水
・下肢浮腫

治療

　慢性に経過する心不全では、原因となる心臓病の治療が必要。水分と塩分の摂取制限、ジギタリスなどの強心剤や利尿剤、ニトログリセリン、ACE 阻害剤、β 遮断剤などの投与、人工ペースメーカーの使用など、病態によって有効な治療法が選択される。

(2) 高血圧

　心臓から送り出された血液が動脈壁を押し広げる圧力（動脈圧）を血圧というが、この血圧が高いことを高血圧という。血圧が高いほど、狭心症、心筋梗塞、脳出血、脳梗塞、腎障害、大動脈瘤など、血管が関係する疾患の危険性が高くなる。高血圧の頻度は年齢が上がるほど増加し、高齢者にとっては一般的な疾患である。高血圧の原因は、原因を特定できない本態性高血圧が大部分を占め、副腎腫瘍など原因のあきらかな二次性高血圧は高齢者には少ない。肥満、飲酒習慣、塩分の過剰摂取などが、高血圧の発生、悪化に関与しているといわれている。

　正常血圧は収縮期血圧 130 mmHg 以下および拡張期血圧 85 mmHg 以下と定められている。

　高血圧の評価は、少なくとも 3 回以上日を改めて測定する必要があるといわれているが、それは高齢者の血圧が変動しやすいことや、外来診察時のみ高血圧である**白衣高血圧**、逆に家庭でのみ高血圧である**仮面高血圧**な

白衣高血圧
自宅血圧は正常であるが、病院などでは高血圧を呈するもの。高血圧予備軍といわれている。

仮面高血圧（逆白衣高血圧）
病院では血圧正常であるが、自宅では高血圧を呈する。夜間高血圧を伴うことが多く、脳・心血管疾患を起こしやすいといわれており、治療対象となる。

どがあるためである。朝、夕の家庭血圧の測定結果が、脳・心血管疾患の合併率と相関するといわれているので、家庭血圧を測定させることが治療の助けになる。

　高血圧は一般的には無症状であるが、高血圧状態が長年にわたって持続すると、重要臓器の障害が現れるようになり、心不全や腎不全、眼底出血などが現れる。

　治療としては、まず食塩制限、運動療法、適切な体重管理などの非薬物療法を行い、血圧のコントロールができない場合は薬物療法を行う。基礎疾患の有無や年齢などに応じて、薬物を使い分ける。日本では、禁忌が少ないCa拮抗剤とアンジオテンシン（ACE）阻害薬が用いられることが多い。高血圧症の治療目標を示す（**表4-5-4**）。

モーニングサージ（早朝一過性血圧上昇）
夜間の睡眠から目覚めると交感神経が活発になり、血圧を上げるホルモンが増える。その結果、血圧が上がり、脈拍数も増える。また、早朝は心臓に入る血液量は少なく、粘り気のある、固まりやすい血液が流れている。そのため、虚血性心疾患は午前中に発症しやすい。

表4-5-4　降圧目標

	診察室血圧 （mmHg）	家庭血圧 （mmHg）
75歳未満の成人 脳血管障害患者 　（両側頸動脈狭窄や脳主幹動脈閉塞なし） 冠動脈疾患患者 CKD患者（蛋白尿陽性） 糖尿病患者 抗血栓薬服用中	＜130/80	＜125/75
75歳以上の高齢者 脳血管障害患者 　（両側頸動脈狭窄や脳主幹動脈閉塞あり、 　　または未評価） CKD患者（蛋白尿陰性）	＜140/90	＜135/85

注）診察室血圧と家庭血圧の目標値の差は、診察室血圧140/90 mmHg、家庭血圧135/85 mmHgが、高血圧の診断基準であることから、この二者の差を単純にあてはめたものである。

出典）日本高血圧学会『高血圧治療ガイドライン2019』（JSH2019）.

1）二次性高血圧

　腎臓病や内分泌疾患などの1つの症状として高血圧が起こることがある。一般の高血圧の0.2〜2％を占め、40歳未満の高血圧では20％が二次性高血圧といわれている。

　最も多いのは腎臓の疾患による**腎性高血圧**である。腎臓病や腎動脈の狭窄によって腎臓へ流れてくる血液量が減ると、腎臓はレニンという血圧を調整するホルモンを分泌して血液量を増やそうとする。レニンは、血液中でアンジオテンシンという血圧上昇作用をもつ物質をつくり、血圧を上昇

させる。

　内分泌疾患（原発性アルドステロン症、クッシング症候群、褐色細胞腫、甲状腺機能亢進症など）でも血圧を上昇させるホルモンが過剰に血液中に分泌され、高血圧になることがある。

　二次性高血圧は、もととなっている基礎疾患の治療が必要である。

2）高血圧合併症

　高血圧により、動脈硬化が起きやすいため、脳梗塞、脳出血、虚血性心疾患、心不全、**腎硬化症**（慢性腎不全）などの合併症を起こしやすい（**図4-5-7**）。

腎硬化症
高血圧が長期間続くことによって微小血管の動脈硬化が進行し、腎臓の血流が低下することによって腎実質の硬化に至る。腎不全の原因となり、現在新規血液透析導入患者の原因疾患の第2位である（1位は糖尿病）。

図4-5-7　高血圧の合併症

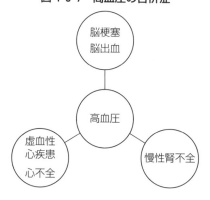

B. 感染症

［1］感染症の定義

　微生物や寄生虫などが宿主の体内に侵入し、臓器や細胞内で分裂増殖し、宿主に不利な影響をきたした場合を「感染」という。感染後に症状が出現した場合を「顕性感染」、症状が現れない場合を「不顕性感染」という。不顕性感染には、無症候性キャリアー（B型肝炎ウイルス感染症など）や慢性保菌者（チフス菌の胆嚢内保菌者など）がある。

［2］感染経路

　空気感染、飛沫感染、接触感染、一般媒介物感染（食物、飲料水、空調など）、昆虫媒介感染などがある。中でも特殊なものに血液を介して感染するもの（B・C型肝炎、AIDS、成人T細胞白血病など）、出産を介して母親から子どもに伝わる垂直感染（B型肝炎、AIDS）、院内感染がある。

［3］感染症の種類と原因

（1）注意すべき感染症

「感染症」とは感染した病原体やそれが産生する毒素により起こる疾患のことをいう。

特に注意すべき感染症は以下の５種類である。

①日和見感染

健康な人は感染しないが、糖尿病など基礎疾患によって弱毒菌による感染を起こした場合をいう。

②院内感染

医療施設内で、医療行為や他の患者との接触によって引き起こされる感染症のことをいう。感染範囲が広がりやすく、数十人から数百人に短時間の間に広がりやすい。MRSA・VRE・VRSAなど抗生剤が効かない細菌が多く、問題となっている。

③新興感染症

過去20〜30年間に新たに発見された感染症で、地域的あるいは世界的規模で流行するものをいう。

④再興感染症

以前からある感染症で、従来ほぼ制圧されたと考えられていたが、最近再び増加しているものを指す。

⑤輸入感染症

海外渡航者が海外で感染して持ち込んだ感染症のこと。

感染症の中で人から人へ伝染していくものを「伝染病」といい、世界的な規模の流行を「汎流行」、比較的地域が限られている場合を「地域流行」という。

（2）感染症の分類

感染症の新規発生に対応して、感染症法指定疾患分類の見直し、結核予防法の廃止、生物テロの未然防止、新型インフルエンザの対策など、感染症法が2007〜2008（平成19〜20）年に大幅に改正された。「感染症」を一類感染症、二類感染症、三類感染症、四類感染症、五類感染症、新型インフルエンザ等感染症、指定感染症、新感染症に区分した（**表4-5-5**）。

［4］食中毒

食中毒には、感染型食中毒と毒素型食中毒がある。これまで、食中毒の原因で最も多いのは細菌であったが、近年ではノロウイルスによるものも増えている。

メチシリン耐性黄色ブドウ球菌（MRSA）
各種の抗生剤が効かないブドウ球菌。院内感染でよく問題となっている。

汎流行
pandemic infection

地域流行
endemic infection

表 4-5-5　感染症の分類

一類感染症	エボラ出血熱、クリミア・コンゴ出血熱、痘瘡、南米出血熱、ペスト、マールブルグ病、ラッサ熱
二類感染症	急性灰白髄炎、結核、ジフテリア、重症急性呼吸器症候群（SARS コロナウイルス感染）、鳥インフルエンザ（H5N1 に限る）
三類感染症	コレラ、細菌性赤痢、腸管出血性大腸菌感染症、腸チフスおよびパラチフス
四類感染症	E 型肝炎、A 型肝炎、黄熱、Q 熱、狂犬病、炭疽、鳥インフルエンザ（H5N1 を除く）、ボツリヌス、マラリア、野兎病、チクングニア熱、ウェストナイル熱、重症熱性血小板減少症候群（SFTS）、デング熱
五類感染症	インフルエンザ（鳥インフルエンザ、新型インフルエンザを除く）、ウイルス性肝炎（E 型、A 型を除く）、後天性免疫不全症候群、性器クラミジア感染症、梅毒、麻しん、MRSA 感染症など
新型インフルエンザ等感染症	新型インフルエンザ（新たに人から人に伝染する能力を有するもの）、再興型インフルエンザ（かつて世界的規模で流行したインフルエンザであって、その後流行することなく長期間経過しているものの再び増加しているもの）
指定感染症	すでに知られている感染症でまん延により国民の生命および健康に重大な影響を与えるおそれがあるもの（鳥インフルエンザH7N9)
新感染症	既知の感染症と明らかに異なるもので、当該疾病にかかった場合の病状が重篤で、かつまん延により国民の生命および健康に重大な影響を与えるおそれがあると認められるもの。1 年以内の期間を定め、政令で指定するもの。

（1）感染型食中毒

病原菌の増殖により、腹痛や下痢などの症状を引き起こすもの。

①腸炎ビブリオ

調理不十分または生の魚介類、その加工物、二次汚染（包丁、まな板、ふきんを介して）によって感染する。特に 6 月〜 9 月に多発する。

②サルモネラ

学校、施設、飲食店での集団発生が多い。感染動物（ヒト、とり、家畜、げっ歯類、ペットなど）から二次汚染した調理不十分な食品（食肉、鶏卵、乳製品）によって感染する。

③ノロウイルス

秋から冬にかけての感染性胃腸炎の主たる原因である。生かきや生のシジミ、ハマグリが感染源となり、食中毒による下痢の症状を起こす。潜伏期間は 1 〜 2 日。高齢者は重症化する場合がある。

(2) 毒素型食中毒

　起因菌により産生される毒素が腸上皮細胞を刺激して腹部症状を引き起こす。

①ブドウ球菌

　散発例が多い。健康者の鼻腔・糞便、ヒト・動物の化膿巣から感染することが多い。

②ボツリヌス菌

　土壌、水、動物・魚の腸管に菌が検出される。汚染食品（缶詰、燻製・貯蔵の魚肉）を加熱しないで摂取すると発症しやすい。

③ウェルシュ菌

　軽症例が多い。加熱不十分な肉製品の中で菌が増殖しやすい。レストラン、学校給食による集団発生が多い。下痢（水様便、まれに粘血便）、腹痛を起こす。

④腸管出血性大腸菌（O-157）

　大腸菌の大多数のものは無害であるが、一部に病原性をもつものがあり、病原性大腸菌と呼ばれる。大腸菌はO（菌体）抗原とH（鞭毛）抗原の組み合わせによって、O157: H7 のように血清学的に分類されている。毒素を産生する大腸菌は、経口感染によって下痢・腹痛を特徴とする急性胃腸炎や食中毒を起こす。腸管出血性大腸菌はベロ毒素を産生する。下痢（下血）、激しい腹痛、嘔吐などの胃腸炎の他に小児や高齢者では腎障害などを主症状とする溶血性尿毒症症候群や脳炎を引き起こし、重症となる場合がある。腸管出血性大腸菌の感染症は三類感染症に分類される。

(3) 食中毒原因寄生虫

　食中毒の原因の1つに寄生虫がある。代表的なものとして、アニサキスが挙げられる。アニサキスの幼虫が魚類（サバ、鮭、スルメイカ、タラ等）に寄生しており、寄生している魚を食べた際、幼虫がヒトの胃や腸壁に侵入し、食後8時間以内に激しい腹痛、吐き気、嘔吐、じんましんなどの症状を起こす。予防には魚類を $-20℃$ で 24 時間以上冷凍するか、$60℃$ で 1 分以上加熱する必要がある。

［5］近年の感染症例

　以上の感染症の中から世界規模で流行または話題となったものをいくつか取り上げる。

(1) 後天性免疫不全症候群（AIDS：エイズ）

[病原体]

　ヒト免疫不全ウイルス。

後天性免疫不全症候群
AIDS: acquired immu-
nodeficiency syndrome
免疫力の低下によって致
命的な病気を合併する病
気である。

性的接触：一番頻度が多い。

血液：注射針の使いまわし、輸血。

母子感染：産道通過、母乳。

感染経路

初期感染症状出現までには 2 ～ 4 週間、抗体出現までは数週間。

無症状の場合エイズ発症までは約 10 年。無症候期に発症予防治療が開始されればエイズ発症を 10 年以上遅らせることが可能といわれているが、ウイルス量が低下するだけで感染性は変わらない。

症状

感染初期：発熱、咽頭症などの上気道炎症状。

エイズ発症期：免疫不全により、真菌症、カリニ肺炎、カポジ肉腫、などの感染症や悪性腫瘍の発症。

治療

抗 HIV 剤を 3 剤以上併用。

カクテル療法を行うことにより、エイズによる死亡数が減少した。

(2) 高病原性鳥インフルエンザ（鳥インフルエンザ）

病原体

鳥インフルエンザ（H1N1、H3N2 以外の A 型インフルエンザ、多くは H5N1）。

感染経路

病鳥の体液、排泄物などからの飛沫または接触感染。

潜伏期間

1 ～ 3 日。

伝播可能期間

人から人への感染効率は極めて悪いと考えられている。WHO は、成人は感染後 7 日間、12 歳以下の小児は発症後 21 日間は感染予防策をとることとしている。

症状

通常のインフルエンザ症状から肺炎、ARDS による呼吸不全、肝、腎障害など多彩。

治療

抗インフルエンザ剤の 48 時間以内投与。

(3) クロイツフェルト・ヤコブ病（CJD）

病原体

プリオン（異常プリオン蛋白）。

新型インフルエンザ（H1N1）
2009 年 3 月メキシコを基点に世界的流行をした。豚由来の A 型インフルエンザが変異し、ヒト—ヒト感染をするようになったと考えられている。当初、季節性インフルエンザと比較し、重症化率、死亡率が高いと考えられていたが（警戒水準がフェーズ 6 に上げられた）、その後、季節性インフルエンザと同等と考えられるようになり、2010 年 8 月 WHO により終息宣言が出された。現在は季節性インフルエンザの一部として取り扱われている。

成人呼吸促迫症候群（ARDS）
ショックや外傷、肺炎などで加療中重篤な呼吸不全を起こしたもの。

クロイツフェルト・ヤコブ病
CJD: Creutzfelt-Jakob disease

感染経路

孤発性 CJD は不明。

変異型 CJD は**牛海綿状脳症（狂牛病）**の罹患牛の経口摂取により感染。さらに変異型 CJD 患者の血液の輸血や硬膜移植により感染する。

潜伏期間

２〜30年。

伝播可能期間

変異型では症状発現の３〜５年前でも血液を介しての感染が起こりうる。

症状

孤発性 CJD は認知症で発症し、急速に進行。ミオクローヌスや小脳症状などを呈し、歩行障害が進行し、無動性無言となる。

変異型 CJD は孤発性に比較すると緩徐進行。

治療

有効な治療法はまだ存在せず、対症療法となる。

予後

いずれの病型でも予後不良。

孤発性、硬膜移植後 CJD はほとんどの症例が発症から３〜６ヵ月で寝たきりの無動性無言となり、１〜２年後に死亡する。

（4）ウイルス性肝炎（B 型、C 型）

病原体

B 型肝炎ウイルス（HBV）。

C 型肝炎ウイルス（HCV）。

感染経路

性行為、刺青、出産時の母子感染、輸血や注射器・針、手術などの医療行為または医療事故。

潜伏期間

急性 B 型肝炎：６ヵ月。

急性 C 型肝炎：１〜２ヵ月。

母子感染や急性肝炎が治癒せずキャリアとして持続感染することがある。

症状

黄疸、全身倦怠感、消化器症状、腹痛、筋肉痛、神経痛など。

治療

急性肝炎：安静、補液など。

劇症肝炎：血漿交換など。

慢性肝炎：肝硬変や肝臓がんが発生する。

　　　　B 型→インターフェロン、エンテカビル。

硬膜移植後 CJD
全世界で170例以上あるが、その2/3が日本で発症。脳腫瘍や外傷などのために自分の硬膜を使えない患者に、死者または動物の硬膜を移植する症例が多かった。現在は人工硬膜を使用している。

母子感染
出産時に母から子に感染症がうつること。B 型肝炎に多かったが、出産時にグロブリンの投与、その後のワクチン接種にてほとんど認められなくなった。C 型肝炎には少ない。

A 型肝炎
A 型肝炎ウイルスは主に糞口感染する（カキの生食、汚染された水の摂取、まれに血行感染）。2〜7週間の潜伏期間を経て、不顕性感染から劇症肝炎まで多様な臨床症状を認める。トランスアミナーゼのピークの2週間前から2週間後まで伝播可能。ワクチンが存在するが、治療は対症療法のみ。慢性化はしない。

E 型肝炎
E 型肝炎ウイルスが感染した調理不十分なブタ、シカ、イノシシなどの肉の摂取によって感染することが多い（血行感染もある）。症状は不顕性感染から劇症肝炎まで多様であるが、治療は対症療法のみである。

C型→インターフェロン、リバビリン。

B型肝炎には予防接種（ワクチン）があり、一次予防することができる。

(5) 疥癬

病原体

ヒゼンダニ

感染経路・予防

患者の皮膚の鱗屑から感染する可能性があるため、医療従事者や介護者はディスポーザブル手袋やガウンの着用が必須である。患者の着衣やシーツなどは殺虫剤（ピレスロイド系）で処理するか、熱（50℃、10分）で処理する。

周期的に大流行をしていたが、近年は地域ごとに継続的に発生している。主として、精神科病棟や老人保健施設などで発生し、しばしば集団感染を生じる。症状は夜間に増強する掻痒で始まり、進行すると多数の丘疹と鱗屑を認める。好発部位は指間、腋窩、臍周囲、臀部などである。医療関係者は患者に接する前後はきちんと手洗いをする。また、同室の患者とは布団を並べないようにし、タオルなど肌に直接触れるものは一緒に使わないようにする。

(6) デング熱

病原体

フラビウイルス。

感染経路

蚊を媒介し感染する。

潜伏期間

3〜7日。

症状

発熱、頭痛、筋肉痛、関節痛、食欲不振、腹痛、眼窩痛などである。発症して3、4日後に発疹が胸部、体幹、四肢、顔面へと広がる。約1週間で消失する。一般的に後遺症もなく治癒する。

治療

出血することがあるので、アスピリンは禁忌である。サリチル酸、アセトアミノフェンが有効。

［6］ 感染予防

二次感染の予防は、施設内あるいは市中で感染を拡大させないための基本であり、**時系列対策**として感染性の対策、感染源の対策、感染経路の遮断がある。また**範囲対策**として医療従事者個人の感染防止、地域対策、施

設対策がある。

（1）標準予防策

　感染症と初診で診断できても、病原体が確認されるまでには時間を要することが多い。そのためすべての患者に接する際の感染予防策のことであり、すべての医療、介護行為の際に行うべきものである。感染症の有無にかかわらず、必要な感染予防策で、①血液、②汗をのぞくすべての体液・分泌液および排泄物、③損傷のある皮膚、④粘膜に適用される実施方法がある。

（2）感染経路別予防策

①接触感染：直接接触感染と間接接触感染がある。手袋の使用や手洗いを行うことで感染を防ぐ。

②飛沫感染：患者の咳やくしゃみから分泌液（飛沫）が飛散し、それを吸入、接触することによって二次感染するが、飛沫はサイズが5μm以上と重いため、落下が速く、患者より1m以上遠くへは飛散しない。マスク、ゴーグル、ガウン、プラスチックエプロンなどの使用が必要となる。

③空気感染：飛沫から水分などが蒸発して、小粒子となった飛沫核が感染源となる。これはサイズが5μm以下で軽く、落下速度が非常に遅く、長時間空気中に浮遊し、空気の流れで遠くまで運ばれ、吸入されて二次感染を起こす。患者の個室個別管理が必要である。肺結核、麻疹、水痘など。

④一般媒介物感染：感染された、水、土壌、食品などにより、経口、接触、吸入によって感染する。**レジオネラ症**、ボツリヌス症など。

⑤動物媒介感染：蚊、ダニ、ネズミ、犬などに刺されたり咬まれたりして病原体が伝幡される感染症である。日本脳炎（コガタアカイエカ）、ライム病（マダニ）、マラリア（ハマダラカ）など。

［7］感染症に関する法律

　1999（平成11）年4月1日から「感染症の予防及び感染症の患者に対する医療に関する法律」である感染症法が施行された。それ以前は1897（明治30）年に制定された伝染病予防法が、約100年間ほとんど変更されることなくほぼそのまま適用されてきた。この伝染病予防法では、危険とされた感染症のうち、法定伝染病、指定伝染病、届出伝染病を定め、このうち法定伝染病の場合、隔離や消毒（家や近所の畑）、持ち物の焼却などが強制的に行われ、人権などは考慮されていなかった。現在では多くの感染症の予防・治療が可能になってきており、従来の集団の感染予防に重点をおいた考え方から、個々の国民の予防、適切な医療により社会全体の

レジオネラ症
1976年アメリカのフィラデルフィアで在郷軍人（高齢者）大会が開催されており、重症の肺炎が集団発生した。原因菌がレジオネラ菌であったため、在郷軍人病ともいわれる。空調設備からレジオネラ菌が室内に広がった。

感染症の予防を行うよう基本的な考え方が変わってきている。

　その後、感染症法は数度の改正が行われ、2003（平成15）年には感染症の類型と対象疾患の見直し、動物由来感染症対策の強化、検疫対策の強化、緊急時における国の権限の強化などが行われた。2006（平成18）年にはバイオテロ防止のための病原体等の管理体制の確立や、結核予防法の感染症法への統合が行われた。そして2008（平成20）年には新型インフルエンザ対策が盛りこまれた。

● 発生動向調査

　感染症対策において、感染症の発生動向を把握することは最も重要な対策の１つであり、感染症発生動向調査がその大きな柱となる。

① **全数把握**：医師から保健所長を経由して都道府県知事に届出。その内容を厚生労働大臣に報告。

② **動物由来感染症の全数把握**：獣医師から保健所長を経由して都道府県知事に届出。その内容を厚生労働大臣に報告。

③ **定点把握**：五類感染症の患者を指定届出医療機関が都道府県知事に届出。

④ **積極的疫学調査**：都道府県知事が感染者の調査を行うこと。

⑤ **感染症情報を厚生労働大臣、および都道府県知事は公表**：収集した感染情報を分析し、予防のための情報を公表する。

C. 神経疾患と難病

[1] 神経疾患

(1) 神経疾患の定義

　神経系とは身体の内外で生じた変化（刺激）を受容し、伝達して、普通はこれが中枢神経で解析され、それに対して運動系を介して反応するものである。

　神経系は中枢神経系、末梢神経系、さらに自律神経系と分類されている。そして中枢神経系はさらに脊髄系、小脳系、基底核系、大脳系とに分けられる。しかし、神経系はその解剖学的部位の違いによって並列に分類されるものではなく、末梢から中枢へと一定の階層構造をもって結合して、機能を果たしている。

　神経・筋肉系はそれ自体に限局された病変ばかりでなく、その支持組織である骨や全身すべての器官の病態の影響を受けて神経症状を表す特徴がある。そして神経・筋肉系に何らかの障害があると、それが必ず精神活動や運動知覚活動の異常として表に現れるのも特徴である。つまり、症状（symptom）と徴候（sign）を示さずに検査で初めて発見される神経疾

患は極めて稀である。

(2) 神経疾患の種類

神経疾患の種類は極めて多く、その症状も多彩である。

①感染症：髄膜炎、脳炎、頭蓋内膿瘍、脊髄炎、神経梅毒など。

②血管障害：脳出血、脳梗塞、くも膜下出血、高血圧性脳症、脳動静脈奇
形、もやもや病など。

③腫瘍：脳腫瘍、脊髄腫瘍、末梢神経腫瘍など。

④代謝性疾患：**脂質代謝異常症、アミノ酸代謝異常症、銅代謝異常症、ム
コ多糖類代謝異常症**、糖尿病など。

⑤中毒：ボツリヌス中毒、フグ中毒、水銀中毒、ヒ素中毒、アルコール中
毒、有機リン中毒、**抗結核剤中毒、抗がん剤中毒、クロロキン中毒、キ
ノホルム中毒**など。

⑥髄性疾患：多発性硬化症、急性散在性脳脊髄炎など。

⑦変性疾患：アルツハイマー病、ピック病、パーキンソン病、ハンチント
ン舞踏病、脊髄小脳変性症、筋萎縮性側索硬化症など。

⑧先天異常：水頭症、二分脊椎、レックリングハウゼン病、アーノルド・
キアリ症候群、ダウン症など。

⑨外傷：脳挫傷、脊髄損傷など。

⑩てんかん

⑪末梢神経障害：神経炎、ニューロパチー、神経痛など。

⑫神経筋伝達ブロック：重症筋無力症など。

⑬筋障害：進行性筋ジストロフィー、筋強直症、周期性四肢麻痺など。

⑭全身疾患による神経症状：甲状腺障害、副甲状腺障害、副腎障害、**下垂
体障害**、全身性エリテマトーデス、がんなど。

(3) 頻度の高い神経疾患

以上の中から、別に解説されているものをのぞいて頻度の高い疾患をと
りあげる。

1）てんかん

再発性発作性の大脳機能障害で、大脳の神経細胞に過度の異常な放電が
起こることにより、意識の変調や運動異常などの突発性で短時間の発作を
特徴とする。症状はけいれん発作が最も多い発作形態で、意識消失と運動
制御消失で発症する。また、分類としては特発性てんかんと、脳血管疾患
や脳外傷、出生時の低酸素状態によって引き起こされる症候性てんかんが
ある。発症年齢は乳幼児から高齢者までと幅広いが、3歳以下が多い。診
断は脳波での異常（棘波バースト、3Hz棘徐波複合など）であるが、脳波
異常の起こらぬものもわずかであるが存在する。

脂質代謝異常症
ニーマン・ピック病、ファ
ブリー病など。

アミノ酸代謝異常症
フェニールケトン尿症、
ホモシスチン尿症など。

銅代謝異常症
ウィルソン病など。

ムコ多糖類代謝異常症
ハンター症候群など。

抗結核剤中毒
ストレプトマイシン、カ
ナマイシン、INHなど。

抗がん剤中毒
5FU、ビンクリスチンな
ど。

クロロキン中毒
マラリア治療薬など。

キノホルム中毒
整腸剤であったキノホル
ムの副作用による亜急性
脊髄視神経ニューロパチ
ー（英文の頭文字をとっ
てSMON）で、約1万
人もの患者を出した、日
本最大の薬害である。

下垂体障害
クッシング症候群、アジ
ソン病など

①全般発作：発作の起始から大脳皮質全域にわたる放電が起こる場合をいう。全身けいれんを引き起こす全般性強直性間代発作（**大発作**）や意識消失が主体でけいれんを伴わない**欠神発作**が含まれる。他に**汎ミオクロニー発作**、**点頭発作**、脱力発作などが含まれる。

②部分発作：脳の一部でのみ放電が起こる場合をいう。意識障害を伴わないものを単純部分発作、意識障害を伴うものを複雑部分発作と呼ぶ。

てんかん発作の誘発原因

①光刺激

②過呼吸

③睡眠不足

④発作がまた起こるのではないかという精神不安（予期不安）

⑤過度の疲労

⑥環境変化

治療

　特発性てんかんの治療は、主に発作を抑えることであり、約70〜80％の患者は発作のコントロールが可能である。

①強直性間代発作（全般発作）：**バルプロ酸ナトリウム**、フェニトイン、フェノバルビタール

②単純部分発作：カルバマゼピン、フェニトイン

③失神発作：バルプロ酸ナトリウム、エトスクシミド

④WEST症候群（点頭発作）：ACTH、バルプロ酸ナトリウム、ニトラゼパム

手根管症候群
手関節の腹側の靱帯にお
おわれた管腔を手根管と
いい、ここが狭窄して正
中神経麻痺を起こしたも
の。

ギラン・バレー症候群
上気道炎後などに急性発
症し自然回復する、下肢
から上行する弛緩性運動
神経麻痺。脳神経症状も
約半数に認められる。発
症1〜2週間後に髄液検
査でタンパク細胞解離
（細胞が増えていないの
に、タンパクが増える）
が認められる。

シャルコー・マリエ・ト
ゥース病
下腿の著明な筋萎縮をき
たし、緩徐に進行する。
常染色体優性遺伝。

2）**末梢神経障害（神経炎、ニューロパチー）**

　障害神経の支配領域に一致した知覚低下、筋力低下、筋萎縮、深部腱反射低下、血管運動神経症状（自律神経症状）で単一または複数が組み合わさって起こる症候群。単一神経の障害は**単神経障害**、2本以上の単一神経が不規則に障害されるのは多発性単神経障害、2本以上の神経が同時に規則的に障害されるのは**多発性神経障害**と呼んでいる。

①単神経障害：**手根管症候群**、顔面神経麻痺、尺骨神経麻痺など。

②多発性単神経障害：結節性多発性動脈炎、全身性エリテマトーデス、らいなど。

③多発性神経障害：**ギラン・バレー症候群**、**シャルコー・マリエ・トゥース病**、脚気、糖尿病、砒素中毒、キノホルム中毒（SMON）、サルコイドーシスなど。

症状

①運動障害

一般に筋力低下は遠位部ほど強く、筋緊張も通常低下する。神経軸索が障害される病変では筋萎縮を起こしやすい。この病変は中毒、変性、代謝疾患に多い。主に髄鞘が障害される脱髄疾患では筋容積はだいたい保たれるが、深部腱反射は低下もしくは消失することが多い。

②知覚障害

多発性神経障害では、手袋状・靴下状分布（glove & stocking 型）を呈することが多い。触覚、痛覚、温覚等の表在感覚が障害されるとこれらの感覚が鈍麻したり消失したりする。深部感覚が障害されると、関節覚、位置覚などがおかされ、肢位がどのような状態になっているのかわからないための運動失調が出現する。また、ビリビリ、ジンジンなどの異常知覚、皮膚に何かついているような異常感覚も出現し、不快な痛みを伴うこともしばしば認められる。

③自律神経障害

発汗異常、排尿・排便障害、起立性低血圧症状など多彩で、これらが組み合わさって出現する。

3）神経痛

ある末梢神経支配領域に疼痛を起こす疾患である。その原因はさまざまであり、原因不明のもの、ウイルス感染、腫瘍、中毒、代謝障害、外傷などがある。最近の研究では障害を受けた神経が、治癒する過程で配線ミスを生じたり、強い痛み刺激（大量の痛み信号が脊髄に入る）により、脊髄や脳の神経が変化して、痛みに過敏になったり、痛み以外の刺激を痛みと誤認することが原因ではないかといわれている。そして、この状態になると鎮痛剤等が効きにくく、治療が難しい。

特徴

①痛みは特定の末梢神経の支配領域に生じる。

②発作性、反復性に強い痛みが起こるが、持続時間は短いことが多い。

③痛みを起こす末梢神経の支配領域に痛みを誘発する圧痛点がある。

④発作間欠時には全く症状がない。

⑤他覚所見に乏しい。

⑥神経の病理解剖学的変化は認められない。

主な神経痛

①三叉神経痛

顔面の知覚を支配する三叉神経で第2、3枝の領域に多く、物をかむ、会話をするなどで痛み発作が誘発される。発作は数日から数ヵ月続くこともある。帯状疱疹に伴うもので第1領域に出現すると角膜もおかされ失明

顔面神経痛
顔面の知覚を司るのは三叉神経であり、顔面の痛みを俗に顔面神経痛というのは誤りである。顔面神経は顔面筋肉の運動を司る運動神経である。

することがある。

②坐骨神経痛

坐骨神経は人体で最長の神経であり、骨盤から大腿後面、下腿を通り、足背部まで伸びている。よって臀部から大腿、下腿、足背まで広がる痛みで、しびれ感を伴うことがある。原因は腰椎ヘルニア、変形性脊椎症が多く、他に脊髄腫瘍などがある。

神経痛には他に舌咽神経痛、大後頭神経痛、肋間神経痛などがある。

〔治療〕

局所の保温。薬物療法では鎮痛剤、ビタミン B_{12}、芍薬甘草湯など。

4）筋障害（進行性筋ジストロフィー）

筋ジストロフィーとは骨格筋の変性、壊死を主病変とし、臨床的には進行性の筋力低下をみる遺伝性の疾患である。

①デュシェンヌ型筋ジストロフィー

X染色体劣性遺伝が主で、1/3の突然変異がある。よって通常は男児のみ発症。女性は保因者。筋ジストロフィーの中で最も頻度が高い。

〔病状〕

2～5歳で発症。転倒しやすい、動揺歩行、階段昇降困難など。

近位筋優位の障害。**仮性肥大、登攀性起立**（Gowers徴候）が認められる。進行とともに四肢関節拘縮、脊柱変形をきたす。10～12歳頃には歩行困難で車椅子生活となる。20歳前後で呼吸不全、心不全で死亡する。

〔病因〕

筋の細胞膜を形成するタンパク質であるジストロフィンの欠損。

②筋強直性（筋緊張性）ジストロフィー

常染色体優性遺伝で男女とも発症。両親のどちらかが患者。成人の筋ジストロフィーでは最多。10～30歳代の発症が多い。

〔病状〕

顔面、頸部、四肢遠位部より発症する。筋緊張性（ミオトニー）が特徴。白内障、禿頭、心筋伝導障害、内分泌障害（糖尿病など）、知能障害など多彩な病状を示す。

［2］難病

原因がわからず、治療法も確立されていなく、かつ長期間の療養を要する疾患を「難病」という。1972（昭和47）年の当時の厚生省の「難病対策要綱」には、「(1) 原因不明、治療方針未確定であり、かつ、後遺症を残す恐れが少なくない疾病、(2) 経過が慢性にわたり、単に経済的な問題のみならず介護などに著しく人手を要するために家族の負担が重く、また

ラセーグ徴候
坐骨神経痛の診断に用いられる。仰臥位で股関節、膝関節を屈曲させた肢位から膝関節を伸展させると坐骨神経領域に痛みが誘発される。

仮性肥大
臓器ないし組織の容積が増大していても、それが臓器や組織を構成している本来の要素が肥大ないし増殖しているのではなく、むしろ本来の構成要素は萎縮しており、別組織が増殖して全体として肥大しているようにみえるもの。筋ジストロフィーの腓腹筋は本来の筋組織が萎縮、消失し、その間に脂肪組織が増加し、筋全体が肥大しているようにみえる。

登攀性起立
腰帯筋群の萎縮、脱力のため下肢筋力は低下し、歩行、階段の昇降が不自由となる。患者は座位から立ち上がるとき、膝に手をつき自分の体をよじのぼるようにして立位となる状態を指す。

精神的にも負担の大きい疾病」と定義されている。中でも客観的な診断基準があり、かつ患者数が一定基準（人口の0.1％）より少ない疾患を「指定難病」と定め、医療費助成がされている（特定医療費の1/2を国が負担する）。2015（平成27）年法律施行時56疾患であったが、2019（令和元）年7月333疾患に増加した。今日、難病は完治しないものの、適切な治療や自己管理を続ければ、普通に生活ができる状態になっている疾患が多くなっている。

（1）筋萎縮性側索硬化症（ALS）

脊髄、脳幹部や大脳皮質の運動ニューロンのみが選択的に障害され、重篤な筋萎縮と筋力低下を起こす。進行が速く、発症して5年以内に呼吸筋麻痺を起こし、予後が不良である。運動ニューロン病のうちで最も多い。中年以降に発症することが多く、約90％が遺伝の認められない孤発例である。片側の手指の運動障害・易疲労性が初発症状として多く、その後手の筋力低下（小指筋）や筋萎縮（猿手、鷲手）がみられるようになる。筋力低下、筋萎縮は経過とともに全身に及ぶ。同時に線維束性攣縮も出現し、舌の萎縮、構語・嚥下および呼吸障害などの**球麻痺**が出現し、人工呼吸器が必要となる。しかし脳に障害はきたさないので、意識障害をみとめない。深部腱反射亢進やバビンスキー反射など病的反射が出現する。ALSの特徴として、運動系のみが選択的に障害されるため、知覚障害は出現しない。また、直腸・膀胱機能はよく保たれ、眼球運動障害は生じにくい。

（2）脊髄小脳変性症

小脳、脳幹、脊髄、末梢神経などの変性疾患である。症状は運動失調が中心でふらつき、歩行不安定、言語不明瞭、書字障害から始まり、進行すると歩行困難となり、後方へ倒れることもある。眼振などの眼の症状も特徴的である。知能障害を認めないが、認知症を合併することがある。

（3）多系統萎縮症（MSA）

成年期（多くは40歳以降）に発症する神経細胞の変性疾患である。初発症状が小脳性運動失調であるものは**オリーブ橋小脳萎縮症**、パーキンソン症状である線条体黒質変性症、起立性低血圧など自律神経障害が顕著であるものはシャイ・ドレーガー症候群と呼ばれていた。いずれも進行すると三大症状は重複していき、組織病理が共通していることから「多系統萎縮症」と総称されるようになった。日本で最も多いのはオリーブ橋小脳萎縮症である。進行が速く、数年で寝たきりとなり、生命予後が悪い。

指定難病
原因不明で治療法が確立していない疾患を「難病」と指定し、国が医療費を助成する。

球麻痺
脳幹部の延髄に病変があると迷走神経、舌咽神経と舌下神経が障害され、発語、嚥下、咀嚼ができなくなる。

オリーブ橋小脳萎縮症
OPCA: olivopontocere-bellar atrophy

D. 先天性疾患

[1] 先天異常

出生時にみられる体の形態の異常や機能の異常を先天異常と呼ぶ。分娩前後の低酸素状態による脳の障害などは、外因性のものであり後天性の障害と考え、先天異常とは呼ばない。

先天異常の原因となるのは、①**多因子遺伝**（複数の遺伝子の変化に加えて環境要因などが関わるもの）40％、②**染色体の不均衡**（染色体の数や構造の異常）25％、③**単一遺伝子の変異**（1つの遺伝子の変化により発症するもの）20％、④**コピー数バリアント**（DNA長の異常）10％、⑤環境催奇形因子（環境物質や薬剤、放射線被曝などによるもの）5％である。

[2] 染色体・DNA・遺伝子

ヒトの体の細胞には1個あたり、約60億の塩基配列からなるDNA（デオキシリボ核酸）が含まれている。DNAは細胞分裂の際に、染色体と呼ばれる46個の集塊を形成する。染色体は、2本を1対とする22対44本の常染色体と、女性では**X染色体**が2本、男性ではX染色体1本と**Y染色体**1本からなる性染色体との、総計46本から構成される（**図4-5-8**）。

DNAの塩基配列のうち、人体を構成するための設計図となる遺伝子の配列は、全体の数％に過ぎないことが知られている。遺伝子は、さらに最終的にタンパクに翻訳される**エクソン**と呼ばれる配列と、それ以外の**イントロン**と呼ばれる配列に分けられる（**図4-5-9**）。また、遺伝子以外のDNA配列には特定の遺伝子の働きを調節する配列も含まれている。遺伝子は、**環境要因**によってもその働きに変化が生じることが知られている。

染色体分析
常染色体は、ほぼ長さの順に1番染色体から22番染色体まで番号が付されている（21番染色体より22番染色体のほうが長いなど例外はある）。また、顕微鏡で観察をするために染色を行う際に現れるバンドを観察することにより、その種類や構造の状態を分析することができる。これを染色体分析と呼ぶ。

DNAの塩基
DNAの構造の中で遺伝情報を担うのは、アデニン（A）、チミン（T）、グアニン（G）、シトシン（C）の4種類の塩基である。

エクソーム解析
ヒトのDNA全体の解析をヒトゲノム解析と呼ぶ。これに対して、ヒトのエクソンの解析をエクソーム解析と呼ぶ。エクソンはDNA塩基配列数が少ないため、解析の手間は少ない。エクソーム解析は、次世代シークエンサと呼ばれる新型の機器を用いて行われる。

図4-5-8　ヒトの染色体

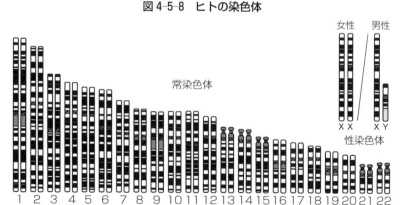

常染色体

女性　男性

X X　X Y

性染色体

1 2 3 4 5 6 7 8 9 10 11 12 13 14 15 16 17 18 19 20 21 22

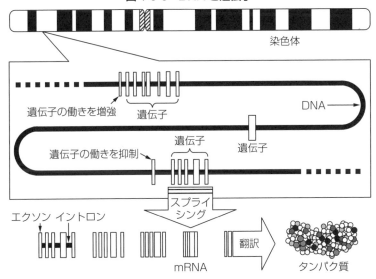

図4-5-9 DNAと遺伝子

染色体

遺伝子の働きを増強

遺伝子

DNA

遺伝子の働きを抑制

遺伝子 遺伝子

スプライシング

エクソン イントロン

翻訳

mRNA

タンパク質

[3] 遺伝子疾患

　遺伝子を構成するDNAの配列に変化が生じると、生成されるタンパク
の本来の構造や機能が損なわれる、あるいはタンパクが異常な機能をもつ
ようになり、さまざまな**形態異常**や疾患を生じる。また、遺伝子の一部ま
たは全体が欠失あるいは重複した場合や、遺伝子配列自体に変化がなくて
も遺伝子を制御するDNA配列に変化が生じた場合にも、同様の病態を生
じうる。これらの遺伝子機能に起因する疾患を遺伝子疾患と呼ぶ。

　遺伝子には、母親から伝達され卵に含まれる遺伝子と、父親から伝達さ
れ精子に含まれる遺伝子とがある。それぞれの遺伝子は、1組2本の常染
色体に含まれており、**アレル**と呼ばれる。性染色体のうち、X染色体には
多くの遺伝子が含まれているが、Y染色体には男性化の引き金となる
SRYという遺伝子や精子を形成する遺伝子を含めた少数の遺伝子しか含
まれていない。

　常染色体上の遺伝子の一方の変化で体の構造や機能に変化を生じている
場合、変化のある遺伝子は子どもにも1/2の確率で遺伝し、同様の症状を
呈する。これを**常染色体優性遺伝**疾患と呼ぶ。

　常染色体上の遺伝子の一方に変化を生じていても、もう一方の遺伝子が
その機能を補える場合には症状が出ない。このような変化のある遺伝子を
両親双方がもっている場合、1/4の確率で子どもには2つとも変化のある
遺伝子が伝わり、発症する。これを**常染色体劣性遺伝**疾患と呼ぶ。

　X染色体上の遺伝子に変化がある場合、女性ではもう一方のX染色体
上の遺伝子が正常に機能することにより症状が出ないが、男性のY染色

アレル
遺伝子は男性における性
染色体上の遺伝子を除
き、母由来の染色体上の
ものと、父由来の染色体
上のものとの2本が対に
なった状態で存在する。
これをアレルと呼ぶ。母
由来の染色体上の遺伝子
は母方アレル、父由来の
染色体上の遺伝子は父方
アレルと呼ばれる。

体にはその働きを補える遺伝子が存在しないため発症してしまう。これを**X連鎖（劣性）遺伝疾患**と呼ぶ。

［4］染色体異常症

　それぞれの染色体には複数の遺伝子が含まれるため、染色体全体あるいは一部が増減することにより、遺伝子も複数が欠失あるいは重複することになり、さまざまな症状を呈する。通常2本1組の染色体が1本になる状態を**モノソミー**、3本になる状態を**トリソミー**と呼ぶ。**ダウン症候群**は21番染色体のトリソミーである。

　複数の染色体に切断が生じて、それぞれが断片を交換して再結合することを**染色体転座**と呼ぶ。この状態では通常、遺伝子の過不足はないので本人には症状はないが、卵や精子に伝わる染色体には染色体断片の不均衡が生じる可能性がある。染色体の不均衡のある子どもでは、複数の遺伝子の増減により種々の症状が発現する。これを**不均衡型転座**と呼ぶ。

［5］先天奇形と先天奇形症候群

　出生時から見られる先天異常としての体の形態の異常の頻度は100出生あたり3〜5例である。

　先天奇形症候群は、先天異常症候群あるいは多発奇形症候群とも呼ばれ、ある原因が同時に並行して複数の異常を引き起こすものである。原因としては、①複数の器官・組織で働く単一の遺伝子の変化によるもの、②染色体の一部分の**微細な欠失**や**メチル化**と呼ばれる現象により染色体上の複数の遺伝子の機能が喪失するもの、③染色体モノソミー／トリソミー／不均衡型転座による複数の遺伝子の増減によるもの、④**催奇形因子**（催奇形物質や放射線）により胎内環境・発生に異常が生じるものがある。

［6］先天代謝異常症

　先天的な体の機能の異常の代表が先天代謝異常症である。先天代謝異常症は、**酵素**や**ホルモン**などの機能タンパク遺伝子や、受容体などの構造タンパク遺伝子に変異や欠失を生じることにより、生体内の代謝に異常をきたす疾患である。生体にとって必要な物質が欠乏する、あるいは生体にとって有害な物質が蓄積されることにより発症するが、早期診断により食事療法のほか酵素やホルモンの補充により治療や軽症化を図ることも可能な疾患も多い。常染色体劣性遺伝形式やX連鎖遺伝形式をとるものが多い。

メチル化
DNAの一部がメチル化されると、その箇所の遺伝子情報が転写されずにタンパクが生成されなくなる。遺伝子を制御する重要なメカニズムの1つであるが、時に疾患を引き起こす原因となる。

催奇形因子
teratogen
催奇形因子としては、催奇形性薬剤の摂取、母体の感染、母体の化学物質や放射線への曝露などが挙げられる。

E. 肺疾患

[1] 気管支喘息

気道（空気の通り道）が異常な過敏反応を起こし、気管支の異常収縮や粘膜の浮腫による気道の狭窄、多量の粘液による気道の閉塞のため、吸い込んだ空気を吐き出せなくなった状態のことをいう。臨床症状として発作性の気道狭窄（喘鳴、呼吸困難）や咳（特に夜間・早朝）が主な特徴である。小児期の場合は、アトピー型が多く、中年以降は気道感染に続いて発症し、予後の悪い場合もある。副腎皮質ステロイドは最も効果的な抗炎症薬である。吸入ステロイド薬は喘息症状を軽減し、呼吸機能を改善する。また、気道の過敏性を軽減し、気道の炎症を制御する。

[2] 肺炎

主な感染症の１つであり、死因の第５位である。特に高齢者の死因で占める割合が高く、85歳以上では第３位となっている。高齢者の肺炎の主な自覚症状は咳、痰、全身倦怠感などである。若年者と比べて高熱が出にくく、微熱が最も多い。高齢者では、脱水、呼吸困難、軽度の意識障害や不穏状態がみられることもある。中には、脳血管障害の患者では、仮性球麻痺を伴う場合、誤嚥により肺炎を合併しやすく、直接の死因になることもある。

高齢者の肺炎
高齢者の肺炎は微熱で、症状も不安定のため、肺炎を見逃してしまうことがある。

治りにくい肺炎の中に「**間質性肺炎**」がある。肺胞の中が炎症を起こす気管支肺炎と異なり、肺胞壁や細気管支の間質に炎症を起こすものである。間質性肺炎の特徴は労作時呼吸困難や乾性咳嗽などの呼吸器症状、聴診上吸気終末時の捻髪音の聴取、ばち指である。多くは原因不明である。

[3] 慢性閉塞性肺疾患（COPD）

主に喫煙によって引き起こされる慢性炎症である。肺気腫や慢性気管支炎などをきたし、正常に戻らない閉塞性換気障害を呈する疾患である。40歳以上で喫煙歴があり、慢性の咳嗽、喀痰および階段や坂道を上る際の息切れや喘鳴がある場合、慢性閉塞性肺疾患を疑う。多くは心血管系疾患、高血圧、動脈硬化、糖尿病を合併している。診断にはスパイロメトリーによる気流閉塞の検査が不可欠である。１秒率が70％未満であることが診断基準である。自覚症状がないまま数年以上経過することが多い。患者は労作時の息切れを回避するために無意識に身体活動を制限している。

慢性閉塞性肺疾患
介護保険における特定疾病の１つである。肺気腫、慢性気管支炎、気管支喘息、びまん性汎細気管支炎が含まれる。

慢性気管支炎では慢性または反復性に気道分泌物が増えている状態が少なくとも２年以上連続し、１年のうち少なくとも３ヵ月以上、大部分の日

に認められる状態をいう。閉塞性肺疾患が慢性的に続くと、肺を構成している肺胞壁が壊れて、いくつかの肺胞が癒合して1つの大きな気腔を形成するようになる。この状態を**肺気腫**という。肺胞の伸縮が障害され、換気面積が相対的に小さくなり、呼吸機能が低下する。喫煙や大気汚染などが発症に影響する。加齢とともに増加し、男性の発症率が高く、女性の約3倍である。咳、痰および労作時の呼吸困難が主な症状である。身体所見としては**樽状胸郭**がみられる。肺胞の変化は非可逆的なので、完治することはない。治療はまずは禁煙。薬物療法は呼吸困難の抑制や増悪の予防に効果があり、患者のQOLを改善する。薬物療法の中心は気管支拡張剤、抗コリン薬、β刺激薬、メチルキサンチンである。

　慢性閉塞性肺疾患の患者は、労作時呼吸困難から身体活動性が低下しやすいため、廃用症候群や社会的孤立、抑うつなどを呈し、このことがさらに呼吸困難を招くという悪循環に陥りやすい。**呼吸リハビリテーション**はこの悪循環を断ち切ることが目的となる。呼吸リハビリテーションは、日常の症状を緩和し、心身の状態を最適な状態に維持し、社会生活を一層有意義なものにするための包括的な医療である。呼吸リハビリテーションにはセルフマネジメント教育、運動療法、呼吸トレーニング（口すぼめ呼吸）がある。その中心は運動療法であり、平地歩行などの下肢運動による全身持久力トレーニングが勧められる。慢性呼吸不全を呈する場合は薬物療法に加えて在宅酸素療法を行う。低酸素血症のある重症例には在宅酸素療法を行うとQOLや生存率が改善される。酸素濃縮器や携帯用酸素ボンベの酸素流量はSpO$_2$が90％以上を保つように設定する。高濃度酸素吸入によるCO_2ナルコーシスになることがあり、注意を要する。CO_2ナルコーシスとは、体内への高度なCO_2蓄積によって、中枢神経系の異常を呈した状態で、自発呼吸が減弱し、意識障害が生じる状態をいう。

［4］睡眠時無呼吸症候群（SAS）

　睡眠中気道の狭窄・閉塞などにより夜間のいびき・無呼吸を生じ、低酸素血症を生じることで睡眠の質が低下する疾患である。日本における有病率は2〜4％である。食生活の欧米化に伴う肥満人口の増加、幼少期に硬いものを食べないことで生じる後天的な下顎の発育不全、高齢化により、有病率は増加傾向にある。

　症状としては、夜間の睡眠が分断されやすく、日中傾眠、夜間の中途覚醒、起床時の口渇、日中の意欲低下、夜間頻尿などがみられる。夜間低酸素状態が続き、または中途覚醒の結果、交感神経が活性化され、血管内皮障害が起こり、治療抵抗性高血圧、冠動脈疾患、脳卒中の有病率が高い。

原因としては、肥満、顎関節が小さい、扁桃肥大などが挙げられる。外来でのスクリーニング検査として簡易型無呼吸モニターを使用し、夜間の酸素飽和度（SpO$_2$）を測定する。1時間あたりの酸素飽和度が3%低下した回数を「3%酸素飽和度低下指数（3% ODI）」として算定し、重症度の指標とする。3% ODI が1時間に5回以上の場合、専門の医療機関で終夜睡眠ポリグラフ検査（PSG）を行う。

　治療としては、まずは生活習慣の是正、すなわち減量・禁煙・側臥位睡眠を行う。CPAP（持続陽圧呼吸療法）は SAS 治療の第1選択肢である。鼻もしくは鼻と口を覆うマスクを装着し、ホースを介して機械から気道に陽圧で酸素をおくる。1日4時間以上の装着を目標とする。CPAP が継続困難の場合、マウスピース（口腔内装置：OA）が選択肢となる。無呼吸の改善に関しては効果がやや劣るが忍容性、継続率は良好である。そのほか、口蓋垂軟口蓋形成術などの手術も選択肢の1つである。

［5］悪性中皮腫

　胸膜の表面にある中皮細胞の増殖によるもの。アスベスト（石綿）の曝露と強い関連がある。進行してから発見されることが多い。胸水が貯留することが多い。胸膜肺全摘出術や化学療法が行われるが、予後は不良である。

F. 腎・泌尿器疾患

［1］慢性腎臓病（CKD）

　腎臓は、血液中の老廃物や過剰な水分を選択的に尿として排泄する。腎臓の機能がさまざまな原因で障害されている状態を「腎不全」という。近年、透析や腎移植を必要とする末期腎不全の患者が増加の一途を辿っている。その背景には膨大な数の予備軍がいることが判明してきた。そのため、原因はさまざまであっても慢性に経過し、腎機能が低下する病気を「慢性腎臓病」と統一して、社会を挙げて対策を行うことになった（**表 4-5-6**）。

慢性腎臓病
CKD: chronic kidney disease
慢性に経過して腎臓の機能が低下する病気の総称。

表 4-5-6　CKD の定義

下記の1か2を CKD とする
1. 構造的あるいは機能的異常が3ヵ月以上持続する腎障害
　　①腎の病理学的な異常
　　②血液あるいは尿の検査値異常
　　③画像検査による腎の形態異常
2. 糸球体濾過量が 60 ml/分/1.73 m^2 以下が3ヵ月以上持続

出典）日本腎臓学会編『エビデンスに基づく CKD 診療ガイドライン 2018』東京医学社，2018.

慢性腎臓病の早期発見には、検尿と腎機能の評価が重要である。腎機能を評価する指標として、血中クレアチニン値のほか、GFR が最も正確といわれている。日本人の推算 $GFR = 194 \times$ クレアチニン$^{-1.094} \times$ 年齢$^{-0.287}$ である。腎不全の患者では尿量の低下、それに伴う浮腫や血中カリウム濃度の上昇などの電解質の異常、エリスロポエチンの産生低下による貧血が起こる。

　慢性腎臓病における治療の原則は①原因に対する治療、②生活習慣改善、③食事療法（タンパク質・食塩を厳重に制限）、④高血圧治療、⑤脂質異常症の治療、⑥糖尿病・耐糖能異常治療、⑦貧血治療である。腎臓の組織の障害が高度な場合、血液透析や腎臓移植が必要になる。血液透析を要する患者は慢性腎臓病が多く占めている。その原疾患には糖尿病性腎症、慢性腎炎症候群、腎硬化症などがある。中でも糖尿病性腎症が一番多い。早期診断にはアルブミン尿の測定が必須である。慢性腎臓病のリスクファクターとしては、糖尿病、高血圧、脂質異常症、喫煙、高齢、尿路結石、前立腺肥大症などが挙げられる。腎硬化症は、高血圧が持続した結果生じる糸球体硬化、腎組織の線維化に基づく病態である。慢性腎炎症候群の中で最も頻度が高いのは IgA 腎症である。IgA 腎症の原因となる基礎疾患はなく、腎生検にて IgA 沈着を認める。

[2] ネフローゼ症候群（糸球体疾患）

　さまざまな原因で糸球体に障害をきたし、そのため、尿に大量のタンパクが出てしまい、血液中のタンパクが減り（低タンパク血症）、体がむくむ（浮腫）疾患を「糸球体疾患」と総称している。ネフローゼ症候群はその1つである。症状としては体重の増加、浮腫（眼瞼・下腿や足背に多い）、脂質異常症、凝固異常（凝固能亢進）がみられる。検査所見としては、尿タンパク1日 3.5 g 以上、血液中のアルブミンが 3.0 g/dl 以下の場合をネフローゼ症候群と診断する（**表4-5-7**）。

表4-5-7　成人ネフローゼ症候群の診断基準

1. タンパク尿：1日の尿タンパク量が 3.5 g 以上持続する
2. 低アルブミン血症：血清アルブミン量が 3.0 g/dL 以下
3. 浮腫
4. 脂質異常症（高 LDL コレステロール血症）

出典）平成20年度厚生労働省難治性疾患対策進行性腎障害に関する調査研究班.

　ネフローゼ症候群は腎臓疾患が原因の場合と全身性疾患に伴って起こる場合がある。食事療法は、高カロリー、低タンパク、減塩が基本となる。

［3］膀胱がん

　膀胱がんは男性に多く（女性の約3倍）、60歳台の男性に多い。無症候性血尿は膀胱がんの重要な症状である。危険因子で重要なものが喫煙である。タバコの煙の発がん物質が全身を回った後、濃縮されて尿中に排泄され、膀胱の粘膜が慢性的に発がん物質と接触してがんが発生すると考えられている。尿細胞診が診療に欠かせない。近年、体への負担が少ない治療（経尿道的切除術：TURBT）が中心となっているが、進行すると膀胱を全摘する必要がある。

［4］尿失禁

　本節 L.［8］（p.176）参照。

［5］過活動膀胱（OAB）

　尿意切迫感を中心に頻尿や切迫性尿失禁を伴う症候群である。日本では40歳以上の男女の約12％にみられる。高齢になるほど有病率が高くなる。治療には生活管理（飲水制限、排尿習慣改善）、骨盤底筋訓練および抗コリン薬、β_3作動薬などの薬物治療が主体となる。

［6］神経因性膀胱

　仙髄にある排尿中枢が損傷されると膀胱が充満してもその感覚を脳の前頭葉にある排尿中枢に伝えられなくなり、尿意を感じなくなる。膀胱内の自律神経だけでは排尿が十分にできなく、大量の尿が膀胱内に残る。膀胱の括約筋の収縮もうまくいかず、意思に関係なく尿が持続的に漏れ出る状態を神経因性膀胱という。脳血管疾患、パーキンソン病などの神経疾患の他に糖尿病性神経障害にもみられる。

［7］前立腺肥大症

　前立腺は膀胱の下にあり、尿道を取り囲んでいる。55歳以上の高年齢者では肥大症を伴う人が多い。肥大症は前立腺の内側尿道を圧迫し、排尿障害を起こしやすい。特に夜間頻尿を初発症状としている。尿の勢いが弱り、排尿に時間がかかる。排尿が不十分のため、溢流性尿失禁を伴う。

［8］前立腺がん

　高齢者に多い。前立腺辺縁から発生することが多い。前立腺内外に浸潤する。初期には無症状である。増大すると前立腺肥大症と同様な症状を示す。進行すると骨転移や骨盤内に浸潤し、疼痛を引き起こす。近年、健康

喫煙
膀胱がんの約7割は喫煙が原因といわれている。

過活動膀胱
OAB: overactive bladder

診断で腫瘍マーカーの前立腺特異抗原（PSA）が高値で発見されることが多い。治療は前立腺全摘術や放射線療法を行う。高齢者には抗男性ホルモン療法が行われる。

G. 消化器疾患

［1］加齢による変化

　高齢者の胃では、胃酸が少ないため、消化吸収が悪くなり、食欲不振、便秘を起こしやすい。特に要介護の高齢者では、入れ歯の不具合などもあり、食事の量が少なく、低栄養をきたしやすい。嚥下機能も低下しやすいので、**誤嚥**を起こしやすい。血管性認知症やレビー小体型認知症では嚥下反射が低下し、夜間の不顕性誤嚥による誤嚥性肺炎が多い。口腔ケア、頸引き嚥下、食後1時間の座位保持、インフルエンザ・肺炎球菌ワクチン予防接種は誤嚥性肺炎の予防に有効である。中でも口腔ケアが最も重要である。なぜなら、高齢になると唾液の分泌量が減り、自浄作用が低下している。入れ歯の手入れが不十分の場合、食べカスが残り、雑菌が繁殖しやすい。さらに噛む力が低下している、または服用している薬の影響でドライマウスになりやすい。

［2］逆流性食道炎

　定型的症状として、胸やけ、呑酸、嚥下困難（つかえ感）などが挙げられ、非定型的症状として心窩部（みぞおち）の痛み、胃もたれ、慢性咳嗽がみられる。症状を悪化させる要因として、喫煙、飲酒、左側臥位がある。日常生活で症状を改善させるのは体重減少とベッドの頭側挙上の2項目のみである。治療薬としてはPPI（プロトンポンプ阻害薬）が中心である。PPIの中止により再発することも多いため、初期治療のみならず維持療法も重要である。

［3］食道がん

　約9割が扁平上皮がんで、食道の中部に好発する。高齢者に多く、飲酒、喫煙などによって発生しやすい。早期の食道がんはほとんどが無症状で、内視鏡検査や健康診断での胃の放射線検査で発見される。進行すると狭窄感、嚥下困難を自覚するようになり、リンパ節や遠隔組織へ転移することで疼痛や嗄声などの症状を認めることもある。早期の食道がんは内視鏡的治療となる。がんが深部へ浸潤または転移した場合は術前化学療法に外科的治療を加えることが標準治療となる。

［4］胃がん

　かつては日本では死因の第１位であったが、ヘリコバクター・ピロリ菌の除菌により、胃がんの死亡数は減少した。2018（平成30）年の胃がんによる死亡は、男性ではがんによる死因の第２位で1995（平成7）年と変わらない（1位は肺がん）、女性は死因1位から4位になった（1位は大腸がん）。胃がんは前庭部や胃角部に好発する。症状としては心窩部痛、嘔気、嘔吐、吐下血、体重減少などがみられる。早期発見が重要である。早期発見ができれば腹腔鏡下胃切除術も適応となる。

［5］ウイルス性肝炎

　肝炎とは肝細胞に炎症が起こる疾患の総称であり、炎症が起こった結果、肝細胞の壊死を認める。肝炎にはアルコール、脂肪性、自己免疫性、薬剤性によるものがあるが、多くはウイルスによるものである。食欲不振、吐き気、倦怠感、黄疸などの症状がみられる。ウイルスにはＡ型・Ｂ型・Ｃ型・Ｅ型などがある。Ａ型肝炎は飲料水や生の貝類による経口感染が中心で、ほとんどが急性で、慢性化することは少ない。施設などでの集団感染が多い。Ｂ型肝炎ウイルス（HBV）の多くは血液を介して感染が広がる。なかには胎盤や産道を通じて子どもに感染する垂直感染もみられる。症状が出ない無症状性キャリアがおり、のちに慢性化することがある。Ｃ型肝炎ウイルス（HCV）は血液を介して感染する。かつては献血や注射針の使い回しにより、Ｂ型・Ｃ型肝炎に感染することがあった。Ｅ型肝炎は食物や水による経口感染が中心で、予防には手洗い、飲食物の加熱処理が必要である。急性肝炎は一般的に自然軽快する。慢性肝炎にはインターフェロン（INF）と核酸アナログ製剤（NA）が用いられている。2008（平成20）年に肝炎治療費助成制度が開始され、さらに2009（平成21）年に肝炎対策基本法が制定された。2010（平成22）年より肝機能障害が身体障害者手帳の交付対象に追加された。

［6］肝硬変

　日本では肝硬変の原因の約８割はＢ型肝炎、Ｃ型肝炎による。アルコール性肝障害も肝硬変を引き起こすことがある。肝硬変になると肝臓内の血流が滞り、門脈という静脈の血圧が高くなり、門脈圧亢進症（食道静脈瘤、腹水、皮下静脈怒張、肝性脳症などの症状）を引き起こす。肝硬変には肝がんが合併しやすい。肝硬変では合併症（腹水、肝性脳症など）に対する治療が必要である。

［7］ 膵がん

日本の膵がん患者は年々増加傾向にある。死亡数が罹患数の1/3程度の大腸がんや胃がんと比べ、膵がんでは罹患数と死亡数がほぼ同数という予後の悪い疾患である。初発症状は腹痛、黄疸、背部痛が多い。リスクファクターとして、家族歴では、近親者に2人以上の膵がん患者がいるとリスクが高い。既往歴では糖尿病が25.9％と最も多い。健康診断での腹部超音波検査では腫瘍検出率は高くない。膵管拡張や囊胞が認められた場合は精密検査が必要である。腫瘍マーカーではCA19-9、Span-1、CEAなどがあるが早期の陽性率は低い。根治治療は切除術である。化学療法はS-1単独療法が行われる。

［8］ 大腸がん

大腸がんは近年増加しているがんである。がんによる死因では男性第3位、女性では第1位。臨床症状としては、部位別で症状が異なる。右側結腸がんは貧血、腹痛、腹部腫瘤で発見される。一方、左側結腸がんや直腸がんは肛門出血、血便および便秘でみつかることが多い。健康診断では便潜血検査2日法で行われている。感度は70％と大腸がん発見の契機になる重要な検査である。治療は内視鏡治療と外科治療が中心となる。

H. 骨・関節の疾患

［1］ 骨粗鬆症

骨代謝により、骨密度や骨量が病的に低下した状態をいう。特に閉経後の女性、高齢者に多い。女性では、閉経後エストロゲン低下により、骨代謝が亢進し、骨粗鬆症に至りやすい。最近の動向としては、糖尿病や慢性腎臓病などの生活習慣病との関係が注目されている。特に2型糖尿病では骨密度が低下し、骨折のリスクも上昇しやすいといわれている。また、骨粗鬆症は副腎皮質ステロイドの最も重要な副作用である。骨折が起こりやすい部位としては、腰椎、大腿骨頸部、橈骨遠位端、上腕骨近位部がある（**表4-5-8**）。腰椎圧迫骨折は高齢者に最も多い骨折である。治療薬として

病的骨折
骨の病気で起きる骨折のことをいう。

表4-5-8　骨折好発部位

部位	特徴
腰椎	高齢者に最も多い。尻もちをついたなどの転倒で起きやすい。
大腿骨頸部	寝たきりになりやすい。
橈骨遠位端	転倒時、手をついたことで起こることが多い。ギプス固定を要する。
上腕骨近位部	転倒による場合が多い。寝たきりにはならない。

154

は、骨吸収抑制薬と骨形成促進薬がある。

[2] 変形性関節症

　加齢により関節の軟骨が変性し、やがて軟骨・骨の破壊が起きる疾患である。関節痛、腫張、可動域の制限などの症状が起きる。中でも膝関節症が最も多い。好発の要因としては、肥満、外傷、職業などが挙げられる。膝関節症の有病率は40歳以上で男性42.6%、女性62.4%であった。初期症状は膝のこわばり感、立ち上がる時の疼痛、歩き始めの疼痛などが多い。治療は減量、消炎鎮痛剤および運動療法（大腿四頭筋エクササイズ）。最終的には手術（全人工膝関節置換術：TKA）であり、現在手術の成績も安定している。

[3] 変形性脊椎症

　加齢、外傷や炎症による椎間板や椎間関節の退行変性によるものである。弾力性がなくなり、衝撃をやわらげる作用が低下したため、頸部痛、腰背部痛や神経圧迫症状が出現する。病変部位によって変形性頸椎症、変形性胸椎症、変形性腰椎症と呼ぶ。変形性腰椎症は腰部脊柱管狭窄症の原因として最も多い。装具、体操療法、非ステロイド性抗炎症薬投与などの対症療法が主体となる。

[4] 腰部脊柱管狭窄症

　脊柱管とは脊椎骨の後部に脊髄や馬尾神経が通る管のことをいう。脊柱管が狭小化し、神経が慢性的に圧迫されて症状を認める。一般に50歳以上の男性に多く、間欠性跛行、腰痛、坐骨神経痛、下肢のしびれなどを主な症状としている。**間欠性跛行**がこの疾患の特徴の1つで、ある一定の距離を歩くと腰痛や下肢痛が誘発され、歩行が困難となるが数分間休憩するとまた歩けるようになる。治療はまずはプロスタグランジン製剤を投与する。プロスタグランジン製剤は血管拡張作用および血小板凝集抑制作用があり、神経根の血流改善効果が期待される。保存療法が功を奏しない場合、外科治療の適応となる。手術は後方除圧術が基本である。椎弓切除術や開窓術が行われる。

間欠性跛行
継続して長く歩けない。途中で休めばまた歩けるようになる。

[5] 関節リウマチ

　原因不明の自己免疫疾患である。慢性、持続性、多発性に関節が炎症を起こす疾患である。炎症の中心は滑膜で、進行すると軟骨や骨が破壊されて、関節の機能が損なわれる。治療しないと関節が変形してしまう。20

～50歳代に発症し、特に40～50歳代の女性が多い。左右対照の手指、手・肘・膝・足関節の疼痛と腫脹をきたす。特徴としては、朝のこわばりがみられる。長期間の経過により関節が動かなくなり、著しい関節の変形（スワンネック変形）をきたす。検査には自己抗体であるリウマトイド因子（RF）が陽性、抗CCP抗体陽性がみられる。他にも急性炎症反応であるCRPの上昇および赤沈の亢進がみられる。基本の治療は十分な休養、安静で、冷えないように生活指導を行う。疼痛寛解と炎症軽減には非ステロイド抗炎症薬が使用される。今日はできるだけ早期に診断し、早期より抗リウマチ薬と生物学的製剤（分子標的薬）による薬物治療を開始する方向になっている。抗リウマチ薬（DMARD）は関節リウマチの原因である免疫の異常に作用し、病気の進行を抑える働きがある。リウマチ治療の第1選択薬である。発症早期に薬物療法が有効であれば、寛解でき、関節破壊は進行せず長期にわたり関節の機能は維持される。やむを得ない時は滑膜切除術、関節形成術、人工関節置換術などの手術を行う。リハビリテーション（理学療法、装具療法など）も行われる。

I. 血液疾患と膠原病

[1] 貧血

貧血とは、ヘモグロビン濃度が基準値以下に低下している状態である。成人男性は13 g/dL 未満、成人女性は12 g/dL 未満が貧血とされる。貧血となると立ちくらみ（起立性低血圧）、動悸、息切れ、易疲労感がみられる。最も多いのは鉄欠乏性貧血で胃潰瘍などの消化管出血や月経過多などにより起こる。治療としては食事療法が中心であるが、重症の場合は鉄剤の投与が必要。

[2] 白血病

白血病とは、血液のがんである。骨髄の中で赤血球、白血球と血小板がつくられるが、これらの血液細胞に何らかの異変が生じ、その異常により変異遺伝子がつくられ、がん化した白血病細胞が骨髄の中で増殖すると、正常な血液細胞が減少し、貧血、出血傾向、倦怠感、発熱などの症状がみられるようになる。その中でも急激な経過をとる急性白血病とゆっくりと進む慢性白血病に区別できる。急性白血病はがん化した細胞の種類によって、急性骨髄性白血病と急性リンパ性白血病に分類される。成人の急性白血病の約80％が骨髄性白血病である。治療は化学療法が中心で、再発・難治例には造血幹細胞移植を要する。

［3］ 再生不良性貧血

　難病の１つである。血液中の血球成分（赤血球、白血球、血小板）のすべてが減少する疾患である。これらの血球は骨髄でつくられる。骨髄組織が脂肪に置き換わってしまうと血球がつくられなくなる。性別では女性が男性の約1.5倍であり、男女とも20歳代と60〜70歳代に発症のピークが認められる。立ちくらみ、息切れなどの貧血症状に加えて、感染症の合併による発熱、出血などの症状がみられる。治療は免疫抑制剤と骨髄移植がある。早期治療ができれば70％の患者は症状が改善される。

［4］ 膠原病

　膠原病とは皮膚・関節・筋肉・内臓に広く分布する結合組織に起こる自己免疫疾患である。

　原因が不明で、代表的な疾患には**関節リウマチ、全身性エリテマトーデス（SLE）、多発性筋炎、結節性多発動脈炎、シェーグレン症候群**などがある（**表4-5-9**）。日本では、膠原病とその関連疾患の多くは厚生労働省によって特定疾患（いわゆる「難病」）に指定され、医療費が公費補助対象となっている。臨床症状は、炎症による発熱、こわばり、関節痛、筋肉痛などがある。免疫異常の検査には抗核抗体検査が重要である。そのほか、リウマチ因子、補体、各種の自己抗体検査も施行される。

　膠原病の治療では免疫調整薬と免疫抑制薬が中心となっている。近年の医学の進歩によって膠原病の生命予後は大きく改善した。かつては、全身性エリテマトーデスは、腎病変などによる死亡が多かったが、現在では５年生存率が95％以上である。関節リウマチでは抗リウマチ薬が中心で、他の膠原病ではステロイドや免疫抑制薬が使用される。対症療法として痛みに対して消炎鎮痛剤、血液の循環を良くする循環改善薬を用いる。

　代表的な膠原病に全身性エリテマトーデスがある。エリテマトーデスは自己抗体が産生され慢性的に経過する疾患である。20〜40歳代の女性に

膠原病
原因不明の自己免疫疾患。関節リウマチ、全身性エリテマトーデスなどの疾患の総称である。

全身性エリテマトーデス
SLE: systemic lupus erythematosus

表4-5-9　主な膠原病

疾患名	主な症状
全身性エリテマトーデス	皮膚炎、腎障害、関節炎
関節リウマチ	関節炎による関節の腫脹、骨破壊
進行性全身硬化症（強皮症）	皮膚・全身の線維化
シェーグレン症候群	唾液腺・涙腺の炎症による乾燥症状
ベーチェット病	口内炎、陰部潰瘍、眼症状
多発性筋炎／皮膚筋炎	筋炎による筋萎縮、皮膚炎
高安動脈炎	大きな動脈の炎症による狭窄、閉塞

蝶形紅斑
鼻から両頬にかけて、蝶
が羽を広げたような形の
隆起性紅斑が約50％以
上にみられる。SLEに
特異的であり、診断的価
値が高い。

多い。両側の頬に広範囲に**蝶形紅斑**、発熱、易疲労感、無痛性口腔内潰瘍、多発性関節炎・筋肉痛、腎障害（ループス腎炎）など全身の臓器に症状が及ぶ。確定診断には抗核抗体やLE細胞など自己抗体を証明することが必要である。治療は副腎皮質ステロイドの全身投与が必要である。免疫抑制剤の併用が行われることもある。寛解や再燃を繰り返すことが多い。再発・臓器障害の回避が治療のゴールとなっている。最近では5年生存率が95％以上になった。

進行性全身硬化症は日本では**強皮症**と呼ばれることが多い。皮膚、消化器、心臓、肺、腎臓などの結合組織が全身性に侵される疾患である。原因は不明。寒冷刺激に四肢末梢循環障害であるレイノー現象を初発症状とすることが多く、ついで顔面や四肢末梢に浮腫を生じ、皮膚が硬くなる。進行すると仮面様顔貌（顔面のシワがなくなり、表情が乏しくなる）に変化する。

シェーグレン症候群は涙腺・唾液腺の慢性炎症によって涙液・唾液の分泌量が減少し、眼・口腔内の乾燥症状を主とする疾患である。中年女性に多い。治療は人工涙液点眼、水分摂取、ステロイドの投与など対症療法が中心となる。

J. 目・耳の疾患

［1］白内障

目は眼球と視神経と眼球付属器（まぶた、眼球を動かす眼筋、涙腺など）からなる。眼球は三層の膜（角膜、ぶどう膜、網膜）と水晶体と硝子体からなる。水晶体が混濁する疾患が白内障である。水晶体（レンズ）が白く濁ってしまうため、集めた光がうまく眼底に届かなくなるため、眩しさを強く感じ、ものが黄色味をおびて見える。加齢に伴う老人性のものが最も多い。早ければ40歳から発症し、80歳を超えるとほとんどの人が何らかの白内障の状態にある。発症初期は点眼薬で抑制できるが最終的には手術をする以外に治療法がない。濁った水晶体を取り出し、人工レンズを挿入する手術が主流である。

［2］緑内障

眼圧の上昇により視神経に障害が起こる疾患である。症状として視野が狭くなり、頭痛や吐き気が現れることもある。ほとんど自覚症状がないまま進行している。緑内障には閉塞性隅角緑内障と開放性隅角緑内障がある。**隅角**が狭くなり、房水の吸収が悪くなるのは閉塞性緑内障である。隅角が

狭くないにもかかわらず、房水の吸収が滞るのが開放性緑内障である。緑内障の危険因子としては近視が強い、高齢者、両親や兄弟姉妹に緑内障の人がいるなどが挙げられるが、発症機序は不明である。視神経が一度障害を受けると元には戻らない。そのため、40歳を過ぎたら定期検診で早期発見と早期治療が必要となる。

[3] 難聴

音声を認識するには、音の空気振動が外耳・中耳・内耳で電気信号に変換し、その情報が脳の聴覚中枢に到達することが必要である。難聴はさまざまな原因（ウイルス・細菌感染、腫瘍、外傷、薬物の副作用など）がある。難聴には伝音性難聴、感音性難聴と混合性難聴がある。伝音性難聴は外耳・中耳に原因がある場合をいう。感音性難聴は内耳・聴神経・聴覚中枢に原因がある。感音性難聴の中には突発性難聴があり、一側性の難聴、耳鳴りを呈し、早期の治療が重要である。先天性・慢性感音性難聴には補聴器・人工内耳が適応となる。まずは補聴器の適応となるが、90 dB 以上の重度難聴で補聴器の効果が十分でない患者については人工内耳の適応となる。生理学的には40歳を過ぎると聴力が低下し、それは高音域から徐々に始まる。中等度以上の難聴者は数百万人以上と推測されており、高齢化とともに増加する傾向にある。また、難聴が認知症発症の要因となることはすでに知られている。認知症予防には人とのコミュニケーションが重要である。難聴による社会からの孤立は思考の低下やうつ状態を誘発し、認知機能の低下を加速させる。

引用参考文献

ネット検索によるデータの取得日は，いずれも 2020 年 8 月 28 日．
●一般社団法人日本アレルギー学会喘息ガイドライン専門部会監修『喘息予防・管理ガイドライン 2015 —成人・ダイジェスト版』協和企画，2015．
●泉孝英編集主幹『ガイドライン外来診療 2020 —今日の診療のために』日経 BP 社，2020．
●馬場元毅『絵でみる脳と神経—しくみと障害のメカニズム（第 4 版）』医学書院，2017．
●甲斐明美ほか『専門基礎［2］—疾病のなりたち　感染と予防［特論］臨床検査（第 13 版）』新看護学 2，医学書院，2017．
●宮川義隆ほか『成人看護［2］—血液　内分泌・代謝　脳・神経　運動器［特論］看護にいかすリハビリテーション（第 12 版）』新看護学 10，医学書院，2017．
●岩田健太郎ほか『成人看護［3］—腎・泌尿器　女性生殖器　皮膚　アレルギー・膠原病　感染症［特論］放射線診療と看護（第 13 版）』新看護学 10，医学書院，2017．
●難病情報センターウェブサイト．
●児玉南海雄・峯浦一喜監修『標準脳神経外科学（第 14 版）』医学書院，2017．
●浦部晶夫・島田和幸・川合眞一編『今日の治療薬—解説と便覧』南江堂，2020．
●山口和克監修『新版　病気の地図帳』講談社，2015．
●日本呼吸ケア・リハビリテーション学会ウェブサイト．
●医療情報科学研究所編『呼吸器（第 3 版）』病気がみえる vol.4，ディックメディア，2019．
●医療情報科学研究所編『免疫・膠原病・感染症（第 2 版）』病気がみえる vol.6，メディックメディア，2019．
●医療情報科学研究所編『腎・泌尿器（第 3 版）』病気がみえる vol.8，メディックメディア，2019．

K. 精神疾患

［1］統合失調症

定義・概念

1ヵ月以上続く精神病症状（幻覚、妄想、まとまりのない思考や行動、緊張病症状）が認められ、陰性症状を伴った著しい社会・職業的機能低下が6ヵ月以上続く慢性の経過を示す。**病識**は欠如している。

主な症状

統合失調症の幻覚は**幻聴**が多く（小児の場合は**幻視**）、特に、「数人の人間が話し合っている声が聞こえる」会話形式の幻聴が特徴的である。命令する幻聴が認められる場合は、それに抵抗できずに他者への加害行為や自殺企図に及ぶことがあるので注意が必要である。**妄想**は、過度に自己に関係づけた被害妄想が多く、「監視されている、盗撮・盗聴されている」「テレビの出演者が自分にだけメッセージを送ってきた」などと訴えることがある。思考障害では、**思考奪取**（「考えが抜きとられた」）、**思考吹入**（「自分の考えでない考えが勝手に心の中に入りこんできた」）、**思考伝播**（「考えていることが口に出さないのに他者に伝わっている」）などがある。また、**電波体験**（「電波をかけられて、身体がしびれる」）、**作為（させられ）体験**（「自分の意思ではないのに身体が勝手に動く」）などの被影響体験が認められることがある。

陰性症状には、情動表出の減少（**感情鈍麻**）、意欲欠如（**無為**）、非社交性（**自閉**）などがある。**陽性症状**は統合失調症以外でも出現するが、陰性症状は統合失調症に特徴的である。

なお、認知機能の低下は発病初期から認められる。

治療と対応

急性期の治療は**抗精神病薬**を主体とした薬物療法や**電気けいれん療法**であるが、慢性期では薬物療法に加えて、**認知行動療法、社会生活技能訓練（SST）**、作業療法なども併用される。生活リズムを整えたり、認知機能の向上を図ったりすることを目標として、**デイケア**や**ナイトケア**のようなリハビリテーションに通うことも有用である。

要因

何らかの遺伝要因が関与していると考えられるが、まだ明らかにはなっていない。周産期の微細な脳障害も影響する危険性が示唆されている。

有病率

生涯有病率は0.3〜0.7%であるが、人種間でばらつきがある。10代後半〜30代前半に好発する。女性では40歳以降に発症する晩発例が多い。

緊張病症状
意識障害がないにもかかわらず、外界に対して反応せず（昏迷）、何も言葉を発せず（無言）、動かず（無動）、あるいは奇異な姿勢をとったりする。意味不明の興奮状態を呈することもある。オウム返しや常同行動がみられることがある。

陽性症状と陰性症状
幻覚や妄想のように、健常者には認められない精神病症状を陽性症状（凸の意味で「陽性」という言葉を使用）と呼び、健常者に認められる自発性や感情の自然な変化などが欠如した症状を陰性症状（凹という意味で「陰性」という言葉を使用）と呼んでいる。

認知機能
記憶、理解、判断、注意などの全般的な知的活動を支える大脳の働きのことである。認知機能の低下は職業・生活能力や対人関係機能の低下にもつながる。

社会生活技能訓練
SST: social skill training

経過と予後

精神病性の症状は加齢により軽減する傾向がある。認知機能と陰性症状の程度が予後に影響する。5～6%が自殺にて死亡する。

併存障害

半数以上にタバコ使用障害の併存が認められる。強迫性障害やパニック障害は統合失調症の発症に先立ってみられることがある。糖尿病や心疾患の頻度が一般人口より高く、平均余命も短い。

[2] 気分障害

(1) うつ病（表4-5-10）

定義・概念

診断には、少なくとも一日中続く抑うつ気分か、あるいは興味・喜びの喪失（今まで好きだったことをする気にならない、何をやっても楽しくないなど）のどちらかが2週間持続している必要がある。その他に、感情・気分の障害（不安焦燥、悲哀、絶望感など）、意欲の障害（やる気が出な

表4-5-10　うつ病の診断基準（DSM-5）

A. 以下の症状のうち、5つ（またはそれ以上）が同じ2週間の間に存在し、病前の機能からの変化を起こしている。これらの症状のうち少なくとも1つは（1）抑うつ気分、または（2）興味または喜びの喪失である。
注：明らかに他の医学的疾患に起因する症状は含まない。

(1) その人自身の言葉（例：悲しみ、空虚感、または絶望を感じる）か、他者の観察（例：涙を流しているように見える）によって示される、ほとんど一日中、ほとんど毎日の抑うつ気分
注：子どもや青年では易怒的な気分もありうる。
(2) ほとんど一日中、ほとんど毎日の、すべての、またはほとんどすべての活動における興味または喜びの著しい減退（その人の説明、または他者の観察によって示される）
(3) 食事療法をしていないのに、有意の体重減少、または体重増加（例：1ヵ月で体重の5%以上の変化）、またはほとんど毎日の食欲の減退または増加
注：子どもの場合、期待される体重増加がみられないことも考慮せよ。
(4) ほとんど毎日の不眠または過眠
(5) ほとんど毎日の精神運動焦燥または制止（他者によって観察可能で、ただ単に落ち着きがないとか、のろくなったという主観的感覚ではないもの）
(6) ほとんど毎日の疲労感、または気力の減退
(7) ほとんど毎日の無価値観、または過剰であるか不適切な罪責感（妄想的であることもある。単に自分をとがめること、または病気になったことに対する罪悪感ではない）
(8) 思考力や集中力の減退、または決断困難がほとんど毎日認められる（その人自身の言明による、または他者によって観察される）

出典）日本精神神経学会監修『DSM-5 精神疾患の診断・統計マニュアル』医学書院, 2014.

い、億劫）、思考の障害（頭が働かない、判断力や集中力が低下する、悲観的になる、自信がなくなる、死にたいと思うなど）が認められる。抑うつ症状が強い時期には、真の意味での病識が欠如しているうつ病患者は少なくなく、自分の状態を「過労で疲れている」「性格的に問題があるだけ」などと述べる。

　季節性に気分の変動を示す場合もあり、その場合、北半球では秋～冬に抑うつ状態となり、春～夏にかけて回復するパターンを繰り返すことが多い。**季節性うつ病**は女性に多く、過食（炭水化物に対する渇望）、過眠、制止が前景となることが多い。

（**主な症状**）

　上記の精神症状の他に、食欲の低下（または増加）、不眠（または過眠）、精神運動制止、種々の自律神経失調症状（めまい、ふらつき、頭痛などの身体痛、頻尿、他）などが認められる。症状の**日内変動**が認められる患者では、典型的には、朝が調子悪く、夕方になると元気が出てくるが、その逆もある。幻覚の出現はまれであるが、妄想は時に認められる。**微小妄想（心気妄想・罪業妄想・貧困妄想）**がよく知られている。**制止症状**が軽減した回復期に自殺の危険が高まるので注意が必要である。

（**治療と対応**）

　治療には**抗うつ薬**による薬物療法、認知行動療法、**対人関係療法**、電気けいれん療法などがある。季節性うつ病では**高照度光療法**の有効性も報告されている。典型的なうつ病患者では「自分は怠け者だ」「みんなの迷惑になっている」などと自責的になっているので、その場合、叱咤激励は患者を追い詰めることになるので禁忌である。

（**要因**）

　何らかの遺伝要因が関与していると考えられるが、まだ明らかにはなっていない。脳内のモノアミン伝達機能の低下が要因であるとする「モノアミン仮説」が有名だが、それだけでは説明は不十分である。

（**疫学**）

　日本の生涯有病率は6～8％であり、女性：男性は2：1程度の比率で、女性に多い。

（**経過と予後**）

　大半の患者は3～12ヵ月で回復するが、慢性化するケースもある。50～85％が再発を繰り返す。残存症状や再発頻度の多さは再発の危険を高める。

（**併存障害**）

　慢性化している場合、不安障害、パーソナリティ障害、物質関連（使

精神運動制止
思考や動作が緩慢になったり、小声でゆっくりと話したり、寡黙となったりしている状態。

用）障害を併存している可能性が高い。

(2) 持続性抑うつ障害（気分変調症：dysthymia）

抑うつ気分がほとんど一日中続く日が1週間の大半を占め、それが2年以上続いているものをいう。パーソナリティ障害や物質関連（使用）障害を併存することが多い。

(3) 月経前不快気分障害（PMDD）

月経開始前7〜10日から、うつ病や不安障害に匹敵する強度の抑うつ気分や不安、易怒、過食などの精神障害に加え、乳房痛や頭痛などの身体症状が出現し、それらの症状が月経開始数日の間に速やかに消失する。

治療薬として**選択的セロトニン再取り込み阻害薬**（SSRIs）の有効性が報告されている（日本では未だ保険適応ではない）。

月経前不快気分障害
PMDD: premenstrual dysphoric disorder

選択的セロトニン再取り込み阻害薬
SSRIs: selective serotonin reuptake inhibitors

(4) 双極性障害（躁うつ病）

（軽）躁病エピソードと抑うつエピソードを繰り返す気分障害である。

躁病エピソードでは、持続的な気分の高揚、自尊心の肥大、易怒、判断力の低下、睡眠欲求の減少（睡眠の必要性を感じない、疲れない）、**観念奔逸**、浪費、多弁などが持続的に出現する。

躁病エピソードの患者は社会的・職業的機能に多大な支障をきたすので、入院が必要になることが多いが、患者は**病識**が欠如しており、治療の必要性を感じていないことが少なくない。

双極性障害の治療では、抗うつ薬は躁転の危険があるので、**気分安定薬**を主剤とした薬物療法が行われる。

［3］不安障害

(1) 社交不安障害（社交恐怖）

他者に注視される可能性がある社会場面に対する過度の不安と、回避行動を特徴とする。たとえば、患者は、人前でプレゼンテーションをする時に「赤面するのでは、声が震えるのでは、失敗するのでは」などと考えるあまり、学校や職場を休んでしまったりする。赤面、動悸、手や声のふるえなどの身体の反応が伴うことがある。

治療には選択的セロトニン再取り込み阻害薬による薬物療法や認知行動療法などがある。

(2) パニック障害

何の前触れもなく出現する**パニック発作**が繰り返され、また、そのようなパニック発作がまた起こるのではないかという**予期不安**を特徴とする。パニック発作は夜間睡眠中にも起こる。パニック発作では、息苦しさ、胸部苦悶感、手指のしびれ、気が遠くなる感じ、めまい、動悸、このまま死

んでしまうのではないか、自殺してしまうのではないかという強い恐怖などが発作性に出現するもので、10分以内にピークに達し、30分ほどでおさまるものである。そのため、救急車で病院に到着する頃にはパニック発作は通常消失しており、身体的異常もみられない。パニック障害患者では、カフェイン、喫煙などによりパニック発作が誘発されやすい。

予期不安のあまり、発作が起こった場所（電車や職場など）や、すぐに逃げ出せない場所（映画館やエレベーターなど）を回避する**広場恐怖**を併存することがある。

女性に多く、児童にはまれである。

治療には選択的セロトニン再取り込み阻害薬による薬物療法、認知行動療法などがある。

(3) 広場恐怖

電車や航空機のような公共交通機関の利用、人ごみ、囲まれた場所（店内や映画館など）、家に1人でいることなどに対して過度に恐怖するあまり、その状況を回避する（その場所にいられない）。広場恐怖はパニック障害に併発することもあれば、単独で発症することもある。

［4］強迫性障害

繰り返し頭の中に浮かぶ思考や衝動（**強迫観念**）、あるいは強迫観念に基づいて過剰に繰り返される儀式的行為（**強迫行為**）に没頭することによって社会生活に支障をきたす。不潔に関する強迫観念のために、何時間も手を洗う洗浄強迫はその一例である。その不合理性（ばかばかしさ）を感じている患者もいれば、感じていない患者もいる。10～20代に好発する。

治療には選択的セロトニン再取り込み阻害薬による薬物療法、行動療法などがある。

身体症状症
somatic syndrome
disorder

［5］身体症状症

診断的混乱が示唆されていた「**身体表現性障害**」に代わって、DSM-5から新たに導入された診断である。医学的に説明できるか否かにかかわらず、慢性的に身体症状の苦痛に過剰にとらわれ、強い不安を抱いている。従来の「**疼痛性障害**」もここに入る。また、従来の「**心気症**」の大部分も入るが、一部は「病気不安症」に分類される。

病気不安症
illness anxiety disorder

［6］病気不安症

身体症状はあってもごく軽度であるにもかかわらず、重篤な身体疾患にかかっているという不安やとらわれのために、受診行動を繰り返すか、あ

るいは回避する行動が慢性的に続く。

［7］ 変換症／転換性障害

　古典的には「ヒステリー」と呼ばれていた。医学的疾患が存在しないにもかかわらず、運動障害（麻痺、脱力、振戦）、感覚障害（手袋・ストッキング様感覚脱失）、失声、失立、失歩、管状視野、ヒステリー球などの中枢神経系の症状を訴える。

［8］ 解離性障害群

　解離とは、意識、記憶、同一性、情動、知覚、身体イメージ、運動制御、行動などの統合や連続性が破綻した病態である。**解離性健忘、離人感・現実感消失障害、解離性同一性障害（多重人格）**などに分類される。

［9］ 心的外傷およびストレス因関連性障害

（1）心的外傷後ストレス障害（PTSD）

　危うく死にかけたり、重症を負ったり、性的な暴力を受けたりするような出来事に自らが遭遇したり、あるいは目撃したり聞いたりするような重大なストレスの後、1ヵ月以上にわたり、その出来事に対する回避症状（苦痛のあまり関連する記憶、場所、物を避ける）、侵入症状（記憶が何度も甦る、フラッシュバック、悪夢）、**解離**、陰性の気分（ひきこもり、罪悪感や恐怖にさいなまれる、幸福を感じられない）、過覚醒（過度の警戒心、驚愕反応、不眠、イライラ、自己破壊的行動）が続く。成人の半数では発症後3ヵ月以内に回復するが、長期間続く者もいる。

（2）急性ストレス反応

　PTSD と同様の重大なストレスに暴露された直後から1ヵ月以内に、PTSD と同様の侵入症状、解離、陰性の気分、過覚醒が続くもので、1ヵ月以上続いた場合は診断は PTSD に移行する。

（3）適応障害

　はっきりと確認できる**ストレス因**（例：仕事上の困難、引退、結婚問題、自然災害など）に反応して、種々の精神症状が発現するが、そのストレス因が消失してから6ヵ月以上続くことはない。ただし、慢性のストレス因では慢性の経過をたどることがある。

［10］ 摂食障害

（1）神経性やせ症（神経性無食欲症）

　極度にカロリー摂取を制限し、体重減少をきたしているにもかかわらず、

体重増加を過度に恐れて、それを防ぐための行動を続けている。体重や体型が自己評価に大きく影響し、また、極度のやせに陥っていることを深刻に受けとめられないのが特徴である。盗食、下剤の乱用、自己誘発性嘔吐、過剰な運動などがみられることがある。治療は認知行動療法、**家族療法**などがある。10代後半〜30代前半に好発する。女性が男性の10倍多い。

(2) 神経性過食症（神経性大食症）

週1回以上、まとまった時間内（平均1.5〜2時間）に過剰な量の食べ物を摂取する状態が続き、いったん食べ始めると自分では止められないという感覚をもつ。また、体重増加を防ぐために、下剤の乱用、自己誘発性嘔吐、過剰な運動などが認められる。治療は認知行動療法、家族療法などがある。10代後半〜30代前半に好発する。女性が男性の10倍多い。

［11］物質関連（使用）障害

物質（アルコール、幻覚薬、オピオイド、睡眠薬、抗不安薬など）摂取の制御障害（使用量を減らそうとしても失敗する、物質を渇望し、多くの時間を物質の獲得のために費やす）があり、そのために職業・対人関係上で大きな支障をきたし、身体的にも危険であることがわかっていてもやめられない病態を「物質関連（使用）障害」と呼ぶ。物質を長期にわたって大量に使用し、身体依存が形成された後、中断すると**離脱症状**が起こる。**耐性**や離脱症状は使用障害の必須条件ではなく、上記の制御障害をきたすような精神依存が存在することが条件である。

「**中毒**」は、物質の最近の使用により、急性に発現するものを呼ぶ。たとえば、アルコール中毒（酩酊）では、不安定歩行、呂律のまわらない会話、記憶力低下（ブラックアウト）などが出現する。

なお、ICD-10やDSM-5では「嗜癖」や「乱用」という用語は、定義が不明瞭であることと、否定的ニュアンスが含まれているという理由で、採用されなくなった。

治療は、**自助グループ**、**集団認知行動療法**、**アルコール使用障害**では**嫌酒薬**などの薬物療法があるが、いずれにしても数年以上の治療を要する。

［12］性別違和（性同一性障害）

性別違和は①自分の性別と反対の性に対する強く持続的な同一感、②自分の性に対する持続的な不快感と不適切感、③臨床的に著しい苦痛もしくは社会的・職業的に大きな障害を有するという3点を兼ね備えたものと定義される。反対の性に対する同一感は「とらわれ」と呼べるほどであり、そのとらわれのために、彼らは内分泌的手法や性転換手術を選択すること

耐性
望むような効果を得るために必要な量が著明に増大するか、あるいは通常量による効果が著明に減弱する現象。アルコール、睡眠薬、抗不安薬などでは耐性が形成される。

自助グループ
アルコール関連（使用）障害患者に対してはAA（Alcoholics Anonymous）、覚せい剤などの関連（使用）障害患者に対してはDARC（Drug Addiction Rehabilitation Center）、NA（Narcotics Anonymous）などがある。

がある。診断には、性器や内分泌機能が正常であることを確認する必要がある。

[13] パーソナリティ障害

パーソナリティ障害とは、認知、感情（強さや不安定さ）、衝動のコントロール、対人関係のうち、少なくとも2つの領域で、その人が属する文化の平均的な像から著しく偏った持続的なパターンを示すものをいう。通常、パーソナリティは成人期までは大きな可変性をもって成熟していくと考えられるので、パーソナリティ障害の診断は成人期以降になって下される。人間のパーソナリティが千差万別である一方、DSM-5におけるパーソナリティ障害の分類が10足らずであるため、重複診断や、どれにもあてはまらない場合が少なくない。

治療において、薬物療法は補助的であり、長期にわたる心理療法やケースワークなどが必要となる。

(1) 妄想（猜疑）性パーソナリティ障害

他人の動機を悪意あるものと解釈するような疑い深さを特徴とする。男性に多い。

(2) シゾイドパーソナリティ障害

冷淡で、他者と親密な関係をもちたいと思わず、他者の賞賛や批判に対しても無関心であり、孤独を好む。男性に多い。

(3) 統合失調型パーソナリティ障害

過剰な関係づけ、魔術的思考（第六感やテレパシーを信じる）、疑い深さが特徴であり、過度の対人緊張や恐怖のため、親密な関係を築けない。

(4) 反社会性パーソナリティ障害

他人の権利を侵害し、無視することに何の良心の呵責も感じない。このパターンは15歳以前に始まる。男性に多い。

(5) 境界性パーソナリティ障害（DSM-5）／情緒不安定性パーソナリティ障害（ICD-10）

思春期前後から顕著となる、不安定な感情、対人関係、自己像、ならびに衝動的で自分を傷つけるような行動が特徴であり、それが特に親しい間柄の人（親や恋人）との間で繰り返されるようになる。彼らは**見捨てられる不安**を常に抱き、それを避けるための策を講じるのをやめられない。また、「胸にぽっかり穴が開いたような」空虚感を慢性的に抱き、それを紛らわすために物質乱用や過食などの行為に走ることがある。彼らの多くは自殺や自傷行為を繰り返す。気分障害や物質関連（使用）障害などの併存が少なくない。女性に多い。

認知
この場合は、自己、他者、環境などを捉え、理解する仕方の意味である。

パーソナリティ
personality
個人がもつ認知、感情、行動、対人関係の一貫した特性。

同一性の混乱（同一性障害）
自己に対して一貫したイメージを保つことが難しく、万能感を抱いたかと思うと、些細な契機によって一転、自分を無力な存在であるかのように感じるような、極端な自己像の間を変動する。

(6) 演技性パーソナリティ障害

　過度に情動的で、人の注意を引こうとする。芝居がかった態度が特徴的で、自分が注目の的でないといられない。性差はない。

(7) 自己愛性パーソナリティ障害

　賞賛されたい欲求が強く、特権意識が強い。共感性に乏しく、相手を不当に利用する。男性に多い。

(8) 回避性パーソナリティ障害

　他者からの批判や拒絶を極度に恐れるあまり、社会的活動を避ける。不全感のために、自分から発言せず、ひきこもりがちである。

(9) 依存性パーソナリティ障害

　面倒をみてもらいたい過剰な欲求があり、そのために従属的でしがみつく行動をとりやすい。その背景には「自分では何もできない、決められない」という強い劣等感がある。

(10) 強迫性パーソナリティ障害

　秩序や計画に過剰にこだわり、頑固で融通がきかない。完璧主義である。強迫性障害患者で強迫性パーソナリティ障害を有する者はほとんどいない。

［14］ 身体因性精神障害

　身体因性精神障害は、日本では従来、器質性精神疾患、中毒性精神疾患、症状性精神疾患に分類されていたが、いずれの場合も、急性期は意識障害を主症状とし、それに幻覚、妄想、抑うつ、躁、不安焦燥の精神症状が加わることがある。慢性の経過では、認知症やパーソナリティ変化をきたすことがある。

　症状性精神疾患の原因疾患としては、甲状腺機能障害、全身性エリテマトーデス（SLE）、クッシング症候群などがある。原因薬剤としては、ステロイド、インターフェロンなどが知られている。

L. 高齢者に多い疾患

[1] 高齢者疾患の特徴

　高齢者（65歳以上）、特に後期高齢者（75歳以上）は、次のような特徴を有する。

①多くの臓器・組織に疾患を有している。

②症状・経過が非定型的である。

③薬物による副作用が出やすい。

④うつ状態が症状を修飾する。

⑤廃用性変化がみられる。

⑥個人差が大きい。

[2] 高齢者総合機能評価（CGA）

　高齢者の場合、さまざまな原因によって疾患の治癒を目指す医療だけでは対応できないことが多く、日常生活動作の維持や改善を目指すといった生活機能を重視した介入が必要となる[1]。疾患の予防や介護予防の視点も重要である。このためには、高齢者の有する疾患だけでなく、身体的、精神心理的、家庭・社会的などの生活機能障害を総合的に評価し、最適な医療とケアにつなげることが重要である。

　高齢者総合機能評価（CGA）は、以下の内容が含まれる。

①日常生活動作（ADL）

　基本的 ADL：移動、排泄、摂食、更衣、整容、入浴、階段昇降など。

　手段的 ADL：外出、買物、家計、服薬管理、電話、料理など。

②精神心理機能：認知機能、抑うつ、意欲。

③社会経済因子：介護者・家族環境、居住状況、キーパーソンなど。

④その他：栄養、服薬状況、嚥下機能、視聴力など。

　さまざまな評価法が開発されているが、高齢者検診に基本チェックリスト（**図4-5-10**）が用いられている。

高齢者総合機能評価
CGA: comprehensive
geriatric assessment
高齢者の疾患だけでなく、生活機能障害を総合的に評価し、最適な医療とケアにつなげる。

図 4-5-10　フレイルの評価—基本チェックリスト

（厚生労働省作成、平成 22 年）

	no.	質問項目	回答：（いずれかに○をお付けください）	
手段的 ADL	1	バスや電車で 1 人で外出していますか	0. はい	1. いいえ
	2	日用品の買い物をしていますか	0. はい	1. いいえ
	3	預貯金の出し入れをしていますか	0. はい	1. いいえ
社会的 ADL	4	友人の家を訪ねていますか	0. はい	1. いいえ
	5	家族や友人の相談にのっていますか	0. はい	1. いいえ
運動・転倒	6	階段を手すりや壁をつたわらずに昇っていますか	0. はい	1. いいえ
	7	椅子に座った状態から何もつかまらずに立ち上がっていますか	0. はい	1. いいえ
	8	15 分くらい続けて歩いていますか	0. はい	1. いいえ
	9	この 1 年間に転んだことがありますか	1. はい	0. いいえ
	10	転倒に対する不安は大きいですか	1. はい	0. いいえ
栄養	11	6 ヵ月間で 2 〜 3 kg 以上の体重減少がありましたか	1. はい	0. いいえ
	12	身長 cm、体重 kg（BMI ＝）		
口腔機能	13	半年前に比べて固い物が食べにくくなりましたか	1. はい	0. いいえ
	14	お茶や汁物でむせることがありますか	1. はい	0. いいえ
	15	口の渇きが気になりますか	1. はい	0. いいえ
閉じこもり	16	週に 1 度以上は外出していますか	0. はい	1. いいえ
	17	昨年と比べて外出の回数が減っていますか	1. はい	0. いいえ
認知症	18	周りの人から「いつも同じことを聞く」などの物忘れがあると言われますか	1. はい	0. いいえ
	19	自分で電話番号を調べて、電話をかけることをしていますか	0. はい	1. いいえ
	20	今日が何月何日かわからないときがありますか	1. はい	0. いいえ
うつ	21	（ここ 2 週間）毎日の生活に充実感がない	1. はい	0. いいえ
	22	（ここ 2 週間）これまで楽しんでやれていたことが楽しめなくなった	1. はい	0. いいえ
	23	（ここ 2 週間）以前は楽にできていたことが今ではおっくうに感じられる	1. はい	0. いいえ
	24	（ここ 2 週間）自分が役に立つ人間だと思えない	1. はい	0. いいえ
	25	（ここ 2 週間）わけもなく疲れたような感じがする	1. はい	0. いいえ

〈該当点数〉0 〜 3 点：健康　4 〜 7 点：プレフレイル　8 点以上：フレイル

出典）Satake S, et al.: Geriatr Gerontol Int 2016; 16（6）：709–715.

［3］脳血管障害

　脳血管障害（**図 4-5-11**）は、脳卒中とも呼ばれる。2018（平成 30）年の死因統計では、悪性新生物（がん）、心疾患、老衰に続いて、脳血管障害が第 4 位であり、男性では死因の第 3 位である。さらに「2016 年　国民生活基礎調査」によると、要介護の原因疾患では認知症に続いて第 2 位であり、要介護 5（寝たきり）の原因疾患の第 1 位が脳卒中（30.8％）である[2]。

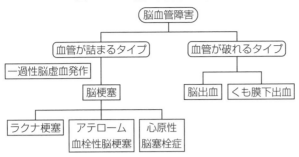

図4-5-11 脳血管障害の分類

図4-5-12 脳梗塞の臨床病型

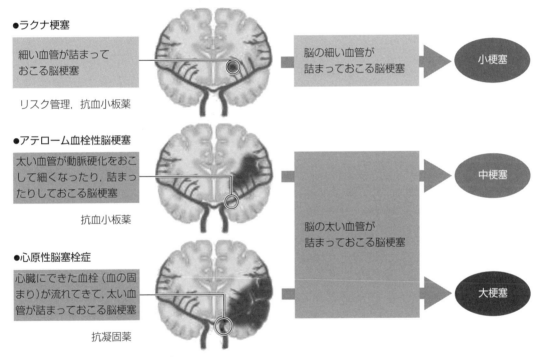

●ラクナ梗塞

細い血管が詰まって
おこる脳梗塞

リスク管理, 抗血小板薬

●アテローム血栓性脳梗塞

太い血管が動脈硬化をおこ
して細くなったり, 詰まっ
たりしておこる脳梗塞

抗血小板薬

●心原性脳塞栓症

心臓にできた血栓（血の固
まり）が流れてきて, 太い血
管が詰まっておこる脳梗塞

抗凝固薬

出典）東京医科大学 羽生春夫 作成.

　「脳卒中レジストリを用いた我が国の脳卒中診療実態の把握（日本脳卒中データバンク）」報告書；2018年」による脳卒中の内訳では、**脳梗塞**（脳の血管が詰まる）およびTIAが75.6％で最も頻度が高く、**脳出血**（脳の血管が破れる）は約19.8％、**くも膜下出血**（脳表面の血管が破れる、ほとんどが動脈瘤破裂）は4.6％であった。高血圧治療の進歩によって脳出血は大きく減少したが、ライフスタイルの欧米化、高齢化に伴って脳梗塞が増加傾向にある。

(1) 脳梗塞の病型分類（図4-5-12）

　脳梗塞は、大きく3つに分類される。

①ラクナ梗塞：細い血管が詰まって起こる小梗塞。

②アテローム血栓性脳梗塞：太い血管が動脈硬化を起こして狭くなったり詰まったりして起こる中梗塞。

③心原性脳塞栓症：心房細動などにより心腔内に生じた血液の塊（血栓）が流れていき脳の太い血管が閉塞して起こる大梗塞。

　近年、ラクナ梗塞が減り、糖尿病や脂質異常症などの危険因子の増加からアテローム血栓性脳梗塞が増加し、高齢化に伴う心房細動の増加に伴い心原性脳塞栓症も増加している[(2)]。

(2) 脳血管障害発症の危険因子

　高血圧、脂質代謝異常、糖代謝異常、心房細動などが重要。喫煙、肥満、過度の飲酒、ストレスも危険因子になる。

　脳出血とラクナ梗塞は高血圧、アテローム血栓性脳梗塞は高血圧、糖代謝異常、脂質代謝異常、心原性脳塞栓症は心房細動の関与が大きい。

(3) 脳血管障害の治療

①急性期治療

　原則として、救急車で専門医のいる専門施設（SCU）に搬送され治療する。

　脳梗塞急性期の一部の患者に対して、血栓溶解療法（発症4.5時間以内に投与）や血管内治療も検討される。多くの患者で抗血栓薬や抗凝固薬の点滴投与が行われる。

②慢性期脳梗塞（再発予防）

　アテローム血栓性脳梗塞やラクナ梗塞：抗血小板薬の内服

　心原性脳塞栓症、心房細動：抗凝固薬の内服が必要で、抗血小板薬は効果なし。

　抗凝固薬として、従来のワーファリンに加えて、**直接経口抗凝固薬**が開発されて、広く使用されている。

(4) 一過性脳虚血発作（TIA）

　局所脳虚血により一過性に麻痺、感覚障害などの神経症状がみられるが、脳梗塞の発症を伴わないものである。TIA発症後に脳卒中を発症する危険度は高いので、早急に専門医を受診させることが安心である。

(5) 失語症

　獲得された言語機能（聞く、話す、読む、書く、計算）が大脳にある言語中枢の障害によって消失ないし低下したもの。言語中枢の存在する半球を優位半球と呼ぶが、大部分は左半球に存在する。

①運動失語（Broca失語）：自発言語が流暢でなく、発語は少ないが、言語の理解は比較的良好である。

SCU
stroke care unit
脳卒中集中治療室、脳卒中ケアユニットなどと訳される。

直接経口抗凝固薬
ワーファリンと比べて、頭蓋内出血が少なく、食物の影響を受けず、モニタリングが不要のため広く使用されるようになった。

一過性脳虚血発作
TIA: transient ischemic attack

②感覚失語（Wernicke 失語）：自発言語は流暢であるが、他人の言語の
　理解は不良である。

③全失語：運動失語と感覚失語の合併した状態。言語機能のすべての面が
　重度に障害される。

④健忘失語：物の名前が出てこない。

[4] パーキンソン病（PD）

　これまでパーキンソン病（以下、PD）は、無動・寡動、静止時振戦、
筋強剛、姿勢保持障害が4大徴候とされてきた。2015年に提唱された診
断基準では、無動・寡動の存在が必須であり、これに加えて静止時振戦か
筋強剛のどちらか1つないし両方を認めるものとした[3]。姿勢保持障害に
起因する繰り返す易転倒性が発症3年以内にみられた場合は、むしろPD
の相対的除外基準の1つとされたが、これは進行性核上性麻痺などのパー
キンソン症候群の除外が目的である。

　PDは中脳黒質のドパミン神経細胞の変性・脱落による線条体のドパミ
ン欠乏、レビー小体（主成分はα-シヌクレイン）と呼ばれる病理変化が
特徴的な神経変性疾患である。中高年の発症が多く、65歳以上の粗有病
率は745.6/10万人で、ほとんどが孤発性であるが、一部（10%）は遺伝
性である[3]。

(1) パーキンソン病の運動症状

　無動・寡動、静止時振戦、筋強剛、姿勢保持障害などの症状が緩徐に進
行する。重症度はYahr（ヤール1～5）が用いられる。高齢PDでは、
初発症状に安静時の振戦より歩行障害（小刻み・すり足・加速歩行）が目
立つことが多い。高齢者では、脳血管障害、関節性疾患、脊椎症などの原
因による歩行障害をしばしば合併しており、PDの診断が見逃されてしま
うことも多い。

①静止時振戦：座位で手を膝の上に置いた時に片側の上肢にみられること
　が多い。暗算などの精神的緊張を負荷すると出現しやすい。

②無動・寡動：動作の開始や動作が緩慢になる。表情の乏しさ（仮面様顔
　貌）、書字が徐々に小さくなる（小字症）。

③筋強剛（固縮）：他動的に患者の肘や手首を屈伸する際に抵抗を感じる。
　持続的な抵抗（鉛管様）や断続的な抵抗（歯車様）がある。

④姿勢保持障害：立位の患者野の両肩を後ろから引いたり、前に押すと立
　ち直ることができず倒れたり、突進（pulsion）してしまう。

(2) パーキンソン病の非運動症状

　最近は、自律神経症状（便秘はほぼ必発、排尿障害、起立性低血圧な

ど）、嗅覚障害、レム期睡眠行動異常症などの非運動症候も注目され、運動症候に先行することが多い。精神症状として、うつ、意欲低下、認知症がみられる。認知機能低下は最も頻度が高く、PDの診断後12年で60%に認知症を認め、20年後には80%に認知症を認める[3]。

（3）パーキンソン症候群を起こす主な原因疾患

4大症候のうち1つまたは複数の症状を呈する状態をパーキンソン症候群と呼ぶ。

PD以外の神経変性疾患として、進行性核上性麻痺、大脳皮質基底核変性症、多系統萎縮症、レビー小体型認知症などでみられる。高齢者では薬剤性パーキンソニズム、血管性パーキンソニズム、正常圧水頭症の頻度が高く、甲状腺機能低下症、一酸化炭素中毒、脳炎後などでもみられる。薬剤性のパーキンソン症候群の診断のために服薬歴の確認は重要である。

（4）パーキンソン病の検査

頭部CTや頭部MRIは、脳梗塞など他疾患との鑑別に有用である。MIBG心筋シンチグラフィーやドパミントランスポーターSPECTなどの画像検査の進歩によって、レビー小体が蓄積するPDやレビー小体型認知症の診断精度はより向上した。

（5）パーキンソン病の治療とケア

PDは中脳黒質のドパミン神経細胞の変性・脱落によって線条体のドパミンが欠乏する。ドパミン補充、ドパミン分解阻害、ドパミン受容体刺激（ドパミンアゴニスト）、抗コリン薬などにより症状の軽減が期待される。さまざまな薬剤が開発されており、PD患者のADL、生命予後は著しく改善された。

しかし、ドパミン補充療法は黒質のドパミンニューロンの変性・脱落を抑制するわけではないので、長期治療中に不随意運動（ジスキネジア）、wearing off現象やon and offなどに対する対応が課題である。

これらの長期治療の観点から、比較的若年者ではドパミンアゴニストからの投与が推奨されている。しかし、70歳以上の高齢者では運動症状への効果がより確実であるドパミン補充から治療を始めることが推奨される。高齢PD患者では、記憶障害、排尿障害を惹起するので抗コリン剤の使用は控える。

ケアとしては、ADLを維持して転倒・骨折、誤嚥性肺炎を防ぐことが重要である。服薬と同時に、嚥下障害患者では食物形態の指導、介護保険サービスを導入した生活環境の整備、リハビリテーションが必要である。

薬剤性パーキンソニズム
歩行障害や無動・寡動が多く、振戦は少なく、症状の左右差が目立たない。制吐薬、抗精神病薬などで発症頻度が高い。多くは服薬中止により症状は数週〜数ヵ月で回復する。

血管性パーキンソニズム
主は歩行障害である。脳血管障害による錐体路徴候、偽性球麻痺、情動失禁を伴うことが多く、頭部MRIで基底核の多発ラクナ梗塞や深部白質に虚血性障害が認められる。

wearing off現象
長期治療中に薬が効く時間が短くなるため、薬の服用による症状の日内変動が大きくなる。

on and off
服薬に関係なく、照明のon、offのように、急に症状が良くなったり、悪くなったりする。

［5］ 転倒

高齢者は転倒しやすいが、その要因を**図4-5-13**に示す。

図4-5-13　転倒要因

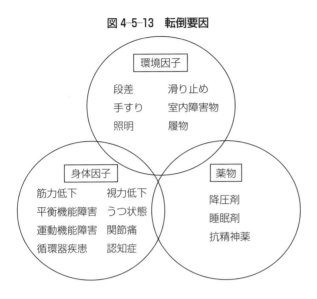

［6］ 嚥下障害

　高齢者では、嚥下障害に伴って発症する誤嚥性肺炎の頻度が高い。誤嚥性肺炎を発症しやすい病態は、**表4-5-11**に示す。

表4-5-11　誤嚥性肺炎を発症しやすい病態

1. 意識障害	中枢神経疾患、鎮静剤の使用など
2. 嚥下能力の障害	脳血管障害、パーキンソン病、筋疾患
3. 消化器疾患	食道裂孔ヘルニア、逆流性食道炎、アカラジア、抗コリン薬の使用、胃切除後
4. 機械的要因	経鼻チューブ、気管内挿管、気管切開、人工呼吸器装着
5. 全身状態の低下や加齢	咳反射・気道清掃力・免疫力低下、口腔ケア不良、口呼吸（不顕性誤嚥）、長期臥床、嘔吐、腹水貯留

［7］ 褥瘡（いわゆる床ずれ）

　身体に加わった外力は骨と皮膚表層の間の軟部組織の血流を低下、あるいは停止させる。この状況が一定時間持続されると組織は不可逆的な阻血性障害に陥り褥瘡となる[1]。

①好発部位：一般に骨の突出した仙骨部、大転子部、踵骨部、尾骨部など。

②発症危険因子：知覚低下、湿潤、可動性（体位を変える能力）の低下、栄養不良、皮膚の床ずれ。

③予防：好発部位への除圧とスキンケア、栄養を中心とした全身状態の改善。好発部位への除圧として、エアマットや座位クッション、標準2時間間隔の体位交換。日本では2002（平成14）年の保険制度改正により褥瘡対策義務化が普及して入院患者褥瘡有病率の減少につながっている。

［8］尿失禁

日本において尿失禁を有する人は2,100万人と推定される[1]。尿失禁は**表4-5-12**のように分類され、それぞれに対して治療・ケアが異なる。

表4-5-12　尿失禁の分類

1. 切迫性尿失禁 　急に我慢できない強い尿意が生じ、トイレにたどり着く前に尿が漏れてしまう（過活動膀胱） 　─膀胱の知覚亢進、中枢における尿意の情報処理障害　排尿反射の抑制機能障害
2. 腹圧性尿失禁 　咳、くしゃみ、運動時など腹圧時に尿漏れが生じる 　─骨盤底筋・尿道括約筋の収縮障害
3. 溢流性尿失禁 　膀胱が尿で充満し一番抵抗の弱い尿道から尿が漏れる 　─前立腺肥大などの慢性尿道閉塞、排尿筋の収縮不全
4. 機能性尿失禁 　認知症などにより、トイレの位置がわからない、運動障害によりトイレに行く間に漏れてしまう

［9］白内障

レンズの役目をする水晶体の混濁により視力低下をきたす疾患で、加齢が原因で生じることが多く、80歳以上の日本人では初期変化を含めるとほとんどの人が罹患する疾患である[1]。紫外線、喫煙、ステロイド全身投与などが代表的な危険因子として知られている。初期症状は羞明（まぶしさ）、夜間視力低下など。近年は手術療法が進歩し、眼鏡なしで近くも遠くも見える多焦点眼内レンズも登場し、視機能障害が軽度でもQOL改善の目的で手術を行うことが多くなっている[1]。

［10］聴覚障害（難聴）

40歳を過ぎると聴力低下が高音域から徐々に始まり、50歳代では3000Hz以上の周波数に著明な低下が現れる[1]。さらに年齢が進むと、高音域での聴力低下が一層著明（感音性難聴）になるとともに、低音域の聴力低下も進行する。聴覚障害患者に対して耳鼻科受診を勧め現状の聴力を評価し、他疾患の合併を否定することが重要である。

［11］ 脱水症

体から水分と電解質が失われることを脱水という。

高齢者は以下のような理由で脱水になりやすい。

①高齢者は若年者と比較して細胞内液量が低下（水分を多く含有する筋肉の細胞数が減り、水分を貯蔵しにくい脂肪量が増加）

②口渇感が減弱して水分摂取量が減少

③嚥下障害、排尿障害があるため飲水を控える

④腎の Na 保持能低下や尿濃力低下→尿への水分喪失の増加

⑤薬剤の影響（降圧利尿薬、食欲低下をきたす薬剤）

⑥嘔吐、下痢、発熱性疾患の存在

脱水は以下のような症状がみられる。

①舌・口腔内乾燥

②皮膚の弾力性・緊張度低下

③血圧低下、頻脈

④易疲労感、脱力、食欲・意欲低下

⑤意識障害（血栓・塞栓症を誘発）

脱水の治療には水分補給と Na や K などの電解質を補正する。

軽症であれば経口補水液を利用する。ゼリータイプは、軽度の嚥下障害者にも投与しやすい。意識レベルの低下や、血圧低下などの循環動態の異常があれば、すみやかに輸液療法を開始する。

注)
(1) 日本老年医学会編『老年医学系統講義テキスト』西村書店，2013.
(2) 大庭建三『すぐに使える高齢者総合診療ノート─高齢者総合診療における，実臨床の書』日本医事新報社，2014.
(3) パーキンソン病診療ガイドライン作成委員会編／日本神経学会監修『パーキンソン病診療ガイドライン2018』医学書院，東京，2018.

「高齢者は 75 歳以上」、65 〜 74 歳は准高齢者を学会が提言

　近年の高齢者の死亡率・受療率、身体的老化、歯の老化、心理的老化など、心身の老化現象の出現に関する種々のデータの経年的変化を検討した。その結果、現在の高齢者においては 10 〜 20 年前と比較して加齢に伴う身体・心理機能の変化の出現が 5 〜 10 年遅延しており「若返り」現象がみられている。特に、従来、高齢者とされてきた 65 歳以上の人でも、65 〜 74 歳のいわゆる「前期高齢者」においては、心身の健康が保たれており、活発な社会活動が可能な人が大多数を占めている。また、各種の意識調査の結果によると、社会一般においても、従来の 65 歳以上を高齢者とすることに否定的な意見が強くなっており、内閣府の調査でも 70 歳以上、あるいは 75 歳以上を高齢者と考える意見が多い。「支えられるべき高齢者」に関する意識はさらに 5 歳程度、高齢となる。

　以上を踏まえ、本ワーキンググループとしては、主として心身の老化現象の出現のありようを根拠にして、75 歳以上を高齢者の新たな定義とすることを提案する。65 〜 74 歳の年齢を准高齢者と呼ぶことを提言する。

引用参考文献

●日本老年学会・日本老年医学会　『「高齢者に関する定義検討ワーキンググループ」報告書』2017 年 3 月.

第5章 公衆衛生

社会や時代によって変遷する人びとの健康課題に合わせ、それを解決するための保健医療対策も変化してきた。本章では、公衆衛生の基本的な考え方に触れながら、人びとの健康状態を規定する諸要因の捉え方を理解し、医療施策や制度等によってこれまでに具体化されてきた保健医療対策について概観する。

1

健康は人びとが暮らす社会の状況に大きな影響を受けており、社会的な取組みで人びとの健康を守るのが公衆衛生である。社会と健康の関係について理解を深める。

2

各保健分野における保健医療対策がさまざまな法律等に基づく多様な施策として実施されていることを整理する。

3

大震災や感染症等の災害はいつ、どこで、発生するかわからない。平時の保健医療対策だけでなく、大規模災害時における健康危機管理体制についても確認しておく。

1. 公衆衛生の概要

A. 公衆衛生の考え方

　日本国憲法 25 条は「すべて国民は、健康で文化的な最低限度の生活を営む権利を有する。国は、すべての生活部面について、社会福祉、社会保障及び公衆衛生の向上及び増進に努めなければならない」と定めている。すなわち、国民の健康を守るために、国には公衆衛生を推進する義務がある。さまざまな健康関連職種が国家資格として定められ、一定水準以上の保健医療福祉が提供されるようにしているのもその一環である。

公衆衛生
public health

ウィンスロー
Winslow, Charles-
Edward Amory
1877 ～ 1957

　それでは、**公衆衛生**とはどのようなものであろうか。**ウィンスロー**は 1949 年に公衆衛生を「地域社会の組織的な努力を通して、疾病を予防し、生命を延長し、身体的、精神的機能の増進をはかる科学であり技術である」と定義した。これは最も代表的な公衆衛生の定義だが、この中で公衆衛生の独自性をよく表しているのは「地域社会の組織的な努力を通して」の部分である。臨床医学と対比して考えると、臨床医学が個人の疾病を診断し、治療するのに対して、公衆衛生は地域社会という集団を対象に、組織的な取組みを行い、これによって人びとの健康を「衛る」領域である。その重要性は、たとえば、感染症対策を考えてみるとよくわかるだろう。感染症を広めないためには、個人の努力だけではなく、社会全体での取組みが必要である。感染症と比べると、その重要性がやや目立たないかもしれないが、慢性疾患、がん、精神疾患など、どのような病気であっても、社会全体での組織的な取組みが必要である。その例としては、大気汚染・騒音・放射線・水質等の環境対策、健常者を対象にした禁煙・栄養・運動等の健康教育や啓発、予防接種、健康診断、難病や障害者の健康を守る社会的な対策、子ども・女性・高齢者など特有の問題を抱えた集団のための対策、いつでも、どこでも、誰もが十分な医療を受けられるような医療制度の構築、人びとの健康課題を明らかにするための保健統計や研究、などがある。なお、現代社会では、人はさまざまな集団に所属しているので、ここでいう「地域社会」とは、より広く「人の集団」と理解するべきで、その中には、地域、職域（職場）、学校などが含まれている。

　もう 1 つ、ウィンスローによる定義の中で、「機能の増進」という部分も公衆衛生の重要な特徴を表している。臨床医学が医療機関を受診した患

者の病気を治す「治療」に主眼を置くのに対して、公衆衛生ではより積極的に病気の「予防」を目指している。予防の中には、健常者が病気になることを防ぐ**一次予防**、たとえ病気になったとしても無症状のうちに発見して、早期に治療する**二次予防**、病気になってしまった場合であっても重症化を予防して、できる限り後遺症を少なくし、早期の社会復帰を目指す**三次予防**が含まれている。多少の障害があっても円滑に日常生活を営めるような社会を構築することも公衆衛生の重要な課題である。

　健康と社会の関連を考えて、社会全体の取組みで健康に関する諸問題の解決を目指すのが公衆衛生学である。

B. 健康の社会的決定要因（SDH）

　病気の原因には遺伝的要因や生活習慣などがあるが、それ以外にもさまざまな要因が考えられる。たとえば、心筋梗塞は冠動脈の動脈硬化によって引き起こされ、肥満、高血圧、糖尿病などはその原因である。しかし、さらに原因の原因を探ると、その背景にさまざまな社会的状況があることがわかる。仕事でストレスがかかっていた、病気の知識に乏しく不良な健診結果を放置していた、栄養バランスのよい食品を購入する経済的なゆとりがなかった、自宅近くに適当な運動場所がなく不活動だった、健康を気遣って助言してくれるような仲間がいなかった、近くに適当な医療機関がなかった、など。ここで重要なことは、それぞれの要因について、予防策を講じうることである。このような**健康の社会的決定要因**の改善は公衆衛生の重要な課題となっている。特に、社会的不平等、社会経済学的要因（貧困・低教育など）、**ソーシャル・キャピタル（社会関係資本）**などは注目度が高い。ソーシャル・キャピタルは「地域の力」「絆の力」などとも呼ばれており、**パットナム**による定義では「人々の協調行動を活発にすることによって、社会の効率性を高めることのできる、信頼、規範、ネットワークといった社会組織の特徴」とされている。人びとがお互いに信頼し合い、倫理観をもって規範を守り、助け合う社会組織に属する者は健康状態がよく、死亡率の低いことが多くの研究で示されている。

　世界医師会長を務めた**マーモット**はその就任演説で、「健康の重要な決定要因は医療制度の外にある」と述べ、健康の社会的決定要因の重要性を示唆した。また、「せっかく治療した人びとを、なぜその病気にした場所に送り返さなければいけないのか」と述べ、医療者が社会に興味をもつ必要性を説いた。人びとの健康増進のためには、健康の社会的決定要因を明らかにして、社会そのものを変える必要がある。そして、社会を変えるこ

健康の社会的決定要因
SDH: social determinants of health
カナダ保健省のウェブサイトに「健康の社会的決定要因」を示唆する親子の会話が掲載されている。
—（男の子）どうしてジェイソン（男の子の友だち）は病院にいるの？
（父親）それは、彼の足に悪い病気があるからだよ。
—悪い病気？
ジェイソンは足を切って、そこから悪い病気が入ったんだ。
—どうして足を切ってしまったの？
アパートのとなりのがらくた置き場で遊んでいたら、足を滑らせた先に、尖ったギザギザの金属があったんだ。
—どうしてそんなところで遊んでいたの？
ジェイソンは荒廃した地域に住んでいるんだよ。そこの子どもはそういった場所で遊ぶし、だれもそれを監督していないんだ。
—どうしてそんな場所に住んでいるの？
ジェイソンのご両親には、よりよい場所に住む余裕がないからさ。
—それはどうして？
ジェイソンのお父上はお仕事がなくて、お母上は病気だからね。
—お父さんにお仕事がないって、どうして？
うん、ジェイソンのお父上は多くの教育を受けていないんだよ。それで仕事がね……。
—それはどうして？
この短い寓話は、個人の努力だけでは対処しきれない健康の社会的決定要因の問題を示唆している。

パットナム
Putnam, Robert David
1941 〜

マーモット
Marmot, Sir Michael Gideon
1945 〜

とは保健医療部門の努力だけでは困難であり、他領域との協働が必要となる。WHO は Health in All Policies（すべての政策に健康を）という方針を示している。すなわち、教育、環境、都市計画・都市交通、経済、農政などのさまざまな領域の施策の中に健康の視点を入れていくことが求められている。

2. 健康増進と保健医療対策

A. 母子保健対策

［1］母子保健対策の体系

　日本の母子保健施策は、思春期から妊娠、出産、新生児期、乳幼児期を通じて一貫した対策が、各時期に最も適切なサービスとして提供されるよう体系化が図られている（**図5-2-1**）。母子保健対策は主に 1965（昭和40）年に制定された**母子保健法**に基づき、健康診査、保健指導、療養援護、医療対策の大きく 4 つに区別される。1994（平成 6）年の母子保健法の改正によって、母子保健施策の主な事業は住民により身近なサービスとなるように都道府県から市町村に移譲された。

母子保健法
1 条に「母性並びに乳児及び幼児の健康の保持及び増進を図るため、母子保健に関する原理を明らかとするととともに、母性並びに乳児及び幼児に対する保健指導、健康診査、医療その他の措置を講じ、もって国民保健の向上に寄与することを目的とする」とある。

［2］主な母子保健対策事業

（1）健康診査

　妊産婦に対して**妊産婦健康診査**が、乳幼児に対して**乳幼児健康診査**が実施されている。妊婦健康診査は、妊娠各時期に応じた母体と胎児の状態把握や流早産の予防等のため定期的に行われる。産婦健康診査は産後 2 週間および 1 ヵ月での受診が推奨される。乳幼児健康診査は子どもの疾病対策の基本となる。乳児健康診査は発育発達の異常の発見および離乳食など育児指導に適した産後 3 ～ 6 ヵ月、9 ～ 11 ヵ月にそれぞれ 1 回ずつ実施される。幼児の健康診査は市町村に実施が義務づけられており、1 歳 6 ヵ月児健康診査と 3 歳児健康診査がある。前者は心身障害の早期発見、う歯の予防、栄養状態の観察を目的に、後者は身体発育、精神発達状況の確認、視聴覚障害の早期発見などが目的となる。その他、日本ではフェニルケトン尿症等の先天性代謝異常症や先天性甲状腺機能低下症（クレチン症）などを早期に発見し適切な治療によって知的障害など心身障害の発生を予防

図 5-2-1　日本の母子保健対策の体系

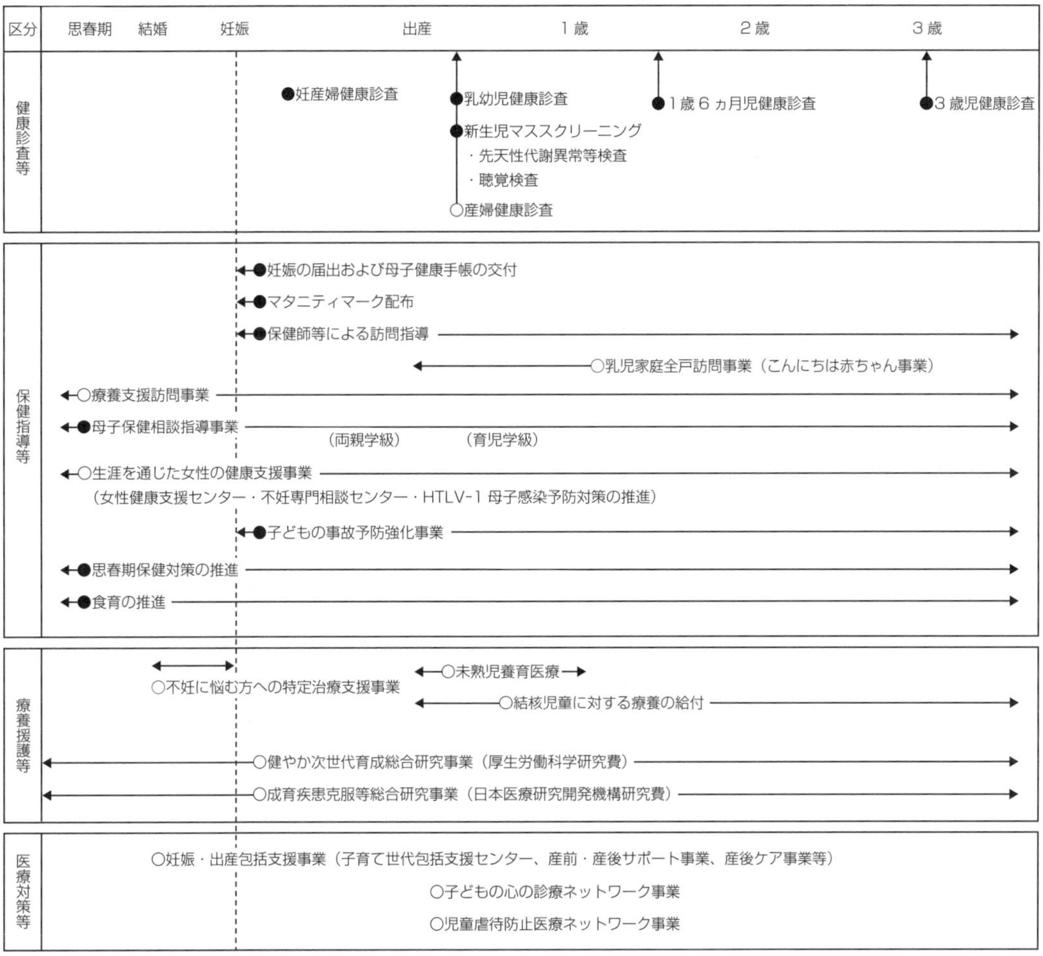

区分	思春期	結婚	妊娠	出産	1歳	2歳	3歳

健康診査等
- ●妊産婦健康診査
- ●乳幼児健康診査
- ↑1歳6ヵ月児健康診査
- ↑3歳児健康診査
- ●新生児マススクリーニング
  - ・先天性代謝異常等検査
  - ・聴覚検査
- ○産婦健康診査

保健指導等
- ◀●妊娠の届出および母子健康手帳の交付
- ◀●マタニティマーク配布
- ◀●保健師等による訪問指導 ▶
- ○乳児家庭全戸訪問事業（こんにちは赤ちゃん事業）▶
- ◀○療養支援訪問事業
- ◀●母子保健相談指導事業　　（両親学級）　　（育児学級）
- ◀○生涯を通じた女性の健康支援事業 ▶
  - （女性健康支援センター・不妊専門相談センター・HTLV-1母子感染予防対策の推進）
- ◀●子どもの事故予防強化事業
- ◀●思春期保健対策の推進 ▶
- ◀●食育の推進 ▶

療養援護等
- ◀○不妊に悩む方への特定治療支援事業 ▶
- ◀○未熟児養育医療 ▶
- ○結核児童に対する療養の給付
- ◀○健やか次世代育成総合研究事業（厚生労働科学研究費）▶
- ◀○成育疾患克服等総合研究事業（日本医療研究開発機構研究費）▶

医療対策等
- ○妊娠・出産包括支援事業（子育て世代包括支援センター、産前・産後サポート事業、産後ケア事業等）
- ○子どもの心の診療ネットワーク事業
- ○児童虐待防止医療ネットワーク事業

注　○国庫補助事業　●一般財源による事業

出典）厚生労働協会編『国民衛生の動向 2020/2021』より引用.

することを目的に、すべての新生児に血液を用いて新生児マススクリーニングが実施されている。自動聴性脳幹反応検査装置（AABR）等を使用した新生児聴覚検査も実施されている。

（2）保健指導

　妊娠した者はすみやかに妊娠の届出を市町村長に行い、市町村は届出をした者に対して**母子健康手帳**を交付することが定められている。母子健康手帳は健康診査、保健指導を受けた記録や予防接種の接種状況などが記され、母と子の健康と成長の記録となる。また、妊娠期から乳幼児期に関する行政サービスおよび保健育児に関する有益な情報も記載されている。妊娠、出産、育児に関する保健指導や訪問指導は主に市町村が行う。主な訪問指導として、妊産婦訪問指導、新生児訪問指導、**未熟児**訪問指導があり、

未熟児
母子保健法6条で「身体の発育が未熟のまま出生した乳児であつて、正常児が出生時に有する諸機能を得るに至るまでのものをいう」と定義される。

保健衛生面の管理だけでなく、家庭環境や生活環境を含めた日常生活全般
にわたる指導と助言が、保健師や助産師などによる家庭訪問等を通じて行
われる。また、低出生体重児（2500g 未満）の届出を保護者などから受理
し、養育上必要な場合は家庭訪問が行われる。

（3）療養援護

　妊娠高血圧症候群（妊娠中毒症）への訪問指導と入院が必要とされた妊
産婦（低所得階層）に対する入院療養への医療援助、未熟児に対する養育
医療、障害のある児童に対する自立支援医療などの制度がある。2004（平
成 16）年度より経済的負担の大きい不妊治療にかかる費用の一部を助成
する特定不妊治療費助成事業が実施された。小児慢性特定疾患については、
治療研究事業として実施されてきたが、2005（平成 17）年からは児童福
祉法に根拠をもつ事業となり、医療費の援助が行われている。

（4）医療対策

　さまざまな子どもの心の問題、児童虐待や発達障害に対応するため、
2011（平成 23）年度から子どもの心の診療ネットワーク事業が本格実施
された。都道府県における拠点病院が中核となり、各医療機関や保健福祉
関係機関等と連携した支援体制を構築することで、関係機関への診療支援
や困難事例への対応、災害時の子どもの心の問題への対応等の充実を図っ
ている。

［3］21 世紀の母子保健対策

　2000（平成 12）年、21 世紀の母子保健の取組みの方向性を示すため、
「健やか親子 21」が策定された。「健やか親子 21」の主要課題は①思春期
の保健対策の強化と健康教育の推進、②妊娠・出産に関する安全性と快適
さの確保と不妊への支援、③小児保健医療水準を維持・向上させるための
環境整備、④子どもの心の安らかな発達の促進と育児不安の軽減であり、
取り組むべき指標も具体的に設定された。最終評価では指標の約 8 割で一
定の改善がみられたとした。一方で、10 代の自殺率の悪化といった思春
期保健対策等については課題が残された。2015（平成 27）年より 10 年間
の計画で、新たに「健やか親子 21（第 2 次）」が開始された。「健やか親
子 21（第 2 次）」では 10 年後に目指す姿を「すべての子どもが健やかに
育つ社会」として、すべての国民が地域や家庭環境等の違いにかかわらず、
同じ水準の母子保健サービスが受けられることを目指している。その実現
に向け、3 つの基盤となる課題と 2 つの重点課題が制定された（図 5-2-2）。
基盤課題 A と B は、今後も継続して取り組み、改善が必要な課題や少子
化や家族形態の多様化等を背景として新たに出現した課題である。基盤課

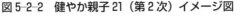

図5-2-2　健やか親子21（第2次）イメージ図

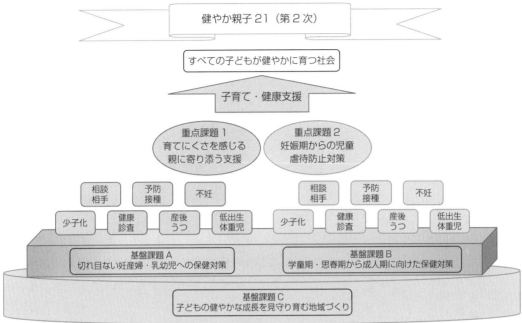

出典）厚生労働省ウェブサイト「『健やか親子21（第2次）』について　検討会報告書」より引用.

題Cは基盤課題A・Bを広く下支えする環境づくりを目指しており、育児不安の親のグループ活動を支援する体制がある市区町村の割合やこの地域で子育てをしたいと思う親の割合を増加させることなどが指標になっている。また、重点課題は特に取り組む必要があるものとし、重点課題1は発達障害を念頭に置き、育てにくさを感じる親への支援を推進すること、重点課題2はさらなる虐待防止対策に取り組むこととなっている。

B. 成人保健対策（生活習慣病予防対策およびがん対策）

［1］概要

　成人保健は青年から壮年まで幅広い年代の成人期の人びとを対象とし、健康づくり対策（健康増進）や生活習慣病予防対策が重要となる。生活習慣病予防対策は、大きく脳卒中・虚血性心疾患などの循環器疾患予防とがん予防が中心となる。予防対策には2つのアプローチがある。疾患のリスクの高い者を重点的にターゲットにした対策（**ハイリスクアプローチ**）と、リスクの高い者も低い者も含んだ集団全体をターゲットにしてリスク因子の改善・向上を目指す対策（**ポピュレーションアプローチ**）である。生活習慣病予防対策は両者の特徴を踏まえ、適切に組み合わせて行う必要性が

ある。

［2］生活習慣病予防対策

(1) 一次予防（国民健康づくり対策など）

　生活習慣病は「食習慣、運動習慣、休養、喫煙、飲酒等の生活習慣が、その発症・進行に関与する疾患群」と定義される。日本の健康づくり対策は 1978（昭和 53）年の第 1 次国民健康づくり対策に始まり、1988（昭和 63）年の第 2 次国民健康づくり対策（アクティブ 80 ヘルスプラン）において、運動・食事・休養を中心に生活習慣の改善による疾病予防・健康増進の考え方が発展した。第 3 次国民健康づくり対策としては、すべての国民が健やかで活力ある社会とするため、2000（平成 12）年に 21 世紀における国民健康づくり運動（健康日本 21）が策定された。健康日本 21 では生活習慣改善の具体的な数値目標を掲げ、その達成に向けた取組みが展開された。健康日本 21 では、ポピュレーションアプローチとしての運動施策、栄養施策等の推進や、ハイリスクアプローチとしての健診、保健指導が組み合わされている。2011（平成 23）年に実施された健康日本 21 の最終評価の結果、9 分野の 59 項目の目標のうち 10 項目（メタボリックシンドロームを認知している国民の割合の増加、高齢者で外出について積極的態度をもつ人の増加など）が目標に達し、25 項目（食塩摂取量の減少、意識的に運動を心がけている人の増加など）が目標には達しなかったが有意に改善したとされ、合わせて全体の約 6 割で一定の改善がみられた。一方、9 項目（日常生活における歩数の増加、ストレスを感じた人の割合の減少、糖尿病合併症の減少など）は悪化していた。この最終評価で提起された課題等を踏まえ、第 4 次国民健康づくり対策として、**健康日本 21（第 2 次）**（平成 25 ～令和 4 年度）が策定された。生活習慣病の予防やこころの健康など、5 分野 53 項目の目標値が設定され、①健康寿命の延伸と健康格差の縮小、②生活習慣病の発症予防と重症化予防の徹底、③社会生活を営むために必要な機能の維持および向上、④健康を支え、守るための社会環境の整備、⑤栄養・食生活、身体活動・運動、休養、飲酒、喫煙および歯・口腔の健康に関する生活習慣および社会環境の改善、が基本的な方向となっている（**図 5–2–3**）。生活習慣病は個人の生活習慣だけではなく、社会の生活環境要因も関与するという観点から、「健康日本 21（第 2 次）」では、「健康を支え、守るための社会環境の整備」に関する目標も加えられている。

(2) 二次予防（特定健康診査・特定保健指導など）

　1982（昭和 57）年、国民の老後における健康の保持と適切な医療の確

図 5-2-3　健康日本 21（第 2 次）概念図

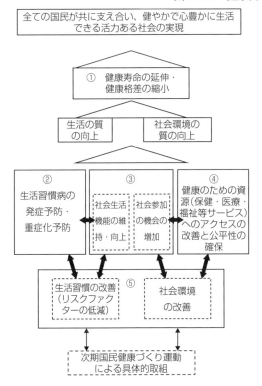

全ての国民が共に支え合い、健やかで心豊かに生活できる活力ある社会の実現

① 健康寿命の延伸・健康格差の縮小

生活の質の向上　　社会環境の質の向上

② 生活習慣病の発症予防・重症化予防

③ 社会生活機能の維持・向上　社会参加の機会の増加

④ 健康のための資源（保健・医療・福祉等サービス）へのアクセスの改善と公平性の確保

⑤ 生活習慣の改善（リスクファクターの低減）　社会環境の改善

次期国民健康づくり運動による具体的取組

健康の増進に関する基本的な方向

① 健康寿命の延伸と健康格差の縮小
生活習慣の改善や社会環境の整備によって達成すべき最終的な目標。

② 生活習慣病の発症予防と重症化予防の徹底（NCD（非感染性疾患）の予防）
がん、循環器疾患、糖尿病、COPD に対処するため、一次予防・重症化予防に重点を置いた対策を推進。
国際的にも NCD 対策は重要。

③ 社会生活を営むために必要な機能の維持及び向上
自立した日常生活を営むことを目指し、ライフステージに応じ、「こころの健康」「次世代の健康」「高齢者の健康」を推進。

④ 健康を支え、守るための社会環境の整備
時間的・精神的にゆとりある生活の確保が困難な者も含め、社会全体が相互に支え合いながら健康を守る環境を整備。

⑤ 栄養・食生活、身体活動・運動、休養、飲酒、喫煙、歯・口腔の健康に関する生活習慣の改善及び社会環境の改善
生活習慣病の予防、社会生活機能の維持及び向上、生活の質の向上の観点から、各生活習慣の改善を図るとともに、社会環境を改善。

健康日本 21（第 2 次）の概念図

出典）厚生労働省ウェブサイト「健康日本 21（第 2 次）の普及啓発用資料」より引用.

保を図るため老人保健法が制定され、すべての市町村の 40 歳以上の成人を対象に基本健康診査を実施することが義務づけられた。基本健康診査は医療制度改革により 2008（平成 20）年から高齢者の医療の確保に関する法律（以下、高齢者医療確保法）に基づき、40 ～ 74 歳までの者を対象にメタボリックシンドローム対策を主眼とした**特定健康診査・特定保健指導**に移行した。実施主体者は国民健康保険、被用者健康保険等の医療保険者となった。特定健康診査・特定保健指導は循環器疾患のハイリスク者に対する早期発見・早期治療対策が中心である。75 歳以上の者に対しては、後期高齢者医療広域連合に努力義務が課されている保健事業の一環として実施される。がん検診については後述する。

（3）三次予防

　発症した疾病の増悪を防止し、機能維持・回復（リハビリテーション）と再発予防、社会復帰（がん患者の就労支援など）を目指すための保健指導・治療・福祉が中心となる。

[3] がん対策

2002（平成14）年に発足した健康増進法に基づき、自治体の保健事業として、胃がん、子宮がん、肺がん、乳がん、大腸がんの5つのがん検診が実施され、それぞれの検診に適切な年齢層と頻度が示されている（**表5-2-1**）。がん検診による早期発見・早期治療は生存率改善に有効であるが、欧米と比べ日本のがん検診受診率は低い。2007（平成19）年にがん対策基本法が施行され、策定された「**がん対策推進基本計画**」では、2011（平成23）年度末までに受診率を50％にすることを目標として掲げ、がん検診無料クーポンと検診手帳の配布等のさまざまな取組みが行われた。子宮頸がん検診と乳がん検診はその受診率が上昇したものの、がん検診全体をみると、依然として諸外国に比べて低いままである。また、2016（平成28）年1月から、がん登録推進法が施行され、がん患者の情報を都道府県に届け出ることがすべての病院に義務づけられた。これにより全国のがん罹患情報と死亡情報を突合した全国がん登録データベースが構築され、国内のがんの罹患・診療・転帰（治癒・再発・死亡）などが把握される。がんの罹患率や治療の実態、そして生存率などが高い精度で明らかとなるため、がん医療の質の向上、がんに関する情報提供の充実、科学的知見に基づくがん対策の立案・実施・評価が期待される。

がん対策推進基本計画
2017（平成29）年度から2022（令和4）年度までの期間を対象に第3期がん探索推進基本計画が閣議決定され、全体目標として以下の3つが設定されている。①科学的根拠に基づくがん予防・がん検診の充実—がんを知り、がんを予防する、②患者本位のがん医療の実現—適切な医療を受けられる体制を充実させる、③尊厳をもって安心して暮らせる社会の構築—がんになっても自分らしく生きることのできる地域共生社会を実現する。

表5-2-1　がん予防重点健康教育およびがん検診実施のための指針で定めるがん検診および各受診率

種類	検査項目	対象者	受診間隔	受診率[1]
胃がん検診	問診に加え、胃部X線検査または胃内視鏡検査のいずれか	50歳以上[2]	2年に1回[3]	8.1%
肺がん検診	質問（問診）、胸部X線検査および喀痰細胞診	40歳以上	年1回	7.1%
大腸がん検診	問診および便潜血検査	40歳以上	年1回	8.1%
子宮頸がん検診	問診、視診、子宮頸部の細胞診および内診	20歳以上	2年に1回	16.0%
乳がん検診	問診および乳房X線検査（マンモグラフィ）※視診、触診は推奨しない	40歳以上	2年に1回	17.2%

1）受診率の算定にあたっては、「がん対策推進基本計画」（平成24年6月8日閣議決定）および「指針」に基づき、40～69歳（胃がん検診は平成28年度以降50歳～69歳、子宮頸がんは20～69歳）を対象として算出している。受診率は対象者数等の計数が不詳の市区町村を除いた値である。
2）当分の間、胃部X線検査については40歳以上に対し実施可。
3）当分の間、胃部X線検査については年1回実施可。
出典）厚生労働省ウェブサイト「平成30年度地域保健・健康増進事業報告、健康増進編」をもとに作成.

C. 高齢者保健対策

[1] 高齢者保健対策の流れ

2017（平成29）年度、国民1人当たりの医療費は65歳以上の高齢者で73.8万円、65歳未満の者では18.7万円と約4倍かかっており、老人医療費の適正化および疾病発症の予防が重要である。医療費負担については、75歳以上の後期高齢者を対象とする「**長寿医療制度**（後期高齢者医療制度）」が創設され、75歳以上の者全員がこの医療保険制度にまとめられた。都道府県ごとに後期高齢者医療広域連合が運営主体となり、保険料の決定や給付が行われるため、保険者の財政安定化、国民の保険料負担の平準化が期待される。前述の高齢者医療確保法に基づく特定健診等の整備は、疾病予防にかかる取組みの一環である。

[2] 介護保険制度

(1) 介護保険制度の概要

1997（平成9）年、介護保険法が成立し、2000（平成12）年から介護保険制度が実施された。この背景には高齢化に伴う要介護者の増大、核家族化等による家族の介護基盤の弱体化、提供される保健医療・福祉サービスが利用者本位でないこと、介護費用として新しい財源確保の必要性、等の問題があった。介護保険制度の保険者は住民により身近なサービスとなるように市町村（特別区含む。以下同様）である。被保険者は40歳以上の者とされ、65歳以上の第1号被保険者と、40歳以上65歳未満の医療保険加入者である第2号被保険者とに区別され、強制加入のうえ保険料を支払う。保険財政の安定化や事務負担の軽減を図る観点から、国、都道府県、医療保険者、年金保険者が市町村を重層的に支え合うこととされている。介護保険制度のサービスは、従来の市町村が利用できるサービスを一方的に定める行政主導の仕組みから、利用者が直接介護サービス事業者と契約してサービスを選択できる利用者本位の仕組みとなっている。

(2) 介護保険の流れ

介護保険からの給付は、65歳以上の第1号被保険者は要介護状態または要支援状態と判断された場合に、40歳以上65歳未満の第2号被保険者は特定疾病（**表5-2-2**）に起因する要介護状態または要支援状態と判断された場合に行われる。要介護状態かどうか等について、市町村は被保険者からの申請を受けて市町村等に設置された介護認定審査会の判定をもとに要介護認定を行う。介護保険の給付には、要支援者が利用する予防を目的としたサービス（予防給付）と、要介護者が利用するサービス（介護給

付）がある。非該当者への介護保険の給付はないが、費用は利用者負担で市町村が実施している地域支援事業の介護予防・日常生活支援総合事業を受けることができる。

表5-2-2 介護保険法で定める特定疾病（介護保険法施行令2条による）

①がん（医師が一般に認められている医学的知見に基づき回復の見込みがない状態に至ったと判断したものに限る。）
②関節リウマチ
③筋萎縮性側索硬化症
④後縦靱帯骨化症
⑤骨折を伴う骨粗鬆症
⑥初老期における認知症
⑦進行性核上性麻痺、大脳皮質基底核変性症及びパーキンソン病
⑧脊髄小脳変性症
⑨脊柱管狭窄症
⑩早老症
⑪多系統萎縮症
⑫糖尿病性神経障害、糖尿病性腎症及び糖尿病性網膜症
⑬脳血管疾患
⑭閉塞性動脈硬化症
⑮慢性閉塞性肺疾患
⑯両側の膝関節又は股関節に著しい変形を伴う変形性関節症

［3］地域包括ケアシステム

　地域包括ケアシステムとは、高齢者が住み慣れた地域で自立した生活を営めるよう、医療、介護、予防、住まい、および福祉サービスを含めたさまざまな生活支援サービスを、日常生活の場（日常生活圏域）の中で適切に提供するための地域の体制のことである。地域包括ケアシステムの中核をなすのが地域包括支援センターであり、介護保険法に基づき市町村によって設置される。同センターが行う**地域支援事業**は保健師、社会福祉士、主任介護支援専門員（ケアマネジャー）等の多職種が協働するチームアプローチにより行われる。社会福祉士は、総合相談支援事業において地域ネットワークの構築、高齢者や社会資源の実態把握を行い、継続的・専門的相談を行う。また、権利擁護事業における被虐待高齢者の通報の受理とその後の対応も担当する。

D. 精神保健対策

［1］精神保健福祉対策の歩み

　1900（明治33）年に制定された精神病者監護法では、精神障害者に対

する私宅監置が容認され、多数の精神障害者が治療を受けず座敷牢に入れられていた。1950（昭和 25）年、精神衛生法の制定により、ようやく私宅監置が禁止され、都道府県に精神病院の設置が義務づけられ、精神科病院での入院治療を中心とする施策に傾くこととなった。急増する精神科病床数に対し、少ない医療スタッフによる閉鎖的な医療が行われ、入院中の精神科患者への人権侵害事案も発生し国内外から批判を受けた。1987（昭和 62）年、精神障害者の人権擁護と社会復帰の促進を柱に「精神衛生法」は「精神保健法」へと改正された。1995（平成 7）年には「自立と社会参加の促進のための援助」という福祉の要素を位置づけ、精神保健法が精神保健及び精神障害福祉に関する法律（**精神保健福祉法**）に改正された。2004（平成 16）年には、厚生労働省が精神保健医療福祉の改革ビジョンを策定し、「入院医療中心から地域生活中心へ」という方策が示された。現在、精神疾患は、がん、脳卒中、急性心筋梗塞、糖尿病の 4 大疾病に加えられて、5 大疾病として地域医療の基本方針である医療計画に盛り込まれている。

［2］医療としての精神保健対策

　精神保健福祉法では精神障害者の入院について 5 つの入院形態を定めている（**表 5-2-3**）。任意入院は、入院の必要性を精神障害者自身が納得して本人の同意に基づいて行われる。医療保護入院は精神保健指定医（以下、指定医）が入院を必要と判断しながらも本人の同意が得られない場合に、家族等の同意があれば精神科病院に入院させることのできる制度である。措置入院（29 条）は、2 人以上の指定医が診察した結果が一致したうえで、入院させなければその精神障害のために自身を傷つけまたは他人に害を及ぼすおそれ（自傷他害のおそれ）がある場合に、都道府県知事等の行政権限により国または都道府県立の精神科病院および指定病院に入院させる行政処分である。措置入院のための指定医の診察は、一般人からの申請、警察官からの通報、精神科病院管理者からの届出などによって行われる。これらの申請・通報件数は増加傾向にあるが、措置入院患者数は 1970（昭和 45）年をピークに年々減少している。入院形態別患者数については、本人の同意に基づく任意入院が最も多く半数以上を占め、次いで医療保護入院が多く、この 2 つで 9 割以上を占める。また、措置入院や医療保護入院の要否や入院患者の処遇の妥当性は、第三者審査機関である精神医療審査会により審査される。精神科入院患者において、受け入れ条件が整えば退院可能な精神障害者は 7 万人いるとし、退院促進や地域移行・地域定着の支援が進められている。これに伴い精神科病床数の減少が促され、1999

精神保健指定医
精神保健福祉法に基づき、5 年以上の臨床経験と 3 年以上の精神科診療の経験を有し、所定の研修を修了し、かつその提出したケースレポートが適切と認められた医師で厚生労働大臣により指定される者である。非自発的な入院の要否や入院患者の行動制限の要否を判定する、入院患者の人権擁護に関する重要な責務を担っている。

表 5-2-3　精神保健福祉法に基づく入院形態

	本人の同意	家族等の同意	指定医*の診察	自傷他害のおそれ	特徴
任意入院	あり	―	不要	なし	患者自身の同意による自発的な入院。書面による意思確認。
医療保護入院	なし	あり	必要（1名）	なし	任意入院が行われる状態でない場合に、1名の指定医*の診察と家族等の同意を得て入院（特定医師**の診察の場合、入院期間は12時間までに制限）
応急入院	なし	なし	必要（1名）	なし	急速を要し、家族等の同意が得られない場合に、1名の指定医*（または特定医師**）の診察により行われる入院で、入院期間は72時間以内に制限（特定医師**の診察の場合、入院期間は12時間までに制限）
措置入院	なし	―	必要（2名）	あり	入院させなければ自傷他害のおそれのある精神障害者に対し、指定医*2名の診断の結果が一致したうえで、都道府県知事により行われる入院措置
緊急措置入院	なし	―	必要（1名）	あり	急速を要し自傷他害のおそれが著しい精神障害者に対し、1名の精神保健指定医（または特定医師）の診察により、入院期間は72時間以内に制限のうえ、都道府県知事により行われる入院措置（特定医師**の診察の場合、入院期間は12時間までに制限）

*　指定医：精神保健指定医.
**特定医師（医籍登録後4年以上、2年以上の精神科診療経験がある者）.

（平成11）年の35.8万床から2015（平成27）年には34万床と減少傾向にある。

［3］地域における精神保健対策

地域の精神保健活動の第一線機関は保健所である。これを技術面から指導・援助する機関が精神保健福祉センターである。すべての都道府県・指定都市に設置され、精神科医をはじめ精神保健福祉士、臨床心理技術者、保健師等の専門技術職員が配置され、地域精神保健福祉活動の向上に努めている。1995（平成7）年の精神保健福祉法の改正では精神障害者保健福祉手帳制度が創設された。精神障害者が、長期にわたり日常生活や社会生活に相当の制限を受けるなどの、一定の精神障害の状態にあることを認定し、その者の社会復帰を図り、自立および社会参加を促すことを目的としている。各種税制の優遇措置、生活保護の障害者加算などの申請と認定手続きの簡素化、公共交通機関の運賃割引、携帯電話、各種施設の利用料割引などがある。2006（平成18）年の障害者自立支援法の施行に伴い、障害の種別（身体・知的・精神障害）にかかわらず、障害のある人びとにとって身近な市町村が一元的にサービスを提供する仕組みとなった。社会復

帰施設は障害者自立支援法のもとで精神障害者の社会復帰を支援していくこととなり、福祉サービスの充実強化が図られている。福祉サービスの利用にあたって、当初、利用料の1割を自己負担することになり、経済的理由から、必要なサービスを受けられない事態も起きたが、2010（平成22）年の法改正により、所得や疾患の種類に応じて負担上限額を設定し応能負担を原則とすることとなった。また、通院医療の公費負担については、精神保健福祉法の規定から、障害者自立支援法の成立後は自立支援医療の中に規定された。2012（平成24）年6月に障害者自立支援法は**障害者総合支援法**に改められ、2018（平成30）年に施行された改正法では、生活と就労に対する支援の一層の充実が図られている。

改正法
「自立生活援助」および「就労定着支援」等の新たなサービスが新設された。

E. 感染症対策等

[1] 感染症予防対策

感染とは、病原体（感染源）が宿主内に侵入し、定着・増殖することである。病原体が宿主に感染する経路を感染経路という。感染症の成立には、病原体（感染源）、感染経路、および感受性を有する宿主の3要因が揃うことが必要であり、これらのいずれかを遮断することにより感染症の予防やまん延防止を図ることができる。

（1） 感染源対策

感染源対策として患者の隔離が重要である。感染症は感染症法により1類〜5類、新型インフルエンザ等感染症、指定感染症（2020〔令和2〕年2月から新型コロナウイルス感染症が追加）、および新感染症に分類される。感染症法では1類感染症と2類感染症のように人から人への感染の可能性がある重篤性の高い感染症について入院勧告が認められている。新型インフルエンザ等感染症や新感染症に関しては1類感染症に準じて対応する。また、感染症に対する適切な対策を講じるため、感染症法のもと感染症発生動向調査（サーベイランス）が実施され、1〜4類感染症（全数把握）、5類感染症（全数把握と定点把握）、新型インフルエンザ等感染症について一元的に各感染症の発生情報の収集分析、結果の公開・提供がなされる。その他のサーベイランスに医療法に基づく院内感染サーベイランスや積極的疫学調査がある。感染源対策として就業制限も必要であり、1〜3類感染症の患者または無症状病原体保有者が対象となる。3類感染症は感染力や罹患した場合の重篤性など、危険性は高くないとされる。しかし、特定の職業への就業で集団発生を起こし得る感染症と分類されており、患者および無症状病原体保有者を対象に飲食サービスなどへ従事しないよう

定点把握
各都道府県で域内に何ヵ所か選定した指定届出機関（定点）からの報告により患者発生の情報収集等を行う。周期的な流行を示す感染症に対し流行曲線を把握しておくために有益である。

積極的疫学調査
厚生労働大臣または都道府県知事の指示のもと、能動的に保健所等が病院などの現場を直接訪問し、患者や関係者に対して質問・調査を実施し、情報を収集することができる。

就業制限等の措置を講じる必要がある。学校保健安全法では感染症にかかっている児童生徒等への出席停止や学校の臨時休業など定められている。

（2）感染経路対策

感染経路は垂直感染（母子感染）と、それ以外の水平感染に大別される。水平感染は、接触感染、飛沫感染、空気感染、媒介物感染、媒介動物感染が挙げられる。感染経路に応じた対策が必要であり、たとえば、空気感染を起こす感染症の患者は病院内で陰圧個室管理や、医療提供者が N95 マスクを着用するなどの対策がある。

（3）感受性対策

ある特定の病原体に関する抵抗力（免疫）を獲得する（病原体への感受性をなくす）ことにより、少なくともその病原体が体内に侵入しても、その発症からは免れることができる。こうした特異的な予防策が「**予防接種**」である。予防接種は勧奨接種（予防接種法に基づいて国民が予防接種を理解して受ける努力をしなくてはならない予防接種）と任意接種（予防接種法に規定されていない疾患の予防接種で医療行為）に分かれる。2013（平成 25）年の予防接種法の改正を受け、現在は予防接種の対象疾病が集団予防目的に比重を置いた勧奨接種である「A 類疾病」と個人予防目的に比重を置いた任意接種である「B 類疾病」に類型化されている。個々の対象疾病と接種時期を**図 5-2-4** に示す。定期接種の対象であれば、予防接種後の症状が予防接種法に基づく定期の予防接種に原因があると厚生労働大臣に認定された場合、予防接種健康被害救済制度によって、市町村から健康被害に対する給付がされる。

［2］健康危機管理

（1）感染症対策等の健康危機管理体制

2001（平成 13）年の厚生労働省健康危機管理基本指針によれば、**健康危機管理**は「医薬品、食中毒、感染症、飲料水そのほか何らかの原因により生じる国民の生命、健康の安全を脅かす事態に対して行われる健康被害の発生予防、拡大防止、治療等に関する業務」と定義されている。本指針に基づき、厚生労働省は健康危機管理調整会議を設置し、感染症健康危機管理実施要領等を作成した。その内容として、①危機意識の保持と科学的・客観的な評価、②情報収集・分析の徹底と対応方針の弾力的な見直し、③情報の速やかな提供と公開を図ることとしている。健康危機管理調整会議はこれまで新型インフルエンザ、エボラ出血熱、ジカウイルス感染症、新型コロナウイルス感染症などの新興・再興感染症などの健康危機の初動対応を実施している。

垂直感染
垂直感染には経胎盤感染、経産道感染、経母乳感染がある。

健康危機管理調整会議
国民の健康危機に関する情報交換を行う場であるとともに、関係者間の調整、迅速かつ適切な健康危機管理の実施を図ることを目的としている。

感染症健康危機管理実施要領等
その他、医薬品等危機管理実施要領、食中毒健康危機管理実施要領、飲料水健康危機管理実施要領等がある。

図 5–2–4　日本の定期予防接種スケジュール

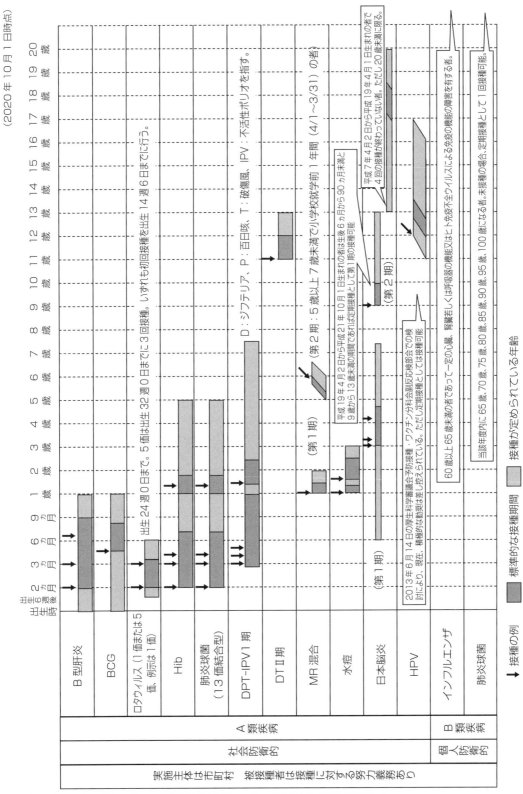

出典）国立感染症疫学センター：予防接種スケジュール、2020 を参考に筆者作成.

保健医療調整本部
災害時における保健医療
活動チームの総合調整を
行う場である。その業務
を円滑に行うために必要
があると認めるときは、
業務を補助するための人
的支援等を求めることが
望ましいとされている。

健康危機管理支援チーム
DHEAT: disaster health
emergency assistance
team

(2) 災害時の健康危機管理体制

　地域における災害時の健康危機管理の重要な拠点は保健所である。災害発生時に被災都道府県の保健医療調整本部および被災都道府県等の保健所が行う健康危機管理に必要な情報収集・分析や全体調整などのマネジメント業務を支援するために、被災都道府県以外の都道府県職員により災害時健康危機管理支援チーム（DHEAT）が構成され、職種として公衆衛生医師、保健師、業務調整員（ロジスティックス）、薬剤師、獣医、管理栄養士、精神保健福祉士などが含まれる。災害時の医療としては災害拠点病院が中心となり、治療および災害派遣医療チーム（DMAT）の派遣、患者の搬送等が行われる。1998（平成10）年から厚生労働省は、大規模災害時において被災した医療機関とそれを支援可能な医療機関との間の都道府県を越えた支援を適切に対応できるよう広域災害・救急医療情報システム（EMIS）を運用している。

引用参考文献

ネット検索によるデータの取得日は，いずれも 2020 年 10 月 9 日．
●厚生労働協会編『国民衛生の動向（各年度版）』厚生の指標増刊，厚生労働協会．
●岸玲子監修／小泉昭夫ほか編『NEW 予防医学・公衆衛生学（改定第 4 版）』南江堂，2018．
●鈴木庄亮監修／小山洋ほか編『シンプル公衆衛生学 2018』南江堂，2018．
●Rose, Geoffrey 著／曽田研二ほか監訳／水嶋春朔ほか訳『予防医学のストラテジー──生活習慣病対策と健康増進』医学書院，1998．
●医療情報科学研究所編『公衆衛生がみえる（各年度版）』メディックメディア．
●厚生労働省ウェブサイト「健やか親子 21（第 2 次）について 検討会報告書」．
●厚生労働省ウェブサイト「健康日本 21（第 2 次）の普及啓発用資料」．
●厚生労働省ウェブサイト「平成 30 年度地域保健・健康増進事業報告　健康増進編」．
●国立感染症疫学センターウェブサイト「定期予防接種スケジュール」．

<ruby>汗<rt>あせ</rt></ruby>

成分に電解質の NaCl（塩化ナトリウム）、尿素、乳酸の成分を含み、大量の汗は水分とともに塩分を失う。

アドレナリン

〔adrenaline〕

エピネフリンと同一。血管平滑筋を収縮させて血圧上昇、心収縮力の増大・心拍数の増加などを生じる。

アルツハイマー型<ruby>認知症<rt>がたにんちしょう</rt></ruby>

認知症の中で最も多い原因疾患。初老期に発症することが多く、記憶障害、見当識障害、実行機能障害、失行などが主な症状である。

アルブミン

〔albumin〕

血清アルブミンの減少は栄養障害、ネフローゼ症候群、腎炎、肝硬変などが疑われる。

アルマ・アタ宣言

1978 年に「すべての人々に健康を」とプライマリ・ヘルス・ケアの重要性を最初に明らかにした国際宣言。

<ruby>胃液<rt>いえき</rt></ruby>

pH 1.0 ～ 2.5 の強酸性でタンパク分解酵素として働く消化液。1 日に 1.5 ～ 2.5 ℓ 分泌される。

<ruby>胃潰瘍<rt>いかいよう</rt></ruby>

胃壁にできる潰瘍性病変。程度を Ⅰ ～ Ⅳ に分類され、Ⅰ はびらん、Ⅳ は漿膜まで達した状態を指す。

<ruby>eGFR<rt>イージーエフアール</rt></ruby>

糸球体濾過量の推定値を示すもの。血清クレアチニン、年齢、性別から算出される。

<ruby>意識混濁<rt>いしきこんだく</rt></ruby>

意識障害の 1 つ。意識混濁の 5 段階の分類がある。

<ruby>萎縮<rt>いしゅく</rt></ruby>

臓器や組織が正常に発育、分化した後に縮小し、減ずること。筋肉、心筋、肝臓、腎臓などで起こる。

<ruby>一次予防<rt>いちじよぼう</rt></ruby>／<ruby>二次予防<rt>にじよぼう</rt></ruby>

〔primary prevention, secondary prevention〕

一次予防は疾病の発生そのものを予防、二次予防は早期発見・早期治療すること。さらに三次予防は疾病からの社会復帰をするための行為にあたり、リハビリテーションが含まれる。

<ruby>一過性脳虚血発作<rt>いっかせいのうきょけつほっさ</rt></ruby>

〔TIA: transient ischemic attack〕

脳血管内の血流が一時的に途絶え、片麻痺、失語症などの脳局所症状が出現し、通常 24 時間以内に回復する病態。脳虚血性疾患の前駆症状として知られている。

<ruby>一酸化炭素中毒<rt>いっさんかたんそちゅうどく</rt></ruby>

一酸化炭素は無色、無臭の気体で、血中ヘモグロビンとの結合力が強い。頭痛、めまい、吐気、意識障害などの中毒症状を生じ、死に至ることがある。また、大脳辺縁系が傷害され記憶障害が起こる。

EBM
〔evidence based medicine〕
根拠に基づいた医療のこと。適切な医療を提供するために科学的根拠に基づいて治療を選択し、実践するための方法論。

胃瘻
胃瘻増設術にて胃へ栄養チューブを挿入する瘻孔のこと。経口栄養摂取が困難な場合などにこのチューブを通して栄養摂取を行う経管栄養の１つ。

院内感染
入院中の患者に新たに感染した感染症のすべてを指す。患者間、患者と医療者間の感染経路がある。主な院内感染症は、インフルエンザ、O-157、疥癬、MRSA、結核などである。

インフルエンザ
〔influenza〕
インフルエンザウイルス（A 型、B 型、C 型）の感染によって生じる感染症の１つ。飛沫感染する。高熱、倦怠感、筋肉痛、頭痛などの症状があらわれる。高齢者や小児などの抵抗力の低い人が感染すると重症化することもある。A 型は特に伝播性が高く、大流行を引き起こす。その流行を予測し、ワクチンを接種して感染予防に努めることも可能。
⇨院内感染

うつ病
気分障害に分類される。女性に多い。抑うつ気分、意欲低下がみられ、身体症状として睡眠障害、食欲不振などの症状があらわれる。大うつ病になると罪業妄想、貧困妄想などの妄想、死について考えるような自殺念慮などが生じる。薬物療法も長期に及ぶことがほとんどで、励まさない関わりが基本である。　⇨抗うつ剤、大うつ病

エアウェイ
〔airway〕
自発呼吸の停止時に気道確保を図るために経口で用いる医療補助器具。

エイズ
〔AIDS: acquired immunodeficiency syndome〕
後天性免疫不全症候群のこと。ヒト免疫不全ウイルス（HIV: human immunodeficiency virus）による感染症。主に性行為により感染する。平均潜伏期間は 10 年と言われ、長い潜伏期間の後、エイズへと進展していく。発症するとカポジ肉腫、カリニ肺炎を併発しやすい。エイズ脳症へ進行すると認知症の症状が認められる。　⇨内部障害

腋窩体温
腋窩（わきの下）で測定の体温を指す。成人期の正常値は 36.0 ～ 37.0 度未満で、高齢者は低い傾向である。

STD
〔sexually transmitted disases〕
性感染症のこと。性行為またはこれに類似した性行為によって感染する疾患の総称。梅毒、淋病、エイズ、肝炎などがある。

MRSA
〔methicillin resistant Staphylococcus aureus〕
メチシリン耐性黄色ブドウ球菌のこと。人の鼻腔、咽頭、皮膚などに常在している。健康人の場合は問題ないが易感染状態の患者が感染した場合は治療が困難である。　⇨院内感染

エリクソン
〔Erikson, Erik Homburger 1902-1994〕
心理社会的発達段階の理論を提唱した精神分析家。人の一生をライフサイクルと捉え、心の発達過程を８つに分けた。アイデンティティ（自分がどういう人間かを知ること）が発達課題になる段階は、思春期・青年期（12 ～ 18 歳）とした。

嚥下障害
嚥下（飲食物が口から入り胃に達するまでの一連の過程）に異常があることで嚥下困難とほぼ同様の意味である。嚥下障害の誤飲は肺炎を引き起こしやすい。脳血管疾患や神経・筋肉の変性疾患が主な原因で延髄レベルの障害は嚥下障害および構音障害を生

じやすく「球麻痺」と呼ばれる。

炎症

炎症の四大症状は、発熱、腫脹、疼痛、熱感で、これに機能障害を加えて五大兆候と呼ぶ。

O-157

病原性大腸菌の1つで腸管出血性大腸菌 O157:H7 のことをいい、ベロ毒素を産生し、激しい腹痛と血便を主症状とする感染力の強い感染症である。加熱不十分な食品から感染し、死亡することもある。下痢止めの使用は、ベロ毒素が排出されないため控える。　⇨院内感染

黄疸

肝臓で生成させるビリルビンが血中に増加した状態で肝疾患にみられる。全身の皮膚・粘膜が黄色調を呈するほか、尿・唾液中にもビリルビンを認める。

嘔吐

胃内容物を吐くこと。延髄にある嘔吐中枢の刺激によって起こる。

オキシトシン

〔oxytocin〕
下垂体後葉から分泌される子宮収縮作用をもつホルモンである。

悪心

吐気のこと。消化器系疾患に限らず、精神疾患、中枢神経疾患、中毒、血圧低下などの症状としてみられる。

外傷後ストレス障害（PTSD）

〔post-traumatic stress disorder〕
心的外傷後ストレス障害のこと。事故、災害、虐待などの衝撃的な心的ストレスが、後に引き起こすさまざまなストレス障害をいう。この心的ストレスをトラウマと呼ぶ。

疥癬

ひぜんダニ（疥癬虫）の寄生による皮膚接触による感染症。指間、下腹部、大腿部などの比較的、皮膚

の柔らかい部分に疥癬トンネルをつくる。かゆみが強い。感染予防として寝具・衣類の交換や熱処理がある。　⇨院内感染

海馬

大脳辺縁系にあり、新しい記憶は、海馬で整理されて大脳皮質へ移される。機能が低下すると新しいことが覚えられなくなる。

潰瘍性大腸炎

原因不明で大腸、特に直腸の粘膜と粘膜下層を侵し、びらんや潰瘍を形成する指定難病。若年から高齢者まで発症するが男性20～24歳、女性25～29歳が発症のピークである。

覚醒剤

覚醒作用をもつ化合物で取り締まりの対象。アンフェタミンとメタンフェタミンが代表。

喀血

呼吸器の気管・気管支・肺からの出血が喀出する現象で肺結核などの症状。喀痰に血液成分が混入しているものを血痰、ほとんどが血液成分のものを喀血という。

合併症

疾患が進行している途中にその本質部分ではない疾患の症状があらわれることをいう。糖尿病の三大合併症は、糖尿病性腎症・網膜症・神経障害である。

カルシウム拮抗薬

狭心症、不整脈などの治療薬で、降圧薬としても使用される。心筋や血管平滑筋細胞へのカルシウムの流入を抑制する。

肝炎

急性と慢性に分類され、原因にウイルス性、薬物、アルコール性、自己免疫性などがある。A型、B型、C型、E型があり、A型は、経口感染で劇症型、B型は血液感染、性行為感染、A・B型はワクチンが確立している。C型は血液感染し、慢性化しやすく、ワクチンが開発されているが実用化に至っていない。E型は経口感染で発展途上国に多い。

⇨院内感染

環境因子
国際生活機能分類（ICF）で「人々が生活し、人生を送っている物的な環境や社会的環境、人々の社会的な態度による環境を構成する因子のことである」と定義された背景因子の１つ。　⇨国際生活機能分類

間欠性跛行
歩行時に下肢に痛みが生じ、歩行ができなくなり、しばらく休憩をとると痛みが和らぎ、再び歩行可能となる状態を繰り返すこと。下肢の血行障害を伴う閉塞性動脈硬化症や腰部脊柱管狭窄症の症状である。　⇨脊柱管狭窄症

肝硬変
肝機能が破綻をきたした状態。原因は、ウイルス性肝炎（C型肝炎など）、アルコール性肝障害、自己免疫性肝炎などがある。症状に倦怠感、掻痒感（かゆみ）、食欲不振、黄疸、体重減少、意識障害などがある。

幹細胞
骨髄にある造血組織の中で血球産生の元になっている細胞。すべての血球に共通する細胞。リンパ系では、リンパ球系幹細胞を経てB細胞とT細胞に分化する。　⇨B細胞

カンジタ症
真菌の一種。通常、皮膚、口腔などに生息しているが、抗生剤の連用や抵抗力の低下時に増殖して病原性を発揮する。

冠状動脈（冠動脈）
心筋へ血流を送る栄養動脈のことで大動脈起始部より分岐する。この血管系の虚血や梗塞により虚血性心疾患を生じる。　⇨狭心症、心筋梗塞、虚血性心疾患

感染症
ウイルス・クラミジア・リケッチア・細菌・真菌・スピロヘータ・原虫・寄生虫などの微生物が人体に侵入し、結果、病気を発症すること。

感染予防
感染症の予防にうがい、手洗い、ガウンテクニックなどで感染経路を遮断すること。

観念執行
手などの機能に問題がないにもかかわらず、道具を用いる行動ができない状態。脳梗塞やアルツハイマー型認知症の症状。

顔面蒼白
顔色が青白くみえる状態で貧血、低血圧時、ショック状態などでみられる。また、チアノーゼの顔面にみる症状である。

気管カニューレ
気管切開部に挿入する医療補助具のこと。

気管支炎
気管支に生じる急性または慢性の炎症性病変。かぜやインフルエンザ、麻疹などのウイルスや百日咳などの細菌感染によって起こる。

気管支喘息
種々の刺激に対して気管支平滑筋の収縮と気道粘膜の浮腫・粘膜の分泌により、呼吸困難や喘鳴が生じる。呼吸困難時は、起座位をとれるよう介助する。

逆流性食道炎
胃液が食道内へ逆流し、食道粘膜が炎症を起こす。食道裂孔ヘルニアに伴うことが多いが、食直後の臥床や寝たきりに起因することがある。また、咽頭炎の原因として重要視される。

狭心症
虚血性心疾患で、心筋が一過性の虚血状態で生じる胸痛などを主訴とする。冠状動脈の狭窄が原因でニトログリセリンの内服薬（舌下剤）が有効である。　⇨冠状動脈（冠動脈）

強迫性障害
自分にとって無意味ないし、不合理と判断される思考や衝動、あるいは行動が支配的となって制御でき

なくなり、行動を繰り返してしまう疾患。強い不快感や不安感、苦痛を症状とする。

虚血性心疾患
きょけつせいしんしっかん

冠状動脈からの血流が不足し、心筋が酸素不足に至った状態。これに狭心症や心筋梗塞が含まれる。⇨狭心症、心筋梗塞

起立性低血圧症候群
きりつせいていけつあつしょうこうぐん

起立時や頭部を上げることによって脳への血流が減って血圧調整が低下している場合に血圧が下降する。結果、立ちくらみ、めまい、吐気、意識障害などの症状を生じる。寝たきりの高齢者に起こりやすく廃用症候群の症状の1つ。

筋萎縮性側策硬化症
きんいしゅくせいそくさくこうかしょう

〔ALS: amyotrophic lateral sclerosis〕

原因は不明で運動ニューロンの選択的変性により、筋力低下と筋萎縮が全身にひろがり、極めて進行が早く3〜5年で呼吸筋麻痺が起こり、死に至る疾患。進行中、舌の萎縮、構音障害、嚥下障害および呼吸障害などの延髄の障害による球麻痺症状が出現する指定難病。知的能力は障害されない。　⇨特定疾病

筋ジストロフィー症
きんジストロフィーしょう

遺伝性の筋疾患で進行性の筋萎縮を主症状とする指定難病。遺伝形式や臨床症状などで病形がデュシェンヌ型、肢帯型、顔面肩甲上腕型、眼筋咽頭型、末梢型（遠位型）などに分類される。デュシェンヌ型が過半数を占め、伴性劣性遺伝で基本的には男性に発病する。加齢に伴う疾患ではない。

くも膜下出血
まくかしゅっけつ

脳を保護する膜（硬膜、くも膜、軟膜）があり、そのくも膜下腔に出血した状態。原因は、脳動脈瘤破裂や外傷がある。出血時には、激しい頭痛があらわれる。合併症に再出血、正常圧水頭症、尿崩症などがある。脳動脈瘤の治療にクリッピングが行われる。

クリッピング
多くの場合、破裂性脳動脈瘤の再破裂を防止する方法で動脈瘤頸部を金属製クリップで遮断する治療法。　⇨くも膜下出血

クレアチニンクリアランス
〔creatnine clearance〕

腎臓機能検査の1つ。年齢・性別・体重を加味し、尿を生成する機能を値にして腎機能を知る検査。

クレチン症
しょう

先天性甲状腺機能低下症のことで指定難病。哺乳力が弱い、元気がない、成長発達の遅れ、知能障害などがみられる。

クロイツフェルト・ヤコブ病
びょう

異常プリオンが原因と言われ、中枢神経系の変性疾患である。認知症を主症状とし、症状がアルツハイマー型認知症に似ている。

経管栄養法
けいかんえいようほう

経口・経鼻などからチューブを消化管へ通し、管を通じて栄養を摂取する栄養法。胃瘻、空腸栄養法が含まれる。

痙攣
けいれん

不随意かつ発作性の全身または、身体一部の筋群の収縮を生じる症状をいう。硬直性と間代性に分けられ、原因は脳出血、脳炎、脳挫傷、脳腫瘍、てんかんなどがある。

下血
げけつ

肛門より血液が排出されること。肛門部に近い出血ほど新鮮色である。痔、大腸がんなどの症状である。

下剤
げざい

腸管を直接または、間接的に刺激し、排便を容易にする薬剤。

血圧
けつあつ

心臓から拍出する血液が動脈管壁に及ぼす圧力をいう。自律神経や腎臓から排出されるホルモンで調整されている。交感神経優位では上昇、副交感神経優位では下降する。加齢とともに高くなる傾向にある。　⇨高血圧

結核

結核菌が飛沫感染により身体へ進入し、主に呼吸器、消化管へ感染し、発症する感染症。結核予防ワクチンのBCG接種により、予防可能。肺結核は、胸部レントゲン所見に肺の空洞化や石灰化などがみられる。　⇨院内感染

血管性認知症

認知症の代表的な原因疾患の1つで、特徴は発病時期がある程度明確で、感情失禁やまだら認知症がみられ、比較的人格が保たれることである。　⇨多発性脳梗塞、認知症

血色素

ヘモグロビンのこと。赤血球に含まれ、酸素を運び、二酸化炭素を排泄する役割を果たす。貧血の検査項目である。

血小板

赤血球、白血球とともに血液成分である。止血や血液凝固の必須不可欠な役割をもつ。

血栓

血管内で血液が凝固したもの。心房細動で血栓を生じると脳梗塞、心筋梗塞、肺塞栓などの原因になる。　⇨心房細動

血糖値

血液中のグルコース濃度で、糖尿病の診断・検査で用いる値。基準値は食前で70～110 mg/dl、食後1時間がピークだが140 mg/dlを超えることはない。
　⇨糖尿病

血友病

血漿中にある血液凝固因子の欠乏により、血液凝固時間が遅延し出血を生じる疾患。治療に血液製剤が使用され、輸入血液製剤の使用によってHIV感染の原因になった疾患である。

幻覚

現実でないことを現実と疑わず、存在するものとして知覚する知覚障害。幻視、幻聴、幻嗅、幻味など

があり、統合失調症、アルコール中毒などの陽性症状である。統合失調症には、あまり幻視はみられない。　⇨統合失調症

健康寿命

健康上の問題で日常生活が制限されることなく生活できる期間。「健康寿命の延伸」は健康日本21の中心課題である。

健康づくりのための運動指針2006

2006（平成18）年に厚生労働省が生活習慣病予防を目的に策定した体力の基準値であり、運動の強さをメッツという単位で示している。メタボリックシンドロームの該当者・予備軍へ、その改善に向けた運動量の説明を含んでいる。　⇨メタボリックシンドローム（内臓脂肪症候群）

健康日本21（21世紀における国民健康づくり運動）

1978（昭和53）年の第一次から1988（昭和63）年の第二次に続く、第三次の国民健康づくり対策のこと。従来の疾患の早期発見や治療と予防、健康づくりの環境整備の二・三次予防より、一次予防である生活習慣病の予防と改善を重視した取組みが具体的な目標に掲げられた。

健康の定義

WHO（世界保健機関）憲章の前文には健康とは「身体的、精神的ならびに社会的にも完全に良好な状態であり、単に病気や虚弱でないことにとどまるものではない。到達しうる最高水準の健康を享受することはすべての人類の基本的権利の1つである」とある。

原始反射

特殊な刺激によって誘発される自発運動の一部。生下時から多種認められ、多くは生後6～7ヵ月ごろ消失する。反射がない場合は脳機能障害が疑われる。

倦怠感

易疲労感、だるさをいう。多くは、その原因が労作や運動という一般的な事柄でなく、原因不明や慢性疲労性症候群、うつ病などの疾患によるものを指す。

降圧薬
こうあつやく

病的に高い血圧を下降させる治療に用いる薬剤。以前よく使われたサイアザイド系利尿薬は利尿作用があるので脱水の原因になることもある。現在はCa拮抗薬、ACE阻害薬、ARB（アンギオテンシンⅡ受容体拮抗薬）が主に使われる。

抗うつ薬
こう　　やく

抑うつ気分、意欲低下、不眠などのうつ病による症状の治療薬。内服治療は、長期に及ぶことが多く、3ヵ月は経過をみることが通常である。　⇨うつ病

合計特殊出生率
ごうけいとくしゅしゅっしょうりつ

1人の女性が一生の間に産む子どもの数を示す。2019（令和元）年は統計開始から最も少ない1.36であった。

高血圧
こうけつあつ

9割以上を占める原因不明の本態性高血圧と1割未満の原発性アルドステロン症などの二次性高血圧に分類される。「高血圧治療ガイドライン2019」で正常血圧は収縮期血圧/拡張期血圧が120未満/80未満と厳しくされた。一方、高血圧は従来通り140以上/90以上とされ、正常血圧と高血圧の間に正常高値血圧および高値血圧が設定されている。高血圧は動脈硬化を促進する最大の因子であり、血管障害により脳、心臓、腎臓の臓器に病変を起こす。

高次脳機能障害
こうじ　のうき　のうしょうがい

原因は脳卒中、交通事故などの脳挫傷によるもの。主要症状に失語、記憶障害、半側空間無視、遂行機能障害などがある。

拘縮
こうしゅく

関節周囲の軟部組織が固定された状態。極度の安静や麻痺によって自動運動が困難になることで生じる。　⇨廃用症候群

甲状腺機能亢進症
こうじょうせん　のうこうしんしょう

甲状腺ホルモンが増加し、甲状腺ホルモン過剰症状がみられる。日本では、バセドウ病が最も多く、発汗、動悸、眼球突出、浮腫などの症状がある。

甲状腺ホルモン
こうじょうせん

甲状腺で合成されるホルモン活性物質でサイロキシン（T4）、トリヨードサイロニン（T3）がある。各組織の正常な発育に不可欠、過剰であれば甲状腺機能亢進症の諸症状を生じる。

抗精神病薬
こうせいしんびょうやく

主に精神疾患である統合失調症や躁うつ病などの治療に用いられる薬剤の総称で、投与は長期間に及ぶことが多い。高用量より低用量、多剤併用より単剤投与のほうが副作用や生活障害が出にくい。　⇨統合失調症

高齢出産
こうれいしゅっさん

満35歳以上で初めて分娩することをいう。一般的に妊娠中から分娩時・後にリスクが高く、児側も先天性疾患や周産期死亡率が高くなる。最近では個体差が大きく、この言葉を産科では用いなくなった。

呼吸困難
こきゅうこんなん

呼吸が自覚的に不快感・苦痛を感じること。呼吸器疾患、心疾患や精神・神経系の疾患の症状としてあらわれる。　⇨在宅酸素療法

国際生活機能分類
こくさいせいかつき　のうぶんるい

〔ICF: International Classification of Functioning, Disability and Health〕

WHO（世界保健機関）が2001（平成13）年に国際障害分類（ICIDH）を改訂し、発表されたもの。障害を「心身機能・身体構造障害」「活動制限」「参加制約」の3次元で把握し、相互に影響しあうとした。背景因子に個人因子と環境因子を示した。

骨髄
こつずい

骨の内部にあり、造血機能（血液細胞を作り出す）機能をもつ組織。

骨折
こっせつ

剥離骨折や屈曲骨折、圧迫骨折がある。高齢者は骨粗鬆症とあいまって脊椎圧迫骨折、転倒による大腿部頸部骨折などが多い。

骨粗鬆症

骨代謝により、骨密度や骨量が病的に低下した状態。閉経後の女性、高齢者に多い。

コレステロール

HDLコレステロールとLDLコレステロールがある。LDLコレステロールが、血管内に蓄積すると血管狭窄の原因となり、高血圧、心疾患、脳疾患などを引き起こす。その70%は肝臓でつくられている。

昏睡

意識障害の中で最も重篤で外界の刺激による反応が全くない状態。

再生不良性貧血

骨髄の中の造血幹細胞の障害によってすべての血球が減少する指定難病。かつては死亡率の高い疾患であったが9割の患者が長期生存できるようになった。

在宅酸素療法

慢性呼吸不全疾患などのため在宅にて酸素療法（酸素濃縮器、酸素ボンベなど）を行うこと。呼吸困難を軽減する効果がある。適応は空気呼吸下で動脈血酸素分圧（PaO₂）55 Torr 以下のもの、睡眠時または運動負荷時に著しい低酸素症を呈し動脈血酸素分圧 60 Torr 以下のものとされる。身体障害（内部障害）認定の対象。　⇨動脈血酸素分圧（PaO₂）

細胞性免疫

B細胞により産生される抗体が関与する液性免疫ではなく、マクロファージや細胞障害性T細胞による獲得免疫の1つ。　⇨B細胞

サイロキシン（チロキシン）

甲状腺から分泌されるホルモンの一種。甲状腺機能低下症の治療薬として使用。

坐骨神経痛

疼痛があらわれ起立や歩行が困難になる。主な原因に椎間板ヘルニア、変形性脊椎症、坐骨神経炎などがある。

SARS

〔severe acute respiratory syndrome〕
重症急性呼吸器症候群のこと。新種のコロナウイルスによる感染症で2002年の中国で流行し、2003年に終息宣言が出された。飛沫・空気感染する。高熱、咳嗽、呼吸困難などが症状で死亡率が高い。

サリドマイド児

サリドマイド（鎮痛薬）を妊娠初期に服用した母から生まれた奇形児。四肢、主に上肢の発育不全や欠損の奇形がある。

サルコイドーシス

原因不明の肉芽を認める疾患でリンパ節、心臓、肺、骨、下垂体などに発症する。

サルモネラ菌

腸内細菌に属し、この菌に汚染された食物を摂取すると8〜48時間後に発熱、頭痛、腹痛、下痢、嘔吐などの症状があらわれて食中毒になる。

3歳児健診

満3歳児から4歳に満たない幼児が対象。母子保健法12条に1歳6ヵ月健診とともに定められている。健診では、生後3ヵ月ごろに生下時体重の2倍になり、首が座ることや生後6ヵ月で座位保持、2歳で2語文を言い始め、3歳までに乳歯が生え揃うなどの成長発達をみる。

三尖弁

心臓の右心房と右心室の間にある三枚の弁。　⇨僧帽弁

死因

2019（令和元）年の1位は悪性新生物、2位は心疾患で、数年間、順位は変わらない。65歳以上になると肺炎が上位になる。

視覚

視覚中枢は大脳皮質の左右後頭葉にある。

色盲
しきもう

色覚異常の1つ。一色型色盲（全色盲）と二色型色盲に分けられる。

脂質異常症
し しつい じょうしょう

以前は高脂血症といわれた生活習慣病の1つ。善玉コレステロールのHDLが低い場合も含めた名称。自覚症状に乏しいため、血液検査で発見される。心筋梗塞、脳梗塞、高血圧などの危険因子である。

失語症
しつ ご しょう

主に脳血管疾患によって言語機能中枢が障害されて起こる。左大脳半球にあるウエルニッケ領野の損傷を感覚性（ウエルニッケ）失語といい、言葉の理解が乏しく流暢な発語が特徴。ブローカー領野の損傷を運動性（ブローカー）失語といい、言葉の理解ができても発語量が少ないことが特徴。左大脳半球の損傷なので右半身麻痺の者に失語症が多い。他にも発声が障害される構音障害も含まれる。

指定難病
し ていなんびょう

2015（平成27）年に「難病の患者に対する医療等に関する法律（難病法）」が施行され、それまでの「特定疾患治療研究事業（医療費助成事業）」から一新された。パーキンソン病、再生不良性貧血、前頭側頭葉変性症など、2019（令和元）年で333疾患。

ジフテリア
〔diphtheria〕

ジフテリア菌の感染による疾患。2種に分類できるが咽頭、喉頭、鼻粘膜に病巣がみられる咽頭ジフテリアが最も多い。小児がかかりやすく、潜伏期間は1〜4日で発熱、咳、呼吸困難がみられる。

死亡率
し ぼうりつ

その年の人口1000人当たりの死亡数を表す数値で保健水準を知る1つの指標。

周産期死亡
しゅうさん き し ぼう

妊娠22週以後の死産と生後1週未満の早期新生児死亡を合わせたものをいう。この数値を出生1000に対する比率で表したものを周産期死亡率という。

重症心身障害児
じゅうしょうしんしんしょうがい じ

重度の身体障害（肢体不自由）と重度の知的障害が重複した障害児。分娩障害、低出生体重児、脳炎、感染症、ダウン症、事故などの原因による。医療的ケアが必要な場合が多く、家族の負担が大きい。

腫瘍マーカー
しゅよう

悪性腫瘍から高い特異性をもって産生される物質のため、診断と治療の経過、予後の判定の一助となる。

小腸瘻
しょうちょうろう

小腸に瘻孔のある状態を指すが、多くは、経口摂取できない人が管を通して栄養をとる空腸瘻のことをいう。

消毒
しょうどく

病原体を直接、死滅させること。すべての微生物を殺菌または除去することを滅菌という。

小脳
しょうのう

小脳疾患は原因によって異なるが運動失調（よろよろした大股歩き）が典型症状。麻痺症状を生じることはほとんどない。

静脈瘤
じょうみゃくりゅう

静脈の弁機能が失われ、静脈還流のうっ滞により静脈が拡張・蛇行した状態で、下肢に起こりやすい。脱水の症状ではない。

上腕骨頸部骨折
じょうわんこつけい ぶ こっせつ

転倒時に手をついて起こる骨折。高齢者に多い。

食事療法
しょく じ りょうほう

治療として食生活・栄養改善を取り入れること。高血圧症、心疾患、腎臓病、糖尿病、肥満、痛風などがある。腎疾患では低タンパク・高カロリー食が食事療法の基本である。

褥瘡（褥創）
じょくそう　じょくそう

床ずれのこと。長期臥床による圧迫によって皮膚から骨に循環障害を起こし、組織が壊死した状態。長期臥床に加え、栄養低下、皮膚の湿潤や摩擦などが

原因。好発部位は仰臥位で仙骨部、肩甲骨部、踵部、側臥位で大転子部がある。予防には、体圧の除圧・減圧、栄養改善、清潔の保持などがある。座位では 20 〜 30 分ごとに除圧を行う。マッサージや円座の使用は禁忌である。　　⇨廃用症候群

食中毒
しょくちゅうどく

汚染された食品を摂取し、感染症状を出現するもの。細菌性（腸管出血性大腸炎 O-157 など）自然毒、化学物質が原因である。

自律神経
じりつしんけい

神経は、中枢神経と末梢神経に分けられ、末梢神経のうちで内臓、血管、心筋などを支配するのが自律神経である。自律神経は交感神経、副交感神経の拮抗によって種々の機能を調整している。副交感神経は消化管運動を亢進する。

心筋梗塞
しんきんこうそく

冠状動脈の閉塞などで心筋が壊死する状態。発症時は激しい胸痛（30 分程度〜数日）を伴うことが多い。高齢者は激しい痛みもなく、吐気や胸やけ程度の症状しか自覚が無いことがあり、これを無痛性発作という。ニトログリセリンの内服は有効でない。危険因子に高コレステロール血症、脂質異常症、肥満、喫煙、糖尿病、高血圧症などがある。　　⇨冠状動脈（冠動脈）、虚血性心疾患

神経性やせ症
しんけいせい　しょう

摂食障害で、やせていることに執拗にこだわり、肥満に対する病的な恐怖、低体重を特徴とする。多くは、青年期に発症し、定期的に過食を生じるタイプがある。

人工肛門
じんこうこうもん

多くは大腸がんが原因で治療として、便の排泄口を人工的に腹部に増設したもの。一時的なものと永久のものがある。人工排泄口をストーマという。身体障害（内部障害）認定の対象。　　⇨ストーマ

人工透析
じんこうとうせき

腎不全などの疾患により、腎臓機能が低下した時に、人工的に水分と血中の化合物や老廃物を排出・

除去する療法である。血液透析と持続携行式腹膜透析（CAPD）がある。日本では多くが血液透析療法を行っている。その原因疾患の 1 位は糖尿病性腎症。在宅でも持続携行式腹膜透析は行える。身体障害（内部障害）認定の対象。

人工尿路
じんこうにょうろ

膀胱がんなどが原因で尿の排泄を人工的に増設したもの。人工排泄口のストーマの一種。膀胱がんの危険因子に喫煙がある。身体障害（内部障害）認定の対象。　　⇨ストーマ

人工ペースメーカー
じんこう

人工的に心拍動を起こさせる装置。重篤な徐脈性不整脈の治療として確立されている。洞機能不全症候群などが対象疾患。外部の電波で影響を受けるため生活に多少の制限がかかる。身体障害（内部障害）認定の対象。　　⇨不整脈

心疾患
しんしっかん

虚血性心疾患（狭心症、心筋梗塞など）、不整脈、先天性心奇形、その他（心筋炎、心筋症など）がある。　　⇨死因

新生児
しんせいじ

生後 28 日未満の乳児をいい、生後 1 週間未満を早期新生児という。体液量の割合が、成人の 60％に比較して 80％と高い。

心拍数
しんぱくすう

心臓から血液を送り出す 1 分間の拍出回数をいう。橈骨動脈や頸動脈を体表から触知して測定できる。成人期は、60 〜 80 回である。小児期は成人期に比べて多く、高齢期はやや少ない傾向にある。

心房細動
しんぼうさいどう

心房の拍数が全く不規則でかつ高頻度になるもので、毎分 400 回以上とされる。原因に僧帽弁狭窄症、甲状腺機能亢進症、高血圧、先天性心疾患などがある。心房細動による血栓が心筋梗塞、脳梗塞の原因になる。

膵臓 （すいぞう）

外分泌（消化酵素をつくり腸内へ送出する）と内分泌（ホルモンをつくり血中内へ送出する）働きがある。内分泌部のランゲルハンス島で血糖降下ホルモンのインスリンを分泌している。

ステント

狭心症や心筋梗塞などの治療で、血管、気管、食道などの管状の部分の内部を広げる金属でできた網目の筒状の医療機器である。

ストーマ

〔stoma〕

便・尿の排泄口を腹部へ人工的に造設した排泄口で消化器系と泌尿器系に大別される。永久造設のストーマは身体障害（内部障害）認定の対象。　⇨人工肛門、人工尿路

生活習慣病 （せいかつしゅうかんびょう）

食習慣、運動習慣、休養、喫煙、飲酒などの生活習慣が、その発症・進行に関与する症候群である。インスリン非依存型糖尿病（2型糖尿病）、肥満、歯周病、高血圧症、脂質異常症などが含まれる。

成長ホルモン （せいちょう）

下垂体前葉から分泌されるタンパク合成、軟骨形成、成長を促進するホルモン。

脊髄小脳変性症 （せきずいしょうのうへんせいしょう）

歩行時のふらつき、手の突っ張りや震えなどの運動失調を主症状とする神経の疾患で指定難病。約3割が遺伝性である。　⇨特定疾病

脊髄損傷 （せきずいそんしょう）

損傷が起こった部分の脊髄がつかさどる神経の領域より下の部分に麻痺や感覚障害があらわれる。多くは交通事故やスポーツ事故が原因。排尿や排便障害を起こしやすい。

脊柱管狭窄症 （せきちゅうかんきょうさくしょう）

椎骨の後部に脊髄や馬尾神経を囲っている脊柱管があり、この管が狭窄する疾患で指定難病。腰部に多く、歩行中に足の痛みで歩行ができなくなるが休むと回復する間欠性跛行が特徴的な症状である。　⇨間欠性跛行、特定疾病

摂食障害 （せっしょくしょうがい）

食行動の異常を主な症状とする障害。神経性無食欲症、神経性過食症、その他の摂食障害に大別されている。神経性無食欲症と神経性過食症は正反対の症状だが、両方を繰り返したり、移行しやすい。

染色体異常 （せんしょくたいいじょう）

ヒトの細胞には46本の染色体がある。その突然変異、組み換えの異常、欠損による種々の異常。ダウン症候群（21-トリソミー）、エドワード症候群（18-トリソミー）、ターナー症候群などがある。

全身性エリテマトーデス （ぜんしんせい）

〔SLE: systemic lupus erythematosus〕

膠原病の1つ。原因不明で自己抗体が産生され、抗原抗体反応などが慢性的に経過する疾患。発熱、貧血、関節炎、腎臓、中枢神経などの主要臓器が障害される。主な治療はステロイドの内服継続である。

先天性異常 （せんてんせいいじょう）

染色体異常、先天性奇形、先天性代謝異常など、出生前から何かしらの心身の異常を伴っていること。指定難病に含む疾患がある。

蠕動運動 （ぜんどううんどう）

大腸の蠕動運動緩慢は、便秘の原因である。

前頭側頭型認知症 （ぜんとうそくとうがたにんちしょう）

人格・社会性・言語をつかさどる前頭葉と記憶・聴覚・言語をつかさどる側頭葉が正常に機能しなくなり、種々の認知症症状が出現する。初老期に発症し、人格変化、失語症や常同行動、反社会的行動、注意障害などがみられる。　⇨ピック病

潜伏期間 （せんぷくきかん）

感染症の原因である病原菌などが身体に進入していながらも発症していない期間をいう。この期間は、疾患の感染予防・治療に結びつかないため注意が必要である。感染症によって、その期間が数時間から

十数年に及ぶ。

喘鳴（ぜんめい）
気管支喘息発作時などに気管支内が狭窄してみられる特徴的な呼吸音で、ヒューヒュー、ピューピューと聞こえる。

前立腺肥大症（ぜんりつせんひだいしょう）
加齢などの原因で前立腺が肥大することで男性高齢者の80～90％にある。残尿感を初発症状とし、進行すると尿閉などの症状へ進み、排尿障害を生じる。

躁病（そうびょう）
持続的に感情状態が高揚し、開放的または易怒的になる。観念奔逸、多弁、多動、誇大的な言動、興奮などを生じる。双極性障害ではうつ病の交代としてあらわれる病相。刺激を避け、よき聴き手として関わることが大切である。

僧帽弁（そうぼうべん）
心臓の左心房と左心室の間の二枚の弁。

大うつ病（だいびょう）
DSM-5には大うつエピソードとして示させた症状のうち5つ以上が同じ2週間に存在し、病前機能からの変化を起こしているとされる。症状のうち少なくとも1つは①抑うつ気分、②興味または喜びの喪失である。　⇨うつ病

大泉門（だいせんもん）
新生児期には頭蓋骨間の縫合や泉門に皮膚上から触れることができる。前額部側の最も大きい泉門であり、1～1歳6ヵ月で閉鎖する。

大腿骨頸部骨折（だいたいこつけいぶこっせつ）
高齢者の転倒時に大腿骨の頸部が骨折しやすい。寝たきりの原因になる。

大腸がん（だいちょう）
治療には、放射線療法、化学療法、外科的療法があり、病変が肛門に近い場合は人工肛門（ストーマ）が形成される。　⇨ストーマ

脱水症（だっすいしょう）
体内水分割合の多い小児や体内水分割合が少ない高齢者が起こりやすく、高齢者は腎臓による水の再吸収能力が低下しており、喉の渇きなどの自覚症状もないことが多い。皮膚の乾燥、血圧低下、頻脈、尿量の減少などが症状である。

ターナー症候群（しょうこうぐん）
性染色体異常の一種で性染色体のXの1つが欠損して生じる症候群。性腺形成不全、低身長などを伴うが染色体の異常だけで全く普通の人と同様な場合もある。

多発性脳梗塞（たはつせいのうこうそく）
脳に小さな脳梗塞が多数見られる場合を指す。認知症症状の出現で血管性認知症となることもある。後遺症として嚥下障害、失語症などがある。また、パーキンソニズムの原因にもなる。　⇨認知症、血管性認知症

単純ヘルペスウイルス（たんじゅん）
口唇や歯肉口腔内へ感染するⅠ型と性器へ感染するⅡ型があり、感染すると小水疱疹、疼痛などの症状があらわれる。単純ヘルペス脳炎を合併すると記憶障害や認知症を引き起こすことがある。Ⅰ型が脳炎を起こしやすい。

胆石症（たんせきしょう）
胆道にみられる結石を胆石といい、胆管内や胆嚢内に発症する。コレステロール、ビリルビン色素が主成分である。

チアノーゼ
〔cyanosis〕
酸素欠乏状態の症状。心疾患、呼吸器疾患であらわれる。

地域連携クリティカルパス（ちいきれんけい）
医療制度改革による法改正後、急性期病院から回復期病院を経て、早期に在宅生活へ戻るまでの治療計画。関係医療機関で共有することにより、効率的で質の高い医療が提供され、患者の安心につながる。

腸炎ビブリオ

食中毒菌の一種。潜伏期間は 8 ～ 20 時間。腹痛、下痢、発熱を主症状とする。海産物とその加工品が多くの場合に原因となり夏期に発症する。

腸チフス

経口からの腸チフス菌の感染症で、2007（平成19）年に感染症法第 3 類感染症に移行した。潜伏期間は 10 ～ 14 日で倦怠感、胸腹部の発疹（バラ疹）、発熱などが症状である。

腸閉塞

腸の内容物の通過が障害され、これが停滞したために排便の停止や腹部膨満、腹痛などを生じた状態。この疾患を腸閉塞症（イレウス）という。原因に加齢や繰り返し腹部の外科手術を受けることがある。

椎骨圧迫骨折

椎骨の圧迫による骨折。脊椎は、頸椎（7）、胸椎（12）、腰椎（5）、仙椎（5）、尾椎（3 ～ 5）の 32 ～ 34 個からなる。骨粗鬆症などが原因で、多くは胸椎、腰椎の圧迫骨折を起こす。

痛風

高尿酸血症を基礎として発症する疾患。急性発作で始まり、関節の疼痛、激痛、発赤、腫脹、熱感を生じる。食事療法として禁酒、減塩、動物の内臓摂取を控えるなどがある。

転移

腫瘍細胞が原発巣と離れた部位に同一病変を発生されることで、血行性転移、リンパ性転移などがある。悪性腫瘍（がん）の転移がよく知られていて、その病状や経過は進行の 1 つの指標になる。

てんかん

特有なてんかん発作を繰り返し、脳波に特異的な変化がみられる慢性の脳疾患。発作予防に薬物療法が行われる。

転換性障害

以前はヒステリーに含まれていた。一般的な身体（器質的）疾患が認められないにもかかわらず、声が出なくなる、視力低下、腕や足が動かなくなるといった身体機能不全の症状が出現すること。心理的なストレスが関与しているとされる。

動悸

自己の心拍動を自覚すること。心疾患の代表的な症状である。

洞機能不全症候群

洞結節やその周辺の障害によって徐脈を生じ、アダムス・ストーク発作、心不全、易疲労症状が慢性的に出現、ときに失神発作を生じる。治療として人工ペースメーカーが適応となる場合がある。

統合失調症

精神分裂病と呼ばれていた。原因不明で内因性の精神疾患の 1 つであり、思路障害、意欲障害、感情障害、被害妄想や関係妄想などの妄想、幻覚（幻視以外）、解体した会話（まとまりのない発語）などを症状とする。大きく、破瓜型、緊張型、妄想型に分類される。低年齢での発症は予後不良で、病識の欠如から服薬の継続が難しい特徴がある。陰性症状の意欲低下、無関心などのほうが幻覚、妄想などの陽性症状より優勢である。障害の持続的な徴候が少なくとも 6 ヵ月間存在するとされる。

橈骨遠位端骨折

転倒時に手をついて倒れた際に起こる骨折で、橈骨手根関節よりに骨折が生じる。

糖尿病

血糖を低下させるインスリンの分泌不足、またはインスリン抵抗性による糖代謝異常を来たす疾患で、1 型糖尿病（インスリン依存型）と 2 型糖尿病（非依存型）に分類される。多くは、2 型でいわゆる生活習慣病である。自覚症状が少なく、慢性に経過し、動脈硬化や脳卒中などの合併症を起こす。三大合併症に糖尿病性腎症、糖尿病性神経症、糖尿病性網膜症がある。糖尿病性網膜症は、眼底所見にて診断される。高血糖が続くと体重は減少する。血糖値やヘモグロビン A1c などを治療の指標にする。

動脈血酸素分圧（PaO₂）

動脈血に含まれる酸素量をあらわしたもの。心疾患や呼吸器疾患などで測定を行う。換気障害、循環障害、肺胞障害などで値が変動し、参考値は、80～100 Torr である。数値は在宅酸素療法導入の目安になる。　⇨在宅酸素療法

動脈硬化

動脈壁が肥厚し、内腔が狭くなり、弾性が低下した状態。原因や要因は、老化、高血圧、肥満、糖尿病、喫煙などである。

特定健康診査

医療制度改革による法改正後に導入され、メタボリックシンドローム（内臓脂肪症候群）に着目した健診。40歳から74歳を対象に医療保険者が加入者に実施する。

特定疾病

介護保険における第2号被保険者が要介護・要支援の認定を受けられるのは、その状態となった原因が政令で定める16の特定疾病による場合に限られる。これにがん、関節リウマチ、筋萎縮性側索硬化症、脊髄小脳変性症などが含まれる。

特定保健指導

特定健康診査の結果から生活習慣の改善によって生活習慣病の予防効果が期待できる人に対して行われる指導。動機づけ支援と積極的支援がある。実施主体は医療保険者である。　⇨特定健康診査

吐血

主に上部消化器系からの出血を口より吐き出すこと。胃潰瘍や胃がんなどの症状。

トリアージ

〔triage〕

災害時などで、1人でも多くの人命を助け、治療に結びつけるために傷病者の重傷度、緊急度に応じて治療の優先順位を分類すること。

内部障害

身体障害の一種で①心臓機能障害、②じん臓機能障害、③呼吸機能障害、④ぼうこうまたは直腸機能障害、⑤小腸機能障害、⑥ヒト免疫不全ウイルスによる免疫機能障害、⑦肝臓機能障害の7種がある。

難聴 ➡ 老人性難聴

ニトログリセリン

〔nitroglycerin〕

冠状動脈の血管拡張薬として使用される。舌下剤が多く、狭心症の発作時に有効とされ、心筋梗塞の発作時には無効である。

尿失禁

不随意の尿漏出で、日常生活を送るうえでも衛生的にも支障をきたしている状態。その原因別に腹圧性尿失禁、切迫性尿失禁、溢流性尿失禁、機能性尿失禁などに分類される。腹圧性尿失禁は咳やくしゃみ時に起こり、多産などの骨盤底筋群の弛緩による女性に多い。

尿閉

膀胱に溜まった尿が排尿できない状態。全く排尿ができない完全尿閉と少量の排尿が可能な不完全尿閉がある。前立腺肥大症が進行するとあらわれる症状の1つ。　⇨前立腺肥大症

認知症

一度正常に達した認知機能が後天的な脳の障害によって持続的に低下し、日常生活や社会生活に支障をきたす状態。原因疾患には、アルツハイマー病、レビー小体症、前頭側頭型認知症、パーキンソン病、正常圧水頭症、多発性脳梗塞による血管性認知症などがある。他にもプリオン蛋白、梅毒スピロヘータ、単純ヘルペスウイルス、ヒト免疫不全ウイルス（HIV）などでも起きる。

寝たきり

2013（平成25）年の調査によると原因の1位は脳血管疾患（脳卒中）、2位が認知症であった。

ネフローゼ症候群
〔nephrotic syndrome〕
尿中に大量のタンパクを喪失することから生じる高度のタンパク尿（低タンパク血症）と脂質異常症と浮腫の症状を呈した腎疾患で指定難病。食事療法の基本は、高カロリー、低タンパク、減塩である。

脳幹
上部から中脳・延髄・橋に並ぶ部分と間脳（視床脳・視床下部）を呼ぶ。

脳梗塞
脳卒中に含まれ、脳細胞を養っている動脈管系が狭窄または閉塞し、脳実質が壊死した状態をいう。原因は脳血栓、脳塞栓、もやもや病などである。後遺症に片麻痺や言語障害、嚥下障害などがある。危険因子に高血圧、心房細動、喫煙などがある。　⇨多発性脳梗塞

脳出血
脳卒中に含まれ、出血が脳実質内に生じたもの。原因には高血圧、脳動脈瘤、脳動脈奇形などがある。後遺症に片麻痺、言語障害、嚥下障害などがある。危険因子に高血圧、喫煙などがある。

脳腫瘍
頭蓋内腫瘍のこと。頭蓋内にできる新生物（腫瘍）の総称。悪性腫瘍（がん）も含まれる。

脳性麻痺
運動障害が非可逆的な脳障害により生じた総称。通常は非進行性で半永久的であり、分娩時の低酸素状態で生じることがある。その他の原因に遺伝、頭蓋内出血、低血糖症、頭部外傷、核黄疸などがある。

肺
左右の肺葉からなり、左葉が2つ、右葉が3つある。

肺炎
肺に起こる炎症。原因は微生物、化学的物質、物理的要因などがある。免疫力が低下している高齢者は、死亡につながりやすく、嚥下障害による誤嚥性肺炎も生じやすい。

肺活量
息を最大限吸ってからゆっくりと最大にはき出す努力をしたときの呼気量をいう。成人では3500〜4000 mlである。

肺気腫
呼吸細気管支から末梢の肺胞腔が拡張または破壊されることにより、内腔が異常に拡大している状態の疾患。発症は喫煙と関係している。息切れ、咳嗽、喀痰、呼吸困難などが症状。進行し、呼吸器不全に至ると在宅酸素療法の適応となる。　⇨在宅酸素療法、慢性閉塞性肺疾患

梅毒
梅毒トリポネーマを病原体とする性行為感染症。認知症を引き起こすことがある。

廃用症候群
長期臥床や安静によって全身の諸器官・臓器が二次的に機能低下を起こした症状の総称。筋力低下、関節の拘縮、褥瘡、起立性低血圧症、認知症、骨粗鬆症、便秘、尿失禁、食欲の低下、誤嚥性肺炎、逆流性食道炎などがある。微量の誤嚥を繰り返す不顕性誤嚥の危険性が高まる。その予防には口腔ケアが有効である。　⇨褥瘡（褥創）

パーキンソン病
主な原因はドーパミン分泌細胞の変性で指定難病。振戦（振るえ）、無動もしくは寡働、筋固縮（力を抜いている状態の関節を他動させると抵抗がみられること）を三主徴としている。これらの運動障害により転倒することがある。

白内障
眼球にある水晶体が混濁する疾患で、見るものが黄色味を帯びる。老人性白内障が最も多い。

発達障害
2016（平成28）年改正の発達障害支援法で定義され、自閉症、アスペルガー症候群、その他の広汎性発達障害（PDD）、学習障害（LD）、注意欠陥多動

性障害（AD/HD）などが含まれる。要因は先天性もしくは乳幼児期の疾患や外傷の後遺症である。治療は教育・療育的支援や薬物療法が行われる。

発熱（はつねつ）

一般には、成人の正常体温値は36.0～37.0度未満といわれ、37.0度以上を発熱ということが多い。

パニック障害（しょうがい）

突然生じるパニック発作（動悸、めまい、吐気、手足のしびれ）などの強い不安感を主症状とする精神疾患。この不安感はその対象が明確とは限らず、漠然とした不安感であることが多い。

半側空間無視（はんそくくうかんむし）

空間失認の一種で一般には視空間の半側にある対象が無視された状態を指す。左半側空間無視がほとんどで、配膳された食事の左側を残す、歩行時に左側の障害物にぶつかるなどの行為がみられる。右利きの人の多くは、右大脳半球の病変で左側空間失認が出現する。

ハンチントン病（びょう）

〔Huntington disease〕

ハンチントン舞踏病として知られる指定難病。主に成人に発症し、大脳にある神経細胞の変性・脱落による舞踏運動、認識力の低下、情動障害を主症状とする遺伝性変性疾患。

B細胞（ビーさいぼう）

リンパ球の一種で、抗体を産生する。免疫系の中では間接攻撃の役割を担う。

ピック病（びょう）

前頭側頭型認知症の8割といわれる。40～60歳の比較的若い世代で発症する。アルツハイマー病や統合失調症と区別がつきにくい場合があるが、比較的記憶が保たれる。　　⇨前頭側頭型認知症

貧血（ひんけつ）

血液中の赤血球またはヘモグロビン量が減少した状態をいう。顔色不良、めまい、息切れなどの症状がある。

頻尿（ひんにょう）

排尿回数が増加した状態。一般的には排尿回数が1日に8回以上をいう。

風疹（ふうしん）

三日はしかともいう。風疹ウイルスによる小児の急性感染症の1つ。発熱、発疹、リンパ節腫脹を三大主徴とする。潜伏期間は14～21日で飛沫感染にて広がる。

フェニルケトン尿症（にょうしょう）

生まれつきフェニルアラニンからチロシンになる代謝過程が弱い先天性アミノ酸代謝異常症の一種で指定難病。増加したフェニルアラニンはフェニルケトン体として尿に排泄される。

不感蒸泄（ふかんじょうせつ）

皮膚表面および呼吸気道からの水分の拡散をいう。発汗によるものは含まない。通常の成人では1日に約700～1200 mlである。狭義には呼吸気道の水分拡散を含まない。水分出納では、飲水＋食事に含まれる水分＋代謝水（体内代謝によって作られる水）がINで、尿＋便に含まれる水分＋不感蒸泄がOUTとして算出できる。

副腎皮質ホルモン（ふくじんひしつ）

副腎皮質ステロイドと同義語。副腎皮質で分泌。炎症の制御、タンパク質の異化などに関わっている。

浮腫（ふしゅ）

むくみのこと。細胞外液量が増加した状態。顔面の腫れ感、皮膚上からの圧痕（あっこん）、体重増加などで確認できる。心疾患、腎疾患、甲状腺機能低下症などの症状。

不正出血（ふせいしゅっけつ）

不正性器出血を指すことが多い。不正性器出血とは月経と無関係に不規則な性器出血をいう。多くは病的なものである。

不整脈（ふせいみゃく）

心臓は洞結節による刺激で、ある一定のリズムを保

ち、収縮を繰り返している。これに反したものを不整脈いう。健康上問題のないものもあるが重篤なものは死を招く。重篤な不整脈の治療に人工ペースメーカー植え込み術が行われることがある。　⇨人工ペースメーカー

プライマリ・ヘルス・ケア

すべての人にとって健康を基本的な人権として認め、その達成の過程において住民の主体的な参加や自己決定権を保障する理念であり、達成のための方法論・アプローチのことである。

プリオン蛋白

もともと体内に存在したタンパク質であるが正常プリオンが異常へと変化することがある。異常プリオン蛋白はクロイツフェルト・ヤコブ病、牛海綿状脳症などをもたらし、認知症を引き起こすことがある。

プロゲステロン

〔progesterone〕
黄体ホルモンのこと。妊娠の成立や女性の性周期の維持に重要な役割をする。主に卵巣黄体より分泌される。

ヘリコバクター・ピロリ

〔helicobacter pylori〕
ピロリ菌ともいわれ、胃に生息する細菌。胃潰瘍や十二指腸潰瘍、慢性胃炎、胃がんの原因とされる。

ヘルスプロモーション

WHO（世界保健機関）が 1986 年のオタワ憲章で提唱し、2005 年のバンコク憲章で再提唱された健康戦略で「人々が自らの健康とその決定要因をコントロールし、改善することができるようにするプロセス」と定義された。

変形性膝関節症

膝関節に慢性の増殖性変化、退行性変化が生じて関節が変化する疾患。加齢によるものが知られている。変形性関節症の中で最も多い疾患である。

変形性脊椎症

脊椎症のことで、脊椎が変形する疾患。腰椎、頸椎、胸椎に多く、腰痛、下肢の知覚異常、間欠性跛行などの症状がある。

包括的地域生活支援プログラム（ACT）

重度の精神障害者が病院外で質の高い生活を送れるように種々の専門職がチームを組んで支援するプログラムである。種々の生活上のニーズに関する多彩な支援を 24 時間、365 日、出向いて継続して実施する。

膀胱炎

膀胱の炎症で、原因の多くは細菌感染である。

膀胱留置カテーテル

排尿障害などがある場合にカテーテルを尿道から膀胱内に留置し、常時、尿を膀胱から誘導して排尿する方法。

乏尿

1 日の排尿量が 400 ml に満たない状態。

ボツリヌス菌

主に保存食料（缶詰、ソーセージ）に繁殖し、食中毒のボツリヌス中毒を発症する原因菌。煮沸で容易に死滅する。ボツリヌス中毒の潜伏期間は 5 時間〜3 日間（通常 12 〜 24 時間）とされ、症状は、吐気、下痢、複視、四肢麻痺、嚥下障害、構音障害などである。

ポリオ

ポリオウイルスの感染による急性灰白髄炎のこと。経口感染で潜伏期間は 7 〜 10 日。病変は中枢神経まで達し、後遺症として四肢、特に下肢の非対称麻痺が残る。現在、ポリオウイルスは日本において絶滅宣言がされており、世界的にも絶滅が期待される。

まだら認知症

認知症の原因疾患である血管性認知症（多発性脳梗塞）の特徴的な症状で、脳梗塞で障害された機能は低下しているが侵されていない機能もあり、そのまだらな状態を指す。　⇨血管性認知症

213

麻痺
脳梗塞や脊髄損傷などで運動神経が障害され、四肢などの自動運動が不可能になる状態。知覚と運動神経の障害の完全麻痺と、運動神経が障害されるも知覚が残る不完全麻痺がある。脊髄損傷では、対麻痺（両下肢のみの麻痺）、脳梗塞では片麻痺が起こるなど特徴的な麻痺がある。

慢性関節リウマチ
膠原病の1つで慢性関節炎を特徴とする原因不明の疾患。多くは進行性で関節の痛みと変形を主症状とする。1：4の割合で女性に多く、好発年齢は30歳～50歳代である。

慢性腎不全
原因疾患に慢性糸球体腎炎、糖尿病性腎症、腎硬化症などがある。治療に薬物療法、腎移植、人工透析（血液透析、腹膜透析）がある。　⇨人工透析

慢性閉塞性肺疾患
〔COPD: chronic obstructive pulmonary disease〕
喫煙のほか、種々の原因で持続性の気道閉塞を特徴とする指定難病。慢性気管支炎、肺気腫などを含む。気道閉塞から生じる呼吸困難を主症状とする。患者は男性、高齢者に多い。

未熟児
出生時体重が2500g未満の児をいう。1500g未満を超未熟児という。現在は低出生体重児、極低出生体重児という。

水俣病
1953～1960年にかけて熊本県の水俣湾周辺の住民が工場排水に混入したメチル水銀によって中毒症を発症した。有機水銀中毒疾患である。四肢末端や口周囲のしびれ感から始まり、運動失調、舞踏病様運動、言語障害などへ進行する。

メタボリックシンドローム（内臓脂肪症候群）
造語で、心筋梗塞や脳梗塞などの発症を高めるリスクを整理し、概念を統一したもの。その診断基準はウエスト周囲径男性85cm・女性90cm以上に加え、血清脂質異常、血圧高値、高血糖のうち2項目以上が当てはまるものとされている。　⇨特定健康診査

妄想
事実でない事柄を現実として確信して疑わないことで訂正が不可能なものをいう。精神疾患の陽性症状であり、誇大妄想、被害妄想、微小妄想、関係妄想などがある。

夜尿症
夜間、睡眠中に排尿してしまう、いわゆるおねしょのこと。

ヤールの重症度分類
パーキンソン病の重症度分類で、治療方針を立てるときや公費負担請求時に重要となる。日常生活への影響が軽度なⅠ度から、ほぼ寝たきりの状態のⅤ度に分類されている。　⇨パーキンソン病

有機溶剤中毒
有機溶剤にベンジン、ベンゼン、ガソリン、灯油、シンナーなどが含まれる。ベンゼンは造血器障害および膀胱がんが起こる。シンナー中毒は、ひどく酒に酔ったような状態になり、幻覚に襲われる。

有機リン中毒
有機リン剤は体内でアセチルコリンエステラーゼを阻害しアセチルコリンの蓄積を引き起こす。初期は頭痛、倦怠感が生じ、その後、吐気、下痢、頻脈、言語障害、意識障害などと進み死亡する。これにサリンが含まれ、縮瞳（瞳孔の縮小）が起こる。

葉酸
ビタミンB群の一種で、妊娠初期に不足すると胎児の二分脊椎発症のリスクが高まる。貧血の原因にもなる。葉酸を多く含む食品にほうれん草、納豆などがある。

腰椎椎間板ヘルニア
腰部椎間板の椎間板線維輪の変性や亀裂などで神経を圧迫し、腰痛、下肢痛などの症状があらわれる。

4疾患5事業
よんしっかんごじぎょう

地域が地域住民へ医療計画を策定し、医療提供体制の公開にあたり中心となるもので、4疾患とはがん、脳卒中、心筋梗塞、糖尿病のこと。5事業とは救急医療、災害医療、へき地医療、小児医療、周産期医療のこと。2012（平成24）年に精神疾患および居宅等における医療が加わり「5疾患5事業並び在宅医療」となる。

卵巣ホルモン
らんそう

女性ホルモンのことで、エストロゲンがそれである。主な作用は月経周期の成立への関与、子宮内膜の増殖、子宮筋の発育などである。

リハビリテーション

従来の機能回復にとどまらず、身体的・精神的かつ社会的に最も適した水準への達成を目指すものになっている。障害や疾病、急性期や慢性期に限らず、適応される。作業療法士、理学療法士、言語聴覚士などの専門職をはじめ、多数の協業による。脳卒中のリハビリテーションは急性期、回復期、生活期（維持期）に分けられる。

流動性知能
りゅうどうせいちのう

新しいものを学習し、覚えるような知能で高齢期に急速に低下する知能。一方、結晶性知能は、判断力や理解力などで高齢期にも維持されやすい。

緑内障
りょくないしょう

眼内圧の上昇などによって眼底にある視神経が障害される疾患。日本では正常眼圧緑内障が多い。「あおそこひ」ともいう。先天性のものもあり、どの年代でも発症するが、特に中年期以降の発病は生活習慣病と関連し、失明率が高い。

リンパ球
きゅう

白血球の一種であり、生体防御で重要な役割を果たしている。

レジオネラ菌
きん

重症の呼吸器疾患を発症する原因菌。グラム染色ではよく染まらない。1976年にアメリカのフィラデルフィアで在郷軍人大会が開かれたときに流行した「在郷軍人病」として知られている。

レビー小体型認知症
しょうたいがたにんちしょう

〔DLB: dementia with Lewy bodies〕
初期より幻視があらわれ、記憶の再生障害が目立つ。特徴的な症状に豊富で具体的な幻視・錯視とパーキンソン病のような運動障害がある。また、注意障害が強く、気分や態度の変動、レム睡眠行動異常症が出現しやすい。男性は女性の2倍と多い。

老人性難聴
ろうじんせいなんちょう

一般には加齢による聴力低下をいう。難聴には感音性難聴、伝音性難聴、その混合した混合性難聴があり、老人性難聴は感音性難聴か混合性難聴のことが多く、必ずしも補聴器が有効ではない。また、高音域が聞き取りにくい特徴がある。

ロコモティブシンドローム

〔locomotive syndrome〕
運動器症候群のこと。要介護のリスクが高い状態をあらわしている。健康づくりのための運動指針2013の予防対象として含まれた。　⇨健康づくりのための運動指針2006

ワクチン

〔vaccine〕
感染症を予防するために生体内へ抗原を含む製剤を与え、抗体を作らせる。この製剤をワクチンという。

医学概論
【新・社会福祉士シリーズ1】

2021（令和3）年4月30日　初　版1刷発行

編　者　朝元美利・平山陽示
発行者　鯉渕友南
発行所　株式 会社　弘文堂　101-0062　東京都千代田区神田駿河台1の7
　　　　　　　　　　　TEL 03（3294）4801　振替 00120-6-53909
　　　　　　　　　　　https://www.koubundou.co.jp
装　丁　水木喜美男
印　刷　三美印刷
製　本　井上製本所

© 2021 Meri Asamoto, et al.　Printed in Japan

ISBN978-4-335-61206-0